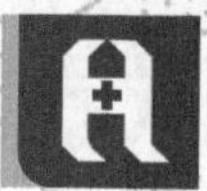

普通高等教育护理学专业应用型系列教材

社区护理学

主　编　刘芳娥

副主编　冯香艳　张飒乐

编　委（按姓氏笔画排序）

马　星　西安培华学院

王　侠　西安培华学院

王　莉　西安培华学院

冯香艳　西安职业技术学院

刘旭莹　陕西能源职业技术学院

刘芳娥　西安培华学院

李　英　西安培华学院

张飒乐　西安培华学院

张美霞　空军军医大学第一附属医院

贺　家　西南财经大学天府学院

袁甜甜　延安大学西安创新学院

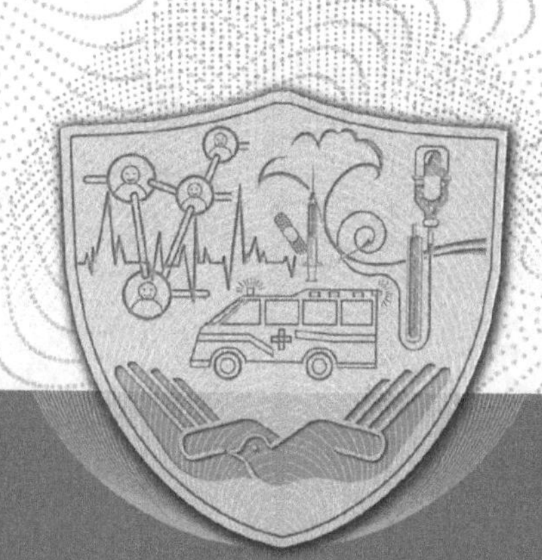

西安交通大学出版社
XI'AN JIAOTONG UNIVERSITY PRESS

国家一级出版社
全国百佳图书出版单位

图书在版编目(CIP)数据

社区护理学 / 刘芳娥主编.—西安：西安交通大学出版社，2022.7(2023.1 重印)

ISBN 978-7-5693-2607-9

Ⅰ.①社… Ⅱ.①刘… Ⅲ.①社区-护理学
Ⅳ.①R473.2

中国版本图书馆 CIP 数据核字(2022)第 076408 号

书　　名　社区护理学
主　　编　刘芳娥
责任编辑　张永利
责任校对　赵丹青

出版发行　西安交通大学出版社
　　　　　(西安市兴庆南路 1 号　邮政编码 710048)
网　　址　http://www.xjtupress.com
电　　话　(029)82668357　82667874(市场营销中心)
　　　　　(029)82668315(总编办)
传　　真　(029)82668280
印　　刷　西安日报社印务中心

开　　本　787mm×1092mm　1/16　印张　12.75　字数　288 千字
版次印次　2022 年 7 月第 1 版　2023 年 1 月第 2 次印刷
书　　号　ISBN 978-7-5693-2607-9
定　　价　48.00 元

如发现印装质量问题，请与本社市场营销中心联系。
订购热线：(029)82665248　(029)82667874
投稿热线：(029)82668803
读者信箱：med_xjup@163.com

前言

随着我国人民群众多样性、多层次的健康需求不断提高，社区护理服务的相关需求正在迅速增加。作为基层卫生服务内容之一的社区卫生服务，已经成为社会关注的重点。社区护理作为社区卫生服务的重要组成部分，在预防疾病、维护和促进社区居民健康方面发挥着重要作用。

社区护理学是在公共卫生学与护理学等相关学科理论基础上逐步形成的用于促进和维护社区人群健康的应用型学科，作为护理学专业的必修课程，可使学生了解社区护理学科的发展趋势，掌握社区护理的基本知识、基本理论和基本技能，为今后从事社区护理工作奠定坚实的基础。

本教材共 14 章，主要内容包括绪论，以社区、家庭为中心的护理，社区儿童、妇女、老年人的保健，社区常见慢性病、传染病的护理与管理，社区人群心理健康的护理，社区健康教育与健康促进，社区康复护理，社区环境卫生与健康，三级预防与突发公共卫生事件的处置，社区护理中的人际关系与沟通技巧等。

本教材除将课程思政元素融入编写内容之中外，还具有以下特点。

(1)基本理论够用：教材的编写紧紧围绕社区护理的基本理论、基本知识和基本技能，以健康促进为理念，阐述全生命周期的健康促进以及社区常见慢性病、传染病的护理等。同时，教材内容又避免了与护理学其他专业课程的重复。

(2)教材结构多样：教材中设置了“学习目标”“案例导入”“知识拓展”“要点提示”“思考题”等模块，引导学生带着问题进行学习，不但可使重点清晰，而且可激发学生的学习兴趣，从而提高学习效果。

(3)编写内容与时俱进：教材在编写过程中引用了国内外最新的资料和信息，显示出先进的社区护理理论和方法，如对于新发传染病——新型冠状病毒肺炎的护理与管理。

本教材主要适合本科护理学专业及高职高专护理专业学生使用，也可作为在职护士的参考用书。

鉴于社区护理尚处于发展和完善阶段，加之编者的水平有限，教材中难免存在疏漏和不足之处，恳请各位读者批评指正，以便再版时修改完善。

刘芳娥
2022 年 5 月

目　录

第一章 绪 论

学习目标

(1)知识与技能：社区护理的定义，中国社区护理的特点。

(2)过程与方法：能知道社区护理的对象和工作内容。

(3)情感与态度：对社区护理有兴趣，愿意学好社区护理学的相关知识。

案例导入

王大爷，75岁，患糖尿病和高血压多年，经常需要去路途较远的医院看病或做检查，今日路过社区卫生服务中心，就走进来问护士他的疾病能否在这里得到治疗和护理，以减少他去医院的次数。请问：

(1)社区卫生服务的内容有哪些？

(2)社区护理的对象和工作内容是什么？

随着我国社会的发展、人民生活水平的提高，人们对健康服务的需求日益增长，我国的卫生服务体系也因此发生变革，即大力发展社区卫生服务、满足民众的基本医疗卫生服务需求。护理工作的范围也不断扩展，服务对象从个体扩展到家庭、群体和社区，服务内容从疾病治疗和护理扩展到疾病预防和健康促进，工作领域从医院转向社区。

社区是人们生活的基本环境。社区护理是社区卫生服务的重要组成部分，其所属学科是一门护理学与公共卫生学、预防医学、心理学、社会学等学科交叉的综合性学科，在预防疾病和促进人群健康中发挥着独特作用，正逐步受到社会的重视和关注。

第一节 社区与社区卫生服务

大力发展社区卫生服务、满足民众的基本卫生服务需求，是当前我国卫生服务改革和发展的趋势。社区护理是社区卫生服务的重要组成部分，其服务对象是整个社区。因此，社区护理学的教学内容应当以社区、社区卫生服务为基础。

一、社区

1. 社区的概念

社区的原意为公社、团体及共同体。世界卫生组织(WHO)认为，社区是由共同地域、共同价值或利益体系所决定的社会群体。社区成员之间相互认识、相互沟通及影响，在一定的社会结构及范围内产生及表现其社会规范、社会利益、社会观念及社会体系，并完成相关功能。一个代表性的社区，人口数在 10 万～30 万，面积在 5000～50000km^2。

根据社会学理论并结合我国的实际情况，学者们对社区进行了定义，即社区是由若干社会群体(家庭、氏族)或社会组织(机关、团体)聚集在某一区域里所形成的生活上相互关联的大集体。我国城市社区通常按街道办事处管辖范围划分，以街道和居委会为基本单位，人口数一般在 3 万～10 万；农村社区按乡镇和村划分，人口数一般在 2 万左右。

2. 社区的构成要素

社区是构成社会的基本单元，是人们生活的场所，与人们的健康关系密切。其构成要素包括以下几点。

(1)人群：为社区的主体和核心，包括人口的数量、质量、构成和分布，可反映整个社区的人口关系和整体面貌。

(2)地域：可按行政区域和地理范围来划分界限。

(3)生活服务设施：此为社区人群生存的基本条件，也是联系社区人群的纽带，主要包括住房、供水、供电、供暖、卫生服务网点、学校、商业机构、交通、通讯、娱乐设施等。

(4)同质性：指同一社区的居民一般具有共同文化特征、信念及价值体系、行为及道德规范，并且有着共同的利益、共同的需求和共同的问题，因而产生共同的社会意识、行为规范、生活方式、文化习俗及群体归宿感。

(5)管理机构和制度：一般为街道办事处、居委会和派出所，负责管理社区公共事务，制定社区生活制度和公约，维护社区公共利益和秩序。

3. 社区的功能

社区具有满足居民需要和管理的功能，主要包括以下几个方面。

(1)生产、消费和分配功能：从事生产活动，进行产品分配和销售，以满足社区居民的基本生活需要。

(2)社会化功能：人类的逐渐成长是不断社会化的过程。社区的文化习俗、价值观念及意识形态等在个体成长及发展过程中潜移默化地渗透，帮助社区逐渐社会化。

(3)社会参与功能：居民经常参与社区举办的各类活动，如文娱、体育活动，增加了人际的交往和认识，提高了居民的集体认同感和归宿感。

(4)社会控制功能：社区通过制定相应的规章制度、行为公约，约束和规范居民的行为，以便有效维护社区环境和秩序、保障居民安全和利益。

(5)相互支持功能：社区可对老、弱、病、残及经济困难等弱势人群给予援助，在社区内设立养老中心、卫生服务中心、托儿所等福利机构，以满足居民医疗、娱乐及相互支持与照顾的功能。

二、社区卫生服务

1. 社区卫生服务的概念

社区卫生服务是社区建设的重要组成部分，是在政府领导、社会参与、上级卫生机构指导下，以基层卫生机构为主体，以全科医生为骨干，合理使用社区资源和适宜技术，以人的健康为中心、家庭为单位、社区为范围、需求为导向，以妇女、儿童、老年人、慢性病患者、残疾人等为服务重点，以解决社区主要卫生问题、满足基本卫生服务需求为目的，融预防、保健、医疗、康复、健康教育和计划生育技术服务为一体的，有效、经济、方便、综合、连续的基层卫生服务。

2. 社区卫生服务的特点

(1)服务对象的广泛性：社区卫生服务的对象是全体社区居民，重点关注妇女、儿童、老年人、慢性病患者、残疾人等弱势群体的健康，不仅为患者提供医疗照护，还关注亚健康人群的疾病预防和健康人群的健康维护。

(2)服务内容的综合性：社区卫生服务是多位一体的服务，集预防、医疗、保健、康复、健康教育、计划生育技术服务等为一体，为社区居民提供全方位的医疗卫生服务。

(3)服务形式的多样性：社区卫生服务形式不仅仅局限在社区卫生服务中心，为居民提供医疗卫生保健服务，也可以通过家庭访视、居家护理、群体健康教育活动等形式服务于社区居民。

(4)服务的可及性：社区卫生服务中心设在社区居民可及的范围内，其距离一般不超过两公里，步行20分钟即可到达，方便居民获得及时的医疗照护。

(5)服务的连续性：社区卫生服务机构为社区居民提供全程、连续性的医疗卫生保健服务，覆盖生命的各个周期以及疾病发生、发展的全过程。

知识拓展

社区卫生服务机构的标识及释义

社区卫生服务机构标识(图1-1)以人、房屋和医疗卫生机构标识形状为构成元素。三口之家代表健康家庭，家庭和房屋组成和谐社区，与医疗卫生机构的四心十字组合，表示社区卫生服务机构，体现了社区卫生服务以人的健康为中心、家庭为单位、社区为范围的服务内涵以及以人为本的服务理念。图形中两个向上的箭头分别代表社区居民健康水平不断提高和社区卫生服务质量不断改善，展示社区卫生服务永远追求健康的目标。标识的整体颜色为绿色(限于印刷要求，图1-1仅为展示标识的样式)，体现社区的健康与和谐。

图1-1　社区卫生服务机构标识

3. 社区卫生服务的内容

社区卫生服务是我国卫生工作的重要组成部分，是实现人人享有初级卫生保健目标的基本环节。社区卫生服务包括以下内容。

(1)预防：根据居民的需要，提供三级预防服务。①个体预防：根据人体生理特点，提供生命各阶段的个体预防服务。②家庭预防：以家庭为单位，对影响个体健康的危险因素、不良生活行为方式和习惯进行干预。③群体预防：根据群体的共同需求，充分利用社区资源，提供群体预防服务。

(2)保健：为社区重点人群提供综合性、连续性的保健服务。保健服务主要包括妇女围婚期、围生期、围绝经期的保健服务，新生儿、婴幼儿、学龄前儿童、青少年的保健服务，老年保健服务。

(3)医疗：提供有效、经济、方便的基本医疗服务。医疗服务主要包括常见病、多发病的诊断和治疗，急重症、疑难病症的紧急救护、转诊，恢复期患者的继续治疗。

(4)康复：在康复机构的专业指导下，利用社区资源向伤病、残疾者提供全面、经济、有效的康复服务。康复服务主要包括慢性病患者的康复及残疾人的康复。

(5)健康教育：社区的预防、保健、医疗、康复和计划生育服务均通过健康教育来提高其服务效率。

(6)计划生育技术服务：指根据国家计划生育的基本政策，向社区居民提供计划生育咨询和适宜的技术服务，主要内容包括国家人口与计划生育基本政策的宣传、计划生育技术的咨询与指导、避孕药的发放与管理。

第二节　社区护理概述

社区护理是社区卫生服务的重要组成部分，也是护理工作的一部分内容。社区护理是医院护理的延伸，肩负着保障人民健康的重要责任。社区护理体现了护理服务模式的转变、护理服务范围的拓展、护理服务内容的丰富，对护理事业的不断发展起着重要的促进作用。

一、社区护理的概念

1. 国外对社区护理的定义

(1)美国护理协会对社区护理的定义：社区护理是护理工作的一部分，是护士应用护理及相关的知识和技巧，解决社区、家庭及个人的健康问题或满足他们的健康需要。社区护理应用整体的方法促进健康、维护健康，用卫生教育和管理、合作及提供连续性护理来管理社区中个体、家庭和团体的健康。

(2)加拿大公共卫生协会对社区护理的定义：社区护理是职业性的护理工作，经有组织的社会力量将工作的重点放在一般家庭、学校或生活环境中的人群。社区护士不仅应用专业、熟练的护理来照顾患者及残疾人，更对居家患者及有健康问题的患者提供帮助，使他们获得健康。

2. 国内对社区护理的定义

我国目前尚没有对社区护理做统一的定义，根据现阶段的国情将其定义为：社区护理是公共卫生学和护理学理论的结合，以人的健康为中心，以需求为导向，服务对象为个人、家庭和整个社区，以妇女儿童、老年人、慢性病患者、残疾人等为重点，是融预防、保健、医疗护理、康复、健康教育、计划生育技术指导等为一体的，有效、经济、方便、综合、连续的基层护理服务。

综上所述，社区护理包含以社区为导向的护理服务和以社区为基础的护理服务两个方面。以社区为导向的护理服务以公共卫生、护理为主，社区护士通过社区诊断确认社区内的个人、家庭以及群体组织需要改变的健康状况提供健康照护。以社区为基础的护理服务以基础医疗护理服务为主，主要提供围绕个人以及整个家庭生命周期的疾病护理，实施社区及慢性病健康问题的管理和以家庭为中心的疾病照护。在实际护理服务中，两者不能截然分开。

社区护理的基本概念包括 3 个方面的内容，即促进健康、保护健康、预防疾病及残障。

(1)促进健康：包括指导社区居民养成良好的生活习惯，以及注意营养、饮食、锻炼等。

(2)保护健康：即保护社区居民免受有害物质及有害因素的侵袭(如注意饮食、饮水卫生)、防止社区环境中的有害因素(如空气污染、噪声污染、居家装修的污染)，并禁止在公共场合吸烟等。

(3)预防疾病及残障：主要是为了防止疾病或伤害的发生，减少并发症。例如，对传染病的管制，对社区糖尿病患者的知识教育，对人们进行交通等方面的安全教育，对各种多发病、地方病的普查等。

由此可知，社区护士仅有临床护理理论知识与实践工作经验是不够的，还应掌握社区护理理论知识及一定的社区工作实践经验。

二、社区护理的特点

1. 以社区人群为服务对象

社区护理以社区全体人群为服务对象，以促进和维护人群健康为主要目标，服务的基本单位是家庭和社区。

2. 健康促进与疾病预防并重

社区护理的服务宗旨是提高社区人群的健康水平，以预防疾病、促进健康为主要工作目标。通过一级预防途径，如卫生防疫、传染病管制、意外事故防范、健康教育等，达到促进健康、维持健康的目的。相对于医院护理工作而言，社区护理服务更侧重于进行积极主动的预防，以减少社区人群的发病率。

3. 综合性服务

由于影响人群健康的因素是多方面的，因此要求社区护士的服务除了预防疾病、促进健康、维护健康等基本内容外，还要从卫生管理、社会支持、家庭和个人保护、咨询等方面对社区人群、家庭、个人进行综合服务，以满足社区人群、家庭、个人的生理、心理、社会的健康需求。

4. 连贯性与可及性的护理

社区中的慢性病患者、残疾人、老年人等特定服务对象对护理的需求具有长期性、连续性和动态性的特点，这就需要护理服务具有就近性、方便性、主动性，使居民可随时随地得到护理服务。

5. 护士具有较高的自主权与独立权

社区护士的工作范围广、护理对象繁杂，要运用流行病学的方法来预测和发现人群中容易出现健康问题的高危人群。社区护士不仅要对社区整体进行护理，也经常要进行居家护理，需要单独解决所面临的健康问题。因此，社区护士较医院护士具有更高的自主性和独立性，需要具有独立分析问题、解决问题的能力。

6. 多部门密切合作性

因社区护理工作内容繁多、工作方式多样化，故社区护士需要与医疗、保健人员密切配合，还要积极与社区的行政、福利、教育等各种机构的人员合作，才能实现健康社区的目标。

三、社区护理的对象

社区护理的对象可因不同的分类方法而有所不同。

(一)根据服务对象分类

1. 社区

以社区为单位，把社区人群作为护理对象，关注的重点是社区的环境和社区群体的健康。

2. 家庭

以家庭为单位，把家庭成员作为护理对象，关注的重点是家庭整体的健康及家庭整体功能的状态。

3. 个人

社区中的个人健康是构成家庭和社区健康的基础，关注的重点是个人的生理、心理、社会问题。

(二)根据人的健康程度分类

1. 健康人群

健康人群是各方面都处于良好、完备状态的群体。社区护理旨在帮助健康人群养成良好的卫生习惯和生活方式。

2. 亚健康人群

亚健康是介于健康与疾病的中间状态。亚健康人群指虽然没有器官、组织、功能上的病症和缺陷，但有自我感觉不适、疲劳乏力、反应迟钝、活力降低、适应力下降，经常处于烦乱、无聊、无助状态中的群体。社区护理旨在筛查亚健康人群的健康隐患，以促进其恢复健康。

3. 重点人群

易受到伤害和疾病侵袭，对卫生保健需求较多的婴幼儿、青少年、孕产妇、老年人及残疾人是社区卫生服务的重点人群，需要护理人员的特别关注和随访。

4. 高危人群

高危人群是易患某种疾病或发生某种危险的群体，如肥胖者、酗酒者。

5. 患病人群

患病人群是患有某种疾病的群体，如各种慢性病患者。

四、社区护理的工作内容

1. 社区健康管理

社区健康管理的工作内容包括对卫生环境和社区人群的健康进行管理，负责收集整理和统计分析辖区内人群的健康资料，了解社区群体健康状况和分布情况，注意发现社区群体健康问题和影响因素，参与检测影响群体健康的不利因素，参与处理和预防紧急意外事件和传染病的预防。对于居家慢性病患者、残疾人和精神障碍者的管理，应配合全科医生进行病情观察与治疗，进行精神卫生护理、慢性病防治与管理、营养与饮食指导，为患者及其家属提供护理服务及健康教育。

2. 家庭健康护理

社区护理人员通过家庭访视和居家护理的形式深入家庭，不仅要对家庭中的患者或有健康问题的个人进行护理和保健指导，还应注重家庭整体功能的健康，对家庭整体健康进行护理。

3. 社区保健服务

社区护理人员应关注社区中重点人群的日常生活与健康，利用定期健康检查、家庭访视、居家护理等机会，对社区的儿童、妇女、老年人进行保健指导。

4. 社区健康教育

健康教育是社区护理工作的基本内容，教育对象是社区内具有不同健康需求的个人、家庭和群体，教育内容包括疾病预防、健康促进、疾病康复等，可通过举办学习班、发放宣传资料等多种方式进行。

5. 计划免疫与预防接种

社区护理人员应参与完成社区儿童计划免疫工作，进行免疫接种的实施与管理。

6. 急重症患者转诊服务

在社区无法进行治疗与监测的急重症患者，应将其安全转入适当的医疗机构，使他们得到及时、必要的救治。

7. 社区传染病预防及控制

社区护理人员应对社区居民进行预防传染病的教育，并告知其一般消毒方法；对社区的环境进行监测和维护，以保护社区人群的安全，并提供防护信息与措施，保护其身心健康。此外，社区护理人员应做好宣传社区儿童计划免疫工作，并进行免疫接种的实施与管理。

8. 社区临终护理服务

社区护理人员应为社区的临终患者及其家属提供他们所需要的综合护理服务，帮助患者走完人生的最后一步，同时尽量减少对家庭其他成员的影响。

9. 慢性病预防控制

社区护理人员应开展高危人群和重点慢性病筛查，为社区高血压、糖尿病和冠心病等慢性病患者以及传染病患者、精神障碍患者提供所需的护理管理服务。

五、社区护士

(一)社区护士的任职条件

(1)具备国家护士执业资格证，并完成注册(注册护士)。

(2)通过地(市)以上卫生行政部门规定的社区护士岗位培训，并取得岗位培训合格证。

(3)独立从事家庭访视护理工作的社区护士应具有五年以上的临床护理工作经历。

(二)社区护士的角色

社区护士角色是指在社区护理服务中社区护士所特有的位置和职能，以及应当承担的义务，也反映出社区护士在社区与其他成员间的关系。

1. 照顾者

社区护士最基本的角色是向社区个人、家庭、群体提供诊疗护理技术服务和生活照顾。

2. 教育者

社区护士的一个重要角色是向社区居民提供各种教育指导与服务，包括患者教育、健康人群教育、患者家属教育等。社区护士要充分认识到教育的重要性和长期性，开展持之以恒的健康教育，促使居民形成健康的生活方式，以提高他们整体的健康水平。

3. 咨询者

社区护士应向居民提供有关卫生保健及疾病防治咨询服务，解答疑问和难题，成为社区居民的健康顾问。

4. 协调者

社区护士面对复杂开放的社区，在工作中应协调各类人群、各类机构的关系，与多个专业部门共同工作。

5. 管理者

社区护士在工作中应承担起组织管理者的工作，需要对人员、物资及各种活动进行安排，有时还需对有关人员进行培训。

6. 研究者

社区护士除要做好社区护理工作外，还需积极参加社区护理研究，以解决社区护理中存在的问题，促进社区护理学科的发展。

(三)社区护士的能力要求

1. 综合护理能力

由于社区护士的服务对象涉及不同年龄层次、不同专科疾病，因此社区护士只有具备了全科的护理能力，包括基础护理知识和技能，内科、外科、妇产科、儿科、急诊科等各专科的护理知识和相关技能，以及中医药的相关知识，才能够满足社区人群的健康需求。

2. 独立判断、解决问题的能力

社区护士的工作场所不仅仅局限在社区卫生服务机构，还可能在社区家庭、学校、工厂等，面临着复杂多变的护理情境，这就要求社区护士对问题有预见能力，以及独立判断、分析并解决问题的能力。

3. 人际交往、沟通能力

社区护士是全科团队中的一员，需要与其他成员保持良好的沟通与合作，还要与社区中不同年龄层次、职业、教育背景和文化素养的服务对象接触，因此需要学习心理学、社会学及人际沟通技巧方面的知识，并具备良好的人际交往和沟通能力。

4. 组织管理能力

社区护士要有一定的组织管理能力，这样才能调动社区内的有利资源，在社区内组织开展各种健康促进活动。

5. 信息收集和处理能力

建立社区健康档案和逐步实施档案电子信息化管理需要社区护士掌握一定的计算机知识，具备收集信息、处理信息和分析信息的能力。

6. 科学研究能力

社区护士应具备一定的科研能力，运用流行病学方法进行社区护理相关研究，积极探索适合我国国情的社区护理模式，促进社区护理学科的发展。

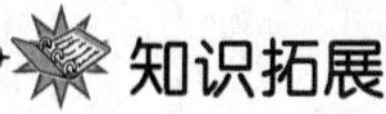

知识拓展

社区护理的方式

社区护理最常见的两种方式为综合性社区护理和分科室社区护理。

综合性社区护理是指由社区护士负责该社区与健康有关的一切问题，其服务对象包括所有人口。综合性社区护理的优点是易取得家庭成员的信任，便于较早发现社区居民所存在的问题，所提供的服务具有针对性，减少了对社区及家庭的干扰，减少了护理人员人力资源的浪费，社区护士一般能以家庭或社区为中心来考虑健康问题；缺点是社区护士不可能样样精通，当遇到无法解决的问题时，必须寻求其他社会资源或专业资源的帮助，并进行有关的转介。

分科室社区护理是指按照护理工作的特性分配工作，每位社区护士只负责相关科室的护理服务工作，如康复训练指导、心理护理及传染病防治等。分科室社区护理的优点是社区护士易对所负责的业务精通而成为专家，并提供此方面详细而周到的专业护理；缺点是社区护士无法提供综合的社区护理服务。

7. 其他能力

社区护士需具备良好的职业道德及服务态度、扎实的专业理论知识和规范的实践操作能力、敏锐的观察能力及护理评估能力，并且需要拥有健康的身心。

第三节　社区护理的发展

社区护理起源于西方国家，在发达国家已经形成了较为完善的组织和体系。我国社区护理起步较晚，但在国家政策的支持和各界人士的共同努力下，社区护理事业得到了充分的发展。

一、国外社区护理的发展

(一)国外社区护理的发展过程

西方国家社区护理是由家庭护理、地段护理及公共卫生护理逐步发展、演变而成的。追溯社区护理发展的历史，可将其发展过程分为四个阶段，即家庭护理阶段、地段护理阶段、公共卫生护理阶段和社区护理阶段，详见表 1 - 1。

表 1 - 1　国外社区护理的发展阶段

阶段	创始人	护理对象	护理项目	机构或性质
家庭护理	圣文森保罗	患病的个体	医疗护理	个体
地段护理	威廉・勒思朋	患病的个体	治疗，注意预防	自愿，少数政府资助
公共卫生护理	丽莲・伍德	有需要的群众	治疗，预防	政府资助，少数自愿
社区护理	露丝・依思曼	整个社区	促进健康，预防疾病	政府，自愿，个人，团体

(二)国外社区护理的发展现状

国外社区护理在 20 世纪 80—90 年代得到了迅速发展。发达国家的社区护理发展现状具有以下特点。①标准化、科学化、网络化的社区护理管理：社区护理的组织及管理体系较为完善，有专门的护理法规、质量控制标准及管理要求，社区护理服务收费有统一标准，保险费用有报销标准。②系统的社区护士培养及教育体系：一般国外的各个大学护理学院或护理系都设有社区护理专业，社区护士的培养形成了本科、硕士及博士教育等系统完善的教育体系。③专业化的社区护士角色分工：社区护士的角色功能范围不断扩大，专业化分工越来越细，如普通社区护士、家庭开业护士、社区开业护士、社区保健护士、高级妇幼保健护士、社区治疗护士等。世界各国根据自己的条件和需求，建立了适合本国国情的社区护理体系。社区护理是促进国民健康的重要途径，并成为整个国家或地区卫生保健的重要组成部分。

1. 英国

英国是开展社区护理最早的国家，也是南丁格尔的故乡。英国的社区护理服务工作主要由社区护士来完成，所以社区护士的要求比医院护士高。护理专业学生在护校毕业后通过了国家资格考试，即成为正式护士，而社区护士经护校三年基础教育毕业后，还要进行一年社区护理技能培训，使之具备独立工作能力，以适应社区保健工作要求，才能上岗从事社区护理工作。英国社区护理主要由教区护理、健康访视和学校护理三部分组成。教区护理通常由辖区内的全科医生或诊所的护士担任，施行全天护理服务，内容包括家庭护理、术后护理、出院护理等，其中以慢性病及活动受限患者的护理为主。健康访视主要对老、弱、病、残人群进行巡视、疾病预防和健康教育。学校护理主要包括学生体检、卫生保健和健康促进。

2. 美国

在美国，对社区护理的发展有较为完善的服务体系。美国通过联邦政府医疗资助项目，将医院健康护理扩展到医院外社区健康护理，建立了诸如社区救护中心等独立的社区护理机构。美国将完善的社区护理机构覆盖了家庭健康服务、临终关怀、救护中心、社区精神健康中心、老人院。为了使卫生资源合理使用，将二级和三级医疗保健的护理内容不断转移到社区一级医疗保健，如术后患者的恢复。美国社区护理主要有 3 种模式：①社区诊所；②附属于某机构的社区护理中心，如附属于医院健康机构和教育机构等，多数附属于护理学院；③私人社区护理中心，由护士企业家管理。随着社区的不断发展，美国将网络化技术融入护理工作中，将需要在社区接受护理和康复的患者全部资料及信息由计算机网络控制，医院把相关信息编入护士所管辖区域，以便于护士随时了解社区服务对象的健康状况、提供社区护理服务，其服务对象也可通过网络获得护理知识及护理，因此对于社区护士的要求较高。社区护士主要由本科以上学历且各项专业技能熟练的注册护士担任。

3. 澳大利亚

澳大利亚由于地理环境的特征，决定了院外社区服务系统非常全面，而且护理服务项目多样化和专业化。以家庭护理为例，其开展的项目有健康评估、乳腺癌管理、糖尿病管理、囊肿性纤维化服务、血友病服务、无家者服务、临终关怀等，对于护士的要求很严格。社区护士必须为注册护士，并向澳洲护士协会定期提交医院实习评估报告。

4. 日本

20 世纪 60 年代，日本的社区护理有了较为完善的服务体系。由于人口老龄化现象比较严重，因此日本在社区保健事业中的发展较好。日本的社区服务机构又被称为保健所或保健中心。日本在社区保健的推行中以立法为前提、全民健康保险为依托、经济投入为保证，各种社区护理费用均列入医疗保险范围，这些为促进社区保健工作的发展提供了强有力的经济保障。医院护士转为社区护士不但要取得国家注册护士资格和掌握熟练的技术操作，还要学习半年保健课程，并进行继续医学教育研修，才能获得社区护士职业资格。

二、我国社区护理的发展

(一)我国社区护理的发展过程

我国社区护理的发展始于 1925 年的公共卫生护理。社区护理的发展过程大致可分为 3 个阶段，详见表 1-2。

表 1-2 国内社区护理的发展阶段

阶段	时间	内容
起始阶段	1925 年	北京协和医院创办第一卫生事务所
	1932 年	国民政府设立中央卫生实验处
	1945 年	北京协和医院成立公共卫生系
	1949 年	医院设地段保健科并开设家庭病床
中华人民共和国成立初期	—	护士参与预防保健工作极少
改革开放之后	20 世纪 80 年代初	家庭病床较普遍，恢复了高等护理教育
	1996 年 5 月	举办了“全国首届社区护理学术会议”
	1997 年	上海市成立了老人护理院
	2000 年 7 月	卫生部科教司制定了《社区护士岗位培训大纲(试行)》

(二)我国社区护理的发展现状

1. 社区护理的对象及服务内容

我国社区护理虽起步较晚，但目前大中城市的社区护理已在逐步发展过程中。社区公共卫生服务的内容主要包括建立健康档案、特殊人群保健(包括为老年人、慢性病患者、残疾人、围生期妇女提供康复及护理)、社区人群预防接种、精神病管理、健康教育、儿童计划免疫、儿童发展监测与指导、疾病筛查、社区慢病管理、营养指导、传染病预防与控制等。目前，我国社区公共卫生服务的内容较为局限，其中以治疗为主，对居民的个体化指导较为欠缺，服务的对象较少考虑到群体、社区等方面，主要还是服务个体。

2. 社区护理的服务形式

目前我国社区护理的服务形式主要有 2 种：①依托于医院的社区卫生服务机构，主要工作包括为辖区的社区人群提供服务，社区护士对出院患者进行家庭随访、对社区人群提供健康知识和护理服务。②独立的社区卫生机构，这是我国目前社区卫生服务的主体。

3. 社区护理从业人员现状

WHO 制定的每名公共卫生护士服务的人口标准为 2600 人，且医生和社区护士的比例应在 1∶(2～4)。据统计，2018 年我国社区卫生服务中心的医护比为 1∶0.9，与我国《城市社区卫生服务机构设置和编码标准指导意见》中医师与护士按 1∶1 比例标准进行配备的要求具有一定差距，离 WHO 规定的目标也有较大差距。我国社区护理从业护士多是由普通护理学专业毕业的医院护士转岗而来，其学历层次以大专和中专为主，大多为初级职称人员。

(三)我国社区护理存在的问题

1. 人员短缺

按照社区卫生服务机构医生与护士的比例，社区护士较为短缺；按照社区护士与居民的比例，我国社区卫生组织要求在2010年社区护士的配置达到3～4名/万居民，但据目前统计，社区护士的配置还未达到1名/万居民，社区护士人员仍较为短缺。

2. 社区教育和社区培训体系不完善

我国的社区护理教育缺少统一规范的教材，较少有学校专门培养社区护理人才，师资力量也相对薄弱。据调查，社区护士主要以大专生为主，几乎无硕士及以上学历人员。同时，护士的职称以初、中级为主，且较少参加过社区护理岗位培训。

3. 社区护理缺乏社会认同

居民出现健康问题时，还是倾向去大医院就诊。部分居民认为护理从属于医疗、护士的服务内容仅限于遵从医嘱，这些观念严重影响了护士的职业认同感，不利于社区护理的发展。

4. 社区居民保健意识低

我国人口结构呈现数量多、密度大的特点，加上人们的保健意识较为淡薄，有些人即使已经处于亚健康状态，也较少能做到及时就医或进行相应处理。

5. 社区保健项目不健全，标准不统一

我国社区护理尚处于起步阶段，各地发展不平衡，有些地区保健项目开展不健全、社区护理服务标准及质量控制标准尚不完善，缺乏正规的法律条文来保障社区服务对象和社区护士双方的利益。

(四)我国社区护理的发展趋势

1. 建立多元化社区护理服务网络

21世纪已经进入互联网+时代，利用信息网络技术可实现医院与社区卫生服务机构的信息共享，有利于对慢性病患者以及需长期在社区、家庭康复的患者实施延续性的治疗、护理、康复和双向转诊。利用信息网络技术，实行居民健康档案电子信息化管理，可实现全国社区卫生服务的信息共享，为居民提供更便捷、高效、安全的卫生服务。

2. 完善社区护理人才培养体系

在大力推进规范性的岗位培训和继续教育基础上，我国还需加快发展社区护理学专业高等教育，培养社区护理全日制本科生、研究生和专科护士，可借鉴国外专科护士的准入要求、培训内容、资格认证方案，积极探索适合我国国情的社区护理专科护士培养模式，为我国社区护理的发展输送大量高素质的社区护理人才。

3. 社区护理服务领域不断拓展

随着社会经济的发展、疾病谱的变化和人口老龄化进程的加快，护理服务需不断适应人民群众日益多样化、多层次的健康需求，社区护士的角色功能范围也应不断扩大，专业化分工越来越细化，更加注重老年护理服务、慢性病患者的延续性护理和康复以及临终患者的家庭关怀护理服务等。

4. 健全社区护理管理

社区护理管理将逐步走向正规化，相关政策、法规、服务规范、工作质量标准将逐步形成及完善，对社区护士的合理配置、绩效考核、职称晋升、岗位培训实施科学管理，建立有效的激励和约束机制，实现社区护理管理的科学化、专业化和精细化。

5. 发挥中医护理的优势

在社区护理工作中，应积极开展辨证施护和中医特色的专科护理，加强中医护理在老年病、慢性病防治和养生康复中的作用，为患者提供具有中医药特色的康复和健康指导，加强中西医护理技术的有机结合，从而促进中医护理的可持续发展。

要点提示

社区卫生服务是我国卫生工作的重要组成部分，是实现人人享有初级卫生保健目标的基本环节。社区卫生服务内容包括预防、保健、医疗、康复、健康教育等。

社区护理的对象可以根据服务对象不同分为社区、家庭和个人，根据人的健康程度不同分为健康人群、亚健康人群、重点人群、高危人群、患病人群。

社区护理的工作内容包括社区健康管理、家庭健康护理、社区保健服务、社区健康教育、计划免疫与预防接种、急重症患者转诊服务、社区传染病预防及控制、社区临终护理服务、慢性病预防控制等。

思考题

(1)解释下列名词：社区、社区卫生服务、社区护理。

(2)列表对比医院卫生服务和社区卫生服务的不同点。

(3)列表对比医院护理与社区护理的异同。

（刘芳娥　袁甜甜）

第二章　以社区为中心的护理

学习目标

(1)知识与技能：说出社区护理诊断、居民健康档案的概念及重点健康档案的对象；简述社区护理评估的内容；确定社区护理优先顺序的原则。

(2)过程与方法：能说出健康档案的类型、内容和收集资料的主要方法，以及社区护理评估与临床护理评估的区别。

(3)理解与运用：运用护理程序对社区进行评估，提出护理诊断，拟定护理计划；运用社区、个人健康档案的建立方法建立社区、个人健康档案。

案例导入

永安路社区辖区总面积为1.2km^2，现有居民6592户，居民人数为19698人。其中，外来人口1136人，60岁以上老人4228人，妇女9025人，儿童1812人。社区居民健康状况：高血压患者3985人，冠心病患者468人，糖尿病患者1506人，脑卒中患者169人，恶性肿瘤患者263人。社区居民饮食和营养方面：人均自报日食盐摄入量为8.2g，高于WHO推荐的日食盐摄入量4～6g的标准；日摄入脂肪量占总热量摄入的38%，高于30%的要求。请问：

(1)对该社区进行社区评估时还应收集哪些资料？

(2)该社区有哪些健康问题？试制订一份社区护理计划。

以社区为中心的护理是指以社区的个人、家庭、群体等为护理对象，为增进和恢复其健康水平，运用护理程序进行的一系列有目的、有计划的护理活动，包括社区护理评估、社区护理诊断、社区护理计划、社区护理实施和社区护理评价5个步骤。

第一节　社区护理评估

社区护理评估是社区护理程序的第一步，通过客观的科学方法收集与社区健康状况相关的资料，并对资料进行整理和分析，确定社区的健康问题及健康需求，同时找出导致这些问题的相关因素，以及与这些问题有关的社区内的组织机构、政策、资源现状，为社区护理诊断和计划提供参考依据。

一、社区护理评估的内容

社区护理评估的内容包括社区地理环境、社区人群、社区系统、社区健康状况 4 个方面(表 2-1)。

表 2-1 社区护理评估简表

评估项目		收集资料内容
社区地理环境	社区基本情况	社区的名称、地理位置、界线、面积
	自然环境	特殊环境，是否会引起洪水、传染病等
	气候	温度、湿度、应对能力
	动、植物分布	绿化面积，特殊动、植物，对居民生活的影响
	人为环境	工厂、对空气和水的影响、居住环境
社区人群	人口数量与分布	社区人数、密度
	人口构成	年龄、性别、职业、婚姻、文化程度的构成比
社区系统	卫生保健系统	数量和分布是否合理、服务质量
	经济系统	人均收入、家庭年均收入、就业情况
	教育系统	儿童受教育情况、学校的分布、能否满足需要
	宗教系统	宗教组织、类型、人数等，对居民健康的影响
	福利系统	服务、福利机构质量、数量，能否满足居民需要
	政治系统	卫生经费的投入、相关政策，主要领导人
	娱乐健身系统	娱乐场所，有无不良因素
	安全与交通系统	社区内消防应急系统，交通便利性
	通信系统	主要的信息获取途径
社区健康状况	疾病指标	发病率、患病率，社区疾病谱的变化及影响因素
	死亡指标	死亡率、年龄别死亡率、疾病别死亡率、死因构成比及死因顺位等
	人类生物与遗传	性别、遗传素质
	行为与生活方式	吸烟、酗酒、不合理饮食习惯、缺乏体育锻炼、滥用药物、不良性行为、精神紧张等不良生活方式和习惯
	医疗卫生服务	医疗保障、就医状况，对医疗卫生服务的利用

(一)社区地理环境

1. 社区的基本情况

社区的基本情况指社区所处的地理位置、界线、面积、与整个大环境的关系等，是社区护士了解社区的最基本资料。

2. 自然环境特征

社区的自然环境可影响社区居民的健康，评估时需要注意有无特殊的自然环境。

比如，该社区所在地是否经常发生地震、雪灾、水灾、干旱等自然灾害，是否有河流、山川等，同时还应了解社区居民能否有效利用这些自然资源。

3. 气候

无常的气候变化会影响社区居民的生活和工作，进而影响居民健康，因此既要评估社区常年气候特征，还要注意温度、湿度的骤然变化，需了解该气候对社区居民健康的影响，社区居民能否有效应对。比如，在特别寒冷的北方，社区的供暖设备是否配置齐全，以保证每一户居民安全过冬。

4. 动、植物分布情况

动、植物的分布及其生态环境的改变都可能对社区居民的健康带来威胁与影响，因此需要评估居民是否掌握了常规的应对措施。比如，该社区是否经常有野猪、毒蛇出没，大量猫、狗聚集，所种植的或自然生长的植物(如野生蘑菇)是否对人群健康有影响，以及社区居民是否了解如何防范被狗、野猪等咬伤，如何防范蘑菇中毒等问题。

5. 人为环境

需评估社区的人为环境对社区自然环境的影响。例如，工厂排放的废气、废水对空气、水资源的污染；加油站、化工厂的安全隐患；生活设施的分布及其便利情况；居民居住条件，如房子面积、朝向、是否通风、供水、供暖、照明设备是否齐全以及周边绿化情况等。

(二)社区人群

1. 人口数量与分布

人口数量的多少和分布直接影响社区人群医疗保健资源的需求及分配。人口过多、分布密集，会使社区卫生保健服务工作负荷增加，影响服务质量，同时会增加居民的生活压力、环境污染的机会，以及加快传染病的传播速度等；人口稀少，则不利于充分利用卫生资源，如偏远地区常缺乏足够的健康保健资源。此外，人口数量变化趋势也会影响社区对卫生保健服务的需求。

2. 人口构成

人口构成包括社区人口的年龄分布、性别、婚姻、籍贯、职业、受教育程度等。社区不同的人口构成会有不同的医疗保健需求，如老年人聚居的社区与妇女集中的社区会有明显不同的健康需求；婚姻构成可了解社区的主要家庭类型及判断有无潜在影响家庭健康的因素；职业构成可间接反映居民收入水平，判断职业对健康的影响程度；文化程度构成可为制订健康教育方案提供参考。

3. 人口变动情况

人口动态变化包括人口在一定时间内增减状况及趋势、人口流动速度及状态、人口就业与失业的比例等。人口数量的增减直接影响对卫生保健资源的需求，人口就业与失业比例可反映经济水平且影响对卫生服务资源的利用。因此，在对社区进行评估时，还要注意社区人口流动状况。

（三）社会系统

1. 卫生保健系统

在社会系统中，对卫生保健系统的评估是最重要的。需要评估社区内提供健康服务的机构种类、功能、地理位置，所能提供的服务范围、服务时间、卫生经费来源、收费情况、技术水平、就诊人员特征等，以及卫生服务资源的利用率、居民接受度和满意度。社区护士还要判断这些保健机构能否为社区中所有居民（包括患者、高危人群、健康人群和特殊人群）提供全面、连续的健康服务，同时需评估社区的转诊程序以及保健机构与其他机构的配合情况。

2. 经济系统

社区的经济能力既影响居民的生活质量，也影响社区实施医疗护理的能力。经济收入明显低的社区，物质生活水平不尽如人意，健康水平的保障也不容乐观。社区居民的家庭及个人收入、无业人员及退休人员比例对社区健康保健资源的配备有一定影响。

3. 教育系统

社区的幼儿园、各种学校、图书馆、文化中心等的分布反映了社区教育对健康的影响，如糖尿病、高血压的高发地区，居民可通过图书馆等途径增加保健知识。

4. 宗教系统

宗教信仰与活动是宗教信仰者精神生活的一部分。宗教信仰对社区居民的生活方式、价值观、健康行为、就医行为有一定的影响。

5. 福利系统

社区安全与保卫措施、住房、商品供应及交通系统等的完善对社区居民日常生活及整体健康水平有一定的影响。

6. 政治系统

政治环境安定、政治结构健全将影响卫生决策及社区解决问题的方式。卫生决策与居民的健康保障息息相关，社区安定间接影响社区的健康状况。

7. 娱乐健身系统

社区娱乐设施的配备和利用影响着社区居民的精神生活，对其心理健康起重要作用。社区有必要建立电影院、街心公园、儿童乐园或游乐场等娱乐健身运动设施，以促进居民的身心健康。

8. 安全与交通系统

社区安全保护性的服务机关（如派出所、消防队）的分布、居民安全意识方面的教育、安全设施（如灭火器等）的配备也影响着社区居民健康。法律、法规的完善与实施可以对影响健康的不利因素进行约束和限制，如可按照《中华人民共和国环境保护法》对严重破坏环境、影响居民健康的厂房进行取缔。此外，交通设施的数量与分布也会对社区居民健康产生影响。

9. 通信系统

社区的通信功能是否完善直接影响到能否顺利向社区大部分居民提供健康相关

知识。评估时，主要了解社区居民平常获取信息的途径，如电视、报纸、网络、杂志、电话、公告栏、收音机、信件等，为将来制订计划时选择合适的沟通途径提供依据。

(四)社区健康状况

1. 疾病指标

疾病指标主要包括疾病的发病率及患病率、社区疾病谱的变化及影响因素等。

2. 死亡指标

死亡指标主要包括死亡率、年龄别死亡率、疾病别死亡率、死因构成比及死因顺位等，常用的有婴儿死亡率、孕产妇死亡率等。

3. 人类生物与遗传因素

人类生物与遗传因素评估包括生物学特征与遗传因素对健康的影响、人类基本的生物学特征(决定着人的健康)，以及性别、遗传素质等(与疾病的发生、健康的状态有着密切的关系)。

4. 行为与生活方式

行为与生活方式指人们为满足生存和发展而形成的生活意识和生活行为习惯。国内外大量研究表明，在现代社会里，不良生活方式和有害健康的行为已成为危害人们健康、导致疾病发生的主要健康危险因素。评估内容主要包括吸烟、酗酒、不合理饮食习惯、缺乏体育锻炼、滥用药物、不良性行为、精神紧张等。

5. 医疗卫生服务

医疗卫生服务包括有无医疗保障(如城镇居民基本医疗保险或新型农村合作医疗、大病统筹、商业医疗保险等)、就医现状(如有无三级保健网等)以及人们对医疗卫生服务的利用情况。

二、社区护理评估的方法

一项完整的社区健康评估包括主观资料和客观资料，既要进行定性评估，又要进行定量评估。在以往的工作中，人们多重视定量评估，如流行病学数据、人口学调查和服务设施数量的调查，而对于定性评估(如服务对象的主观情感、愿望和需求)多没有给予应有的重视。实际上，在社区需求评估中，更多的是依据群众的主观感受和社区的需要，居民有权自己决定是否要改变生活方式，是否接受卫生服务或接受哪一种服务。因此，在评估时，除客观数据外，还应兼顾居民的主观意愿和情感，两者是相辅相成、不可或缺的。社区护理评估通常采用以下方法。

1. 社区实地考察

社区实地考察又称挡风玻璃式调查，也称周游社区调查法，指护理人员通过自己的观察，主动收集社区的资料，如人群的一般特性、住宅的一般形态及结构、社区居民聚集场所的情况、各种服务机构种类及位置、垃圾的处理情况等，以了解不同地理、人文、社会、环境、经济发展等情况。

2. 重点人物访谈

重点人物访谈是通过对社区中重点人物进行访谈，了解社区发展的过程、社区的特性以及社区的主要健康问题和需求等。社区中的重点人物包括各阶层非常了解社区的人，可以是社区的居民、社区的工作人员，也可以是社区中非常有影响力的人。

3. 问卷调查法

问卷调查法包括信访法和访谈法。一般来说，在设计问卷之前，调查者就应该决定是采用信访法让被调查者自己填写问卷，还是使用访谈法收集资料。信访法一般通过邮寄问卷给被调查者，由他们自己填写后寄回。信访法的优点是调查范围广泛、高效、经济等；缺点是回收率低，且要求被调查者有一定的文化水平，能自行完成问卷。访谈法是指经过统一培训的调查员对调查对象进行访谈以收集资料的方法。访谈法的优点是回收率高、灵活性强、可以询问比较复杂的问题；缺点是费时、费钱，需要培训调查员，还可能存在调查员的偏倚。

4. 查阅文献法

社区护理人员可以通过查阅文献(如全国性或地方性的调查及其他机构的卫生统计报告)判断社区整体状况，还可通过了解社区组织机构的种类、数量、居委会数量、负责人、社区人口特征、人员流动等情况资料来了解社区活动安排及居民的参与情况。

5. 参与式观察法

参与式观察法是指社区护士以社区成员的角色直接参与社区活动，通过观察，了解居民目前的健康状况资料。

6. 社区讨论法

社区讨论法可了解居民对社区健康问题的看法和态度，通常选取 5～15 名社区居民(应具有相似的年龄、文化或职业等)，让他们共同商讨并确认社区最主要的健康需求，讨论的时间一般为 1～2 小时，需做好记录。

三、社区健康资料的整理与分析

1. 资料的整理

社区护士可采用定性与定量相结合的方法，将所获得的社区健康资料进行归纳、整理。目前，资料的整理分类方法有很多，通常可以按社区人群、社区地理环境、社会系统及社区健康状况分类，或按马斯洛的基本需要层次论进行分类，或按生理、心理、社会等方面进行分类，或按戈登的功能性健康形态进行分类；也可以从现代医学普遍认为的影响人类健康的四大因素进行分类，分为人的生物遗传、环境、行为和生活方式、医疗卫生服务。

2. 资料的分析

资料的分析是对已归纳和分类整理出来的资料及数据进行解释、确认和比较，分析社区存在的健康问题和影响因素，为确定社区健康诊断奠定基础的过程。分析资料应遵循以下原则。

(1)原始数据资料要经过统计学处理，文字资料要进行含义的解释与分析：资料可分为定性资料和定量资料。对于定性资料，如发病和死亡等指标，通常按年龄、性别、年代及其他有关死亡的变量分组后进行分析，计算标化率，并与相类似的社区、省(市)和全国资料进行比较；对于定量资料，按内容进行分类，并按问题提出的频率确定问题的严重程度。

(2)去粗取精，去伪存真：在收集的资料中，可能存在影响资料准确性和完整性的各种各样的混杂因素，这时就需要通过分析消除混杂因素，找出本质问题。

(3)不同区域的横向比较：尤其是当疾病的分布有地域性时，需要对该地区居民所具有的特征或该地区的生物、化学、物理、社会环境进行进一步的分析和解释，并与其他地区进行横向比较。

(4)立足于社区健康护理：确定的问题和诊断应是社区整体的健康问题，以社区环境(包括自然环境与社会环境)和群体健康问题为主，而不是仅仅局限于个人或家庭的健康问题。

3. 报告评估结果

社区护士应向社区评估小组的成员及领导、社区居民等报告评估结果，并寻求反馈。

第二节　社区护理诊断

社区护理诊断是关于个人、家庭或社区对现存的潜在的健康问题及生命过程反应的一种临床判断。社区护理诊断的重点是某一个群体的健康问题和健康需求的诊断，而不是个人的诊断。因此，社区护理诊断必须能反映这一群体目前的健康状况。

一、社区护理诊断的确定

社区中个人及家庭的护理诊断可参考北美护理协会公布的护理诊断名称，根据具体情况提出有针对性的社区护理诊断，可以从以下几个方面考虑：公共实施方面，死亡率、发病率和传染病发生率，健康需要方面，社区功能方面，环境危险方面等。

1. 社区护理诊断标准

社区护理诊断的确定需根据以下标准来判断：此诊断可反映出社区目前的健康状况；与社区健康有关的各种因素均应考虑在内；每个诊断合乎逻辑且确切；诊断必须以现在取得的各项资料为根据。

2. 社区护理诊断的形成

(1)得出结论：通过对资料进行分析，可得出结论。例如，对社区的调查结果显示，社区80%的青少年能说出三项及以上吸烟对健康的危害因素，60%的青少年能说出吸烟成瘾的主要原因，从调查结果可以得出“社区青少年控烟相关知识掌握较好”的结论。

(2)核实：进一步对相关资料进行分析，核实上述结论的有关因素，如上述例子，护理人员查阅资料，发现此社区居民具有较高的文化程度，家庭访视发现家庭重视孩子的健康，父母首先自己不吸烟、戒烟，还注意在生活中向孩子宣传吸烟有害健康的知识。另外，通过对学校调查发现，学校有专门的健康教育课程，重视健康教育，注重良好行为和生活习惯的培养。通过这些情况进行核实，上述结论可以形成。

3. 社区护理诊断的陈述

社区护理诊断的陈述可采用“PES”公式或“PE”公式，即健康问题(problem，P)、原因(etiology，E)、症状和体征(sign&symptoms，S)或有关特征。例如，社区护士对某一社区进行健康评估时，发现该社区小学生的安全知识测试成绩不理想(S)，经过调查，确认学生没有得到任何安全相关的信息，家长也未能意识到教给孩子安全知识的重要性。因此，其社区护理诊断可表示为“学生安全知识缺乏(P)：与学校未能提供安全的信息/家长对安全教育重视不够有关(E)”。

二、优先顺序的确定

形成社区护理诊断后，社区护士可能会发现社区往往有很多的健康问题和健康需求，由于卫生服务资源有限，因此需要确定解决问题的优先顺序。

(一)确定优先顺序的原则

1. 重要性

重要性指该项目能反映社区存在的最重要的健康问题以及群众最关心的健康需求。

2. 可预防性

可预防性指已有的有效控制干预对象或危险因素的方法。

3. 有效性

有效性指通过护理干预能改善健康状况或控制危险因素(如降低发病率、死亡率)，还包括社会效益(如直接或间接地增加收益)。

4. 可行性

可行性指所需采取的措施已有可供利用的人力和物力资源。

(二)确定优先顺序的方法

当存在多个社区护理诊断时，护士需要判断哪个问题最重要、最需要优先予以处理。遵循的原则通常采用 Muecke(1984)与 Stanhope & Lancaster(1996)提出的优先顺序和量化准则：①社区对问题的了解程度；②社区解决问题的动机；③问题的严重性；④可利用的资源；⑤预防的效果；⑥社区护士解决问题的能力；⑦健康政策与目标；⑧解决问题的迅速性与持续的效果。每个社区护理诊断按 Muecke 法 0～2 分的标准(0 表示不太重要，不需要优先处理；1 表示有些重要，可以处理；2 表示非常重要，必须优先处理)，或 Stanhope& Lancaster 法 1～10 分的标准，评定各自的比重。得分越高，表示越是急需解决的问题。排定优先顺序的两种常用方法如下。

(1)Muecke 法步骤：①列出所有的社区护理诊断；②选择优先顺序的准则(8 项)；③决定诊断重要性的比重(比重由社区护士调整，比重越高，表示越应优先处理)；

④评估者自我评估每个诊断的重要性；⑤总和每个诊断所有评估准则的得分。分数越高，意味着越需优先处理(表 2－2)。

(2)Stanhope&Lancaster 法步骤：①列出所有的社区护理诊断；②选择优先顺序的准则(7 项)；③决定诊断重要性的比重(1～10 分)；④评估者自我评估每个诊断的重要性；⑤评估者就每个诊断的每项准则，依社区具有资源的多少打分(1～10 分)；⑥将每个诊断的每项准则所得的重要性得分与资源得分相乘；⑦计算每个诊断所有评估准则的得分总和。分数越高，代表越需优先处理(表 2－3)。

表 2－2　Muecke 法

社区护理诊断	准则								
	社区对问题的了解	社区动机	问题的严重性	可利用的资源	预防效果	护士能力	政策	快速性及持续效果	总和
发生火灾的可能性	1	1	2	0	2	1	0	2	9
老年人医疗保健缺乏	2	1	1	1	1	2	0	0	8
预防性行为不足(乳腺癌筛查)	0	0	1	2	2	2	2	2	11

表 2－3　Stanhope & Lancaster 法

社区护理诊断	准则														
	社区对问题的了解		社区动机		问题的严重性		预防效果		护士能力		政策		快速性及持续效果		总和
	比重	资源	比重	资源	比重	资源	比重	资源	比重	资源	比重	资源	比重	资源	
发生火灾的可能性	3	6	2	4	10	10	10	10	2	2	2	2	10	5	284
老年人医疗保健缺乏	8	1	1	1	3	6	5	10	10	10	5	1	4	5	202
预防性行为不足(乳腺癌筛查)	1	5	1	5	6	8	10	10	10	10	10	10	10	10	450

三、奥马哈(OMAHA)社区护理诊断系统

OMAHA 社区护理诊断系统是专用社区护理实践的分类系统，由护理诊断(问题)分类系统、护理干预分类系统和护理结果评定系统构成。

(一)OMAHA 社区护理诊断(问题)分类系统

OMAHA 系统将社区护理诊断(问题)分为环境、心理社会、生理及健康相关行为 4 个领域，共有 44 个诊断(问题)(表 2－4)。

表 2-4 OMAHA 护理诊断(问题)分类系统

领域	护理诊断(问题)分类
环境	收入、卫生、住宅、邻居/工作场所的安全、其他
心理社会	与社区资源的联系、社会接触、角色改变、人际关系、精神压力、哀伤、情绪稳定、照顾、忽略儿童/成人、虐待儿童/成人、生长发育、其他
生理	听觉、视觉、说话与语言、咀嚼、认知、疼痛、意识、皮肤、神经运动(肌肉、骨骼)系统与功能、呼吸、循环、消化、排便功能、生殖泌尿功能、产前产后、其他
健康相关行为	营养、睡眠与休息、身体活动、个人卫生、物质滥用(乙醇或药品)、家庭计划、健康指导、处方用药、特殊护理技术、其他

(二)OMAHA 护理干预分类系统

该系统包括健康教育、指导和咨询,治疗和程序,个案管理,监测 4 个范畴的护理干预(表 2-5)。

表 2-5 OMAHA 护理干预分类系统

领域	内容
类别	健康教育、指导和咨询,治疗和程序,个案管理,监测
目标	解剖/生理、行为修正、膀胱功能护理、照顾/为人父母、长期卧床护理、沟通、应对技巧、日间护理、管教、伤口护理、医疗设备、教育、职业、环境、运动、家庭计划、喂养方法、财务、食物、行走训练与康复、生长/发育、家务管理/居住环境、人际关系、检验结果、相关法规、医疗照顾、药物作用及副作用、用药管理、协助用药安排、身体活动、辅助性护理活动、营养、营养咨询、造瘘口护理、其他社区资源、个人照护、体位、康复、放松/呼吸技巧、休息/睡眠、安全、筛选、受伤护理、精神及情绪的症状与体征、皮肤护理、社会福利与咨询、化验标本收集、精神护理、促进身心发展的活动、压力管理、药物滥用、医疗器材、交通运输、促进健康、其他

1. 健康教育、指导和咨询

健康教育、指导和咨询包括的护理活动有提供信息和资料,预测患者问题,鼓励患者自我照顾,进行行为的调整适应,协助个人、家庭或社区做出决策和解决问题。

2. 治疗和程序

治疗和程序是为个人、家庭和社区预防疾病或缓解症状和体征而实施的护理活动,如伤口护理、标本收集、药物治疗、症状和体征的预防、减少或缓解症状等。

3. 个案管理

个案管理包括的护理活动有协调、倡导和转诊,提供方便的服务,代表患者与健康服务机构进行沟通,帮助患者建立自信和促进沟通,以及指导个人、家庭和社区合理利用社区卫生服务资源。

4. 监测

监测以确定个人、家庭和社区与特定情境或现象的相关情况为目的。监测包括的护理活动有追踪随访，测量评价，判断分析和监测患者的状况，确认危险因素和早期的症状及体征。

(三)OMAHA 护理结果评定系统

OMAHA 护理结果评定系统以 5 分记分法测量护理对象在护理过程中的表现，包括知识、行为、症状与体征 3 个方面，可帮助护士确定问题的严重程度和优先顺序，也可反映护理的进展情况，作为评定护理质量的参考(表 2－6)。

表 2－6　OMAHA 护理结果评定系统

内容	含义	1分	2分	3分	4分	5分
知识	个案记忆与解释信息的能力	完全没有知识	具有一点知识	具有基本知识	认知适当	认知很好
行为	个案表现出的可被观察的反应或行为	完全不适当的行为	有一些适当的行为	不是非常一致的行为	通常是合适的行为	一致且合适的行为
症状与体征	个案表现的主、客观症状与体征	非常严重	严重	普通	很少	没有

(四)OMAHA 系统的使用步骤

为便于实施和管理，OMAHA 系统已研发出一套完整的电脑化记录系统。其基本步骤包括：①建立个人资料记录；②以问题分类表作为收集资料及评估的指南，并输入资料库；③根据资料做出问题表；④以结果评定表排出优先顺序；⑤综合给出一份以问题为导向的护理计划；⑥根据计划，为个案提供护理；⑦评定护理质量。

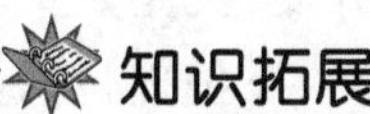

奥马哈(OMAHA)系统在我国社区护理中应用的可行性

在护理实践中，使用统一化、标准化的护理语言是当今护理发展的趋势，也是促进我国参与国际间护理交流的需要。奥马哈系统是美国护士协会(ANA)认可的 12 种标准化护理语言之一，广泛用于多个国家和地区的社区及家庭护理机构。奥马哈系统在我国使用尚不多，香港理工大学护理学院黄会月教授及其研究团队自 20 纪 90 年代开始将奥马哈系统应用于社区护理实践科研中，开展了延续性护理。其工作推动了中国香港及内地的护理实践、教育和科研。奥马哈系统源自社区护理实践，其设计以改善护理实务和护理文书质量、强化信息管理系统为目的，设计的理念强调以服务对象为中心的整体护理，不但给护士提供了一个收集、整理、记录和分析患者资料的有效工具，而且可引导护士对患者进行全面的评估，准确地诊断患者的健康问题，针对问题实施护理干预，并在干预前后进行效果评价，除了能够规范护理文书质量之外，也有利于控制和提高护理质量。奥马哈系统的语言理论与其他护理体系相似，易于推广应用。

第三节 社区护理计划

社区护理计划是一种由多方合作、合理利用资源、体现优先顺序的行动方案，是社区护士帮助护理对象达到预定目标所采取的具体方法。制订社区护理计划既要反映群体的健康问题和健康需求，又要利用可及的社区资源，还要鼓励社区居民积极参与，从而为社区居民提供连续的高质量护理服务。

一、社区护理目标的分类

护理目标是期望服务对象在接受护理干预后所能达到的结果，包括功能、认知、情感及行为等方面的改变。

护理目标可分为短期目标和长期目标。短期目标是指在相对较短的时间内要达到的目标，长期目标是指需要相对较长时间才能实现的目标，一般需要根据具体社区护理计划完成时间来确定短期、长期的时间，有时长期目标中期望的结果往往需要一系列短期目标才能更好地实现。一系列的短期目标不仅可以使社区护士分清各阶段的工作任务，也可以因短期目标的逐步实现而增加患者达成长期目标的信心。长期目标和短期目标在时间上没有明显分界，有些计划可能只有短期目标或长期目标，有些则同时具有长期和短期目标。

二、社区护理目标制订的原则

1. 可实现的

制订的目标是利用可及的资源能够解决的健康问题。例如，开展“关注妇女乳腺健康，重视乳腺癌筛查”健康工作，提高妇女乳腺癌筛查率可以作为一个护理目标，因为目前在疾病的二级预防中，通过筛查可以有效地发现早期疾病(包括乳腺癌)，早发现、早诊断、早治疗可以有效降低乳腺癌的病死率，这是可以实现的。

2. 可观察的

制订的目标是可观察到的。例如，提高妇女乳腺癌的筛查行为是可以观察到的。

3. 可测量的

制订的目标是可量化的。例如，提高妇女乳腺癌筛查率，可测量的指标就是妇女乳腺癌筛查率的改变。

4. 有期限的

制订的目标是有时间限制的。例如，提高妇女乳腺癌筛查率的健康活动，时间限制为1年，目标设定为1年内乳腺癌筛查参与率达到50%以上。

三、社区护理目标的陈述

1. 目标内容

社区护理的目标内容包括“4W1H”，即Who(参与者)、What(参与者的任务)、

When(执行时间)、Where(执行地点)，以及 How(执行的方法)。

2. 目标陈述

应针对提出的护理诊断(问题)，使用可测量或可观察到的词汇，以使用长期与短期目标相结合的方法，实施起来有针对性。一个护理诊断可制订多个目标，但是一个目标只针对一个护理诊断，以“关注妇女乳腺健康，重视乳腺癌筛查”项目在××社区实施 1 年为例，其短期目标可制订为：①1 个月内，90%的妇女知道乳腺癌筛查的方法；②3～6 个月内，70%的妇女相信乳腺癌筛查可早发现、早诊断、早治疗，以降低乳腺癌的死亡率；③60%的妇女表示愿意参与乳腺癌筛查。其长期目标可制订为：通过健康教育与健康促进项目，1 年内 40 岁以上的妇女乳腺癌筛查参与率达到 50%以上。这一计划的具体目标中回答了以下问题：①参与者：40 岁以上的妇女；②参与者的任务：乳腺癌筛查的知-信-行改变；③执行时间：1 个月、3～6 个月、1 年；④地点：××区；⑤执行的方法：健康教育与健康促进。

四、社区护理计划的制订

1. 社区护理计划的内容

制订社区护理计划时应先确定目标人群、社区护理计划领导小组和工作小组、达到目标的最佳干预策略、干预措施及可利用的资源等，然后在反复评价和修改的基础上制订。以“关注妇女乳腺健康，重视乳腺癌筛查”健康活动为例，社区护理计划的内容具体如下。①目标人群：40 岁以上的妇女；②社区护理计划领导小组和工作小组：领导小组组长为区长，副组长为区卫生健康委员会主任，工作小组成员包括社区医护专业技术人员以及医学院校的教师、护生等；③达到目标的最佳干预策略：包括乳腺癌疾病及筛查知识的系统教育，树立乳腺癌筛查的健康信念，加强社会支持及强化筛查行为，充分利用卫生资源并改善资源可及性等；④干预措施：包括社区动员(与区政府、区妇联、街道及居委会联系)，社区宣传(张贴标语、布置展板、发放自行编制的宣传手册)，群体教育(专家讲座、采用多媒体方式进行集体授课)，个体教育(本科护生进行一对一的个体化干预)，技能培训(播放录像、乳房硅胶模型示范展示)，电话随访(提供信息、电话提醒)，邮寄宣传资料(第 3、5 个月再次发放宣传资料)等(表 2-7)；⑤可利用的资源：充分利用有限的卫生资源，开展“医学院校-社区”合作，如开展医学院校的护理教师对高年级本科护生进行培训，利用护生开展个体化护理干预。

2. 社区护理计划措施的制订

社区护理计划措施的制订需要社区护士与个人、家庭或群体协商，选择合适的、具体的实施措施。

(1)选择合适的社区护理措施：目标确定后，社区护士要与护理对象进行充分协商，共同选取适当的措施，以使护理对象能积极参与、为自己的健康负责。制订的措施可以是一级预防、二级预防、三级预防或综合性措施，以真正实现群体健康水平的提高。

(2)社区护理措施的排序：可以参照社区护理诊断的排序标准或马斯洛的需要层次

论来对社区护理措施进行排序。通过排序，社区护士可以采取有效措施，尽早控制社区的健康问题。

(3)确定所需的资源及其来源：对每项社区护理措施，都要确定实施者及合作者，需要的场所、设备、经费，以及分析相关资源的可能来源与获取途径。

(4)记录社区护理措施：当社区护理措施确定后，将确定的社区护理诊断、目标、具体措施等完整记录下来。

(5)修改和评价社区护理计划：记录成书面形式后，社区护士要和护理对象共同探讨，及时发现问题并修改，以便使实施更顺利。评价社区护理计划时，可参照社区护理的目标内容(4W1H)和目标原则。

表 2-7　社区护理计划表

<table>
<tr><td colspan="4">社区护理诊断：社区应对无效　妇女乳腺癌疾病及筛查知识缺乏、筛查率低</td></tr>
<tr><td rowspan="2">相关因素</td><td rowspan="2">具体目标</td><td colspan="2">实施计划</td></tr>
<tr><td>实施内容</td><td>执行的时间、场所</td></tr>
<tr><td>(1)社区未开展妇女乳腺癌疾病及筛查相关的健康活动，也未开展妇女乳腺癌筛查的免费活动，妇女对乳腺癌筛查的重要性不了解
(2)经济状况较差，舍不得花钱体检</td><td>(1)短期目标：①1个月内，90%的妇女知道乳腺癌筛查的方法；②3～6个月内，70%的妇女相信乳腺癌筛查可早发现、早诊断、早治疗，以降低乳腺癌的死亡率；③60%的妇女表示愿意参与乳腺癌筛查
(2)长期目标：1年内，妇女乳腺癌筛查参与率达到60%以上</td><td>(1)社区动员：与区政府、区妇联、街道及居委会联系
(2)社区宣传：张贴标语、布置展板、发放自行编制的宣传手册
(3)群体教育：专家讲座、采用多媒体形式进行集体授课
(4)个体教育：本科护生进行一对一的个体化干预
(5)技能培训：播放录像、乳房硅胶模型示范展示
(6)电话随访：提供信息、电话提醒
(7)邮寄宣传资料：第3、5个月再次发放宣传资料</td><td>……
……</td></tr>
</table>

第四节　社区护理的实施与评价

社区护理实施是指建立社区护理计划以后，社区护士根据护理计划的要求和具体措施开展护理实践活动。社区居民不仅是护理服务的被动接受者，也是护理计划实施过程中的主动参与者。

一、社区护理的实施

社区护理实施工作应具备五大要素，即建立组织团队、制订实施进度表、人员培训、质量监控、设备物件与宣传材料。

1. 建立组织团队

社区护理实施工作需成立多部门领导小组和工作小组。实施项目的领导小组需根据工作所及的范围和部门来确定。一般来说，领导小组成员应包括计划实施直接有关部门领导和主持实施工作的业务负责人；工作小组成员为社区医护专业技术人员等。在领导小组的领导下，卫生、宣传、妇联、街道及居委会等部门积极协调，相互支持。

2. 制订实施进度表

实施进度表是项目管理的有力工具。在社区护理干预工作启动以后，各项措施和任务都应以进度表为指导而有条不紊地进行，逐步实现工作目标。实施进度表的具体内容包括工作内容、工作地点、负责人、经费预算、所需传播材料、所需设备物件、备注等。

3. 人员培训

人员培训要求除了对社区医护人员及相关人员进行系统的培养和训练外，更多的是针对解决特定的社区健康问题的人员进行培训。培训准备工作通常包括制订培训计划、确定学员、落实师资、准备教材、设计培训方法、落实教学场所和设施。

4. 质量监控

质量监控是指利用一系列方法来保证实施过程的质量。其内容包括工作进度监测、干预活动质量监测、项目工作人员能力监测、经费使用监测。其方法包括记录与报告、召开例会、现场督导、审计等。

5. 设备物件与宣传材料

实施工作需要有一定的物质条件支持，如多媒体教室、投影仪、演示模型等。宣传材料主要包括印刷材料和视听材料，应根据目标人群的特点有针对性地制作、发放，以传递健康信息。

二、社区护理的评价

社区护理评价是社区护理程序的最后一步，目的是测量和判断目标实现的程度、措施的有效性以及社区需求是否得以满足或没能满足的主要原因。

（一）社区护理评价的分类

社区护理评价分为过程评价和结果评价。

1. 过程评价

过程评价是按照护理程序中各个阶段的质量标准加以评价，贯穿于社区护理的全过程。①评估阶段：对收集资料进行评价，包括资料的可靠性、资料的准确性以及资料的方法是否适宜等；②确定健康问题阶段：对社区健康问题的正确性和可行性、问题是否反映了居民的健康需求、是否明确找出了问题的原因和相关因素等进行评价；③计划阶段：对目标是否明确、具体和可行，计划有无居民的参与制订，是否考虑到社区资源的利用等进行评价；④实施阶段：对是否按计划执行、是否记录服务对象对护理措施的反应以及服务对象是否获得所需的支持和帮助等进行评价；⑤评价阶段：包括是否制订了评价的标准，对评价过程中发现的问题是否进行了修正，评价是否实事求是等。

2. 结果评价

结果评价是对实施护理活动后的近期目标和远期目标进行的评价，即评价护理干预是否达到了预期目标。

(二)社区护理评价的内容

1. 健康目标达标程度

评价社区护理计划是否满足居民的需求、是否达到预期效果及达到程度如何、是否有未完成的目标及其原因、有无需要改正的地方。

2. 护理活动的效果

护理活动的效果通常是在进行社区护理干预后要评价的内容，要了解有无达到促进社区人群健康、维持健康、预防疾病的实际效果。

3. 护理活动的效率

护理活动的效率就是通过比较实施结果与目标的差异，判断实施结果的程度，分析护理活动的投入与产出是否值得，并对影响护理活动效率的因素进行分析。

4. 护理活动的影响力

评价护理活动为社区居民所带来的社会效益，分析护理活动效益的持久性、影响程度及受益人群的广泛性。

(三)社区护理评价指标及其影响因素

1. 社区护理评价指标

(1)社区卫生服务需求评价指标：包括发病率、患病率、死亡率、总人口健康百分率、两周每千人患病人数、两周每千人患病日数、两周每千人患重病人数、两周每千人卧床 14 天人数、每千人患慢性病人数、每千成人患一种以上疾病人数。

(2)社区卫生服务数量和质量的评价指标：社区卫生服务包括医疗服务、预防服务、保健服务、康复服务、健康教育服务和计划生育技术指导服务，具体的评价指标有医疗服务的相关指标，以及预防服务、保健服务、康复服务、健康教育和计划生育技术指导服务的相关指标。

(3)社区卫生资源的评价指标：卫生资源包括人力、物力、财力、技术、信息等方面。最常用的评价指标是每万人口医生数、每万人口护士数、每万人口药剂师数、每千人口床位数和卫生经费占国民生产总值的百分率等。

(4)服务费用及效益评价指标：投入的费用一般包括直接费用和间接费用。直接费用包括社区卫生服务中心医疗费及设备费等实际消耗的费用；间接费用包括因疾病造成劳动能力丧失等理论消耗的费用。常用的评价方法有成本-效益分析、成本-效果分析。

(5)社区卫生服务影响力评价指标：社区卫生服务影响力是反映社区卫生健康护理服务对社区居民健康水平和居民健康质量所起的作用，以及对社会经济和社区文明事业的贡献，可以用质量调整生命年等指标表示。

(6)生活消费模式指标：生活消费模式指公众消费量及各种消费所占比例，可通过政府统计数据获得。生活消费模式指标有年纯收入、消费构成和居民消费水平等。

(7)社会发展与社会公平指标：社会发展离不开健康的个体，社会发展又是关于社区健康状况的重要间接指标。社会发展程度再高，若无社会公正做保障，社会居民的健康状况也得不到改善。

2. 影响社区护理评价的因素

在社区护理评价的过程中，需要用到社区护士的观察力以及发现问题、分析问题的能力，而且社区护士解决问题的能力也会直接影响到评价的结果。因此，社区护理评价要求社区护士在工作过程中应用评判性思维对其过程和结果进行评价。

社区护理评价是社区护士对整个社区护理计划实施完成情况的回顾和总结，是社区护理程序的最后一个步骤，也是下一个护理程序的开始或制订下一步社区护理计划的基础。因此，社区护士在护理实践中要重视社区护理评价的作用。

第五节　社区健康档案的建立与应用

我国城乡居民健康档案管理服务已经纳入了《国家基本公共卫生服务规范》，是居民享有均等化公共卫生服务的具体体现。科学、系统、完善的健康档案是社区卫生机构为居民提供高质量医疗卫生服务的保证，为各级政府及卫生行政部门制定相应政策提供了重要的参考依据。

一、建立社区健康档案的目的和作用

社区健康档案是医疗卫生机构为城乡居民提供医疗卫生服务过程的规范记录，是以居民个人健康为核心、贯穿整个生命过程、涵盖各种健康相关因素的系统化文件记录。

(一)目的

建立完整的居民健康档案可以使社区医护人员较全面地认识社区居民的健康状况、社区家庭问题和卫生资源的利用状况，帮助社区医护人员动态掌握社区居民现存的或潜在的健康问题，便于有针对性地实施社区健康干预。

(二)作用

1. 掌握居民的基本健康信息和健康状况

建立社区健康档案可为全科医生及其他工作人员提供全面的基本资料。居民健康档案记录了社区居民个人和家庭的基本情况和健康情况，尤其注重记录健康问题的形成、发展和转归过程中健康危险因素和干预效果。社区医生可以通过居民健康档案方便、迅速地掌握社区居民中健康问题的发生、发展规律，变化情况和转归过程，还可对社区居民的疾病谱、死因谱等资料进行统计分析，以全面了解社区居民的整体健康情况。

2. 有助于更好地开展社区护理工作

社区相关机构通过居民健康档案可更好地利用社区卫生人力、物力及财力资源，使居住地点分散的成员得到连续的、科学的卫生服务，还有利于组织各种健康活动，如体检等。电子健康档案的建立和发展使社区卫生服务的管理更加方便、科学，并可根据病种进行分类管理，提供更方便、优质、科学的医疗、护理和保健服务，使社区卫生服务走向系统化、程序化、制度化的科学管理轨道。

3. 为全科医疗和社区护理教学、科研提供重要信息资料

健康档案是对社区居民以问题为中心的健康记录，反映了生物、心理和社会方面的许多问题，具有真实性、连续性和逻辑性，可运用于医学教学，有利于培养医学生的临床思维能力和处理问题的能力。此外，居民健康档案为科学研究也提供了理想的科研资料。

4. 为社会卫生规划提供资料来源

完整的健康档案不仅记载了居民健康状况以及与之相关的健康信息，还记录了有关社区卫生机构、卫生人力等社区资源的信息，从而为社区诊断、制订社区卫生服务计划提供基础资料，并对我国卫生政策方针的制定和卫生投入具有重要的参考价值。

5. 司法工作的重要参考资料

全科医疗健康档案记录的内容和形式可克服以往门诊病历过于简单、不规范、医疗及法律效力差等缺点，成为基层全科医疗服务领域内重要的医疗法律文书。完整、准确、系统的健康档案是考核全科医生、护士医疗护理文书书写及技术水平的一个重要资料。

二、社区健康档案的基本内容

社区健康档案是记录社区健康问题、评估社区特征及健康需求的系统性资料。社区健康档案将社区看作服务主体，通过记录社区卫生资源、社区主要健康问题及社区居民健康状况，实现以社区为导向、为社区居民提供整体性及协同性的医疗卫生服务的目标。完整的社区健康档案应包括社区基本资料、社区卫生服务资源、社区卫生服务状况及社区居民健康状况 4 个部分。

(1)社区基本资料：主要包括社区自然环境和人口资料、社区经济和组织状况、社区动员潜力。①社区自然环境和人口资料：社区自然环境主要包括社区的地理位置、辖区范围及饮用水状况、垃圾处理设备等卫生状况及卫生设施；社区人口资料的主要指标包括社区总人数、社区居民生育观念、人口自然增长率等。②社区经济和组织状况：社区经济状况的主要指标包括社区居民人均收入消费水平，常与社会总产值、人均国民生产总值等进行对比；社区组织状况主要指与社区居民健康相关的社区内组织和机构，如居委会、志愿者协会、疾病康复中心等，需要了解这些社区组织提供社区医疗协调性服务的态度和水平。③社区动员潜力：指可以动员起来为居民健康服务的社区人力、财力、物力资源等，通常这些潜力需要全科医师和社区护士主动发现或开发。

(2)社区卫生服务资源：指社区卫生服务机构及社区卫生人力资源状况。①社区卫生服务机构：指社区内现有的、直接或间接服务于社区居民的专业卫生机构，如医院、社区卫生服务中心、妇幼保健院、福利院等，其服务范围、优势服务项目、交通情况都应记录在社区健康档案中，对于患者的双向转诊、会诊等工作的开展具有重要意义。②社区卫生人力资源状况：指在社区内的各类医护人员及卫生相关人员的数量、年龄结构、职称结构及专业结构等。

(3)社区卫生服务状况：①门诊利用情况，包括一定时期内(通常为 1 年)的门诊量、患者就诊原因分类、门诊疾病种类及构成情况。②会诊及转诊情况，包括会诊及转诊率、会诊及转诊病种构成、会诊及转诊适宜程度分析，以及转至单位和科室情况。③家庭访视，指一定时期内(通常为 1 年)的家庭访视人次、家庭访视原因、家庭问题分类及处理情况、家庭病床数等。④住院情况，包括一定时期内(通常为 1 年)的住院率、平均住院时间、住院患者分类及构成等。

(4)社区居民健康状况：主要包括社区人口数量及构成、社区居民患病资料、社区死亡资料、社区居民健康危险因素评估。①社区人口数量及构成：社区人口数量是社区卫生服务规划及确定卫生政策的重要依据，全科医师和社区护士可以到当地派出所、居委会、村委会获得社区内的人口数量；人口构成中最基本的是人口的性别及年龄构成，通常利用人口金字塔的形式表示，还包括家庭构成、职业构成、文化程度构成、负担人口数等。②社区居民患病资料：包括一定时期内(一般为 1 年)的发病率、患病率、社区疾病谱，以及社区疾病的年龄与性别分布、职业分布等。对于社区疾病谱的掌握，可以为病程较长的慢性病的医疗质量评价、医疗设施规划及医疗经费的投入提供科学依据。③社区死亡资料：包括死亡率、死因顺位、死因构成、死因别死亡率、社区死因谱等。死因顺位是按各种死因死亡数占总死亡数的比重由高到低排出的位次，反映社区居民的主要死亡原因。死因别死亡率指的是某种疾病所致的死亡率，能够反映各类病伤死亡对社区居民生命的危害程度。社区死因谱是根据社区居民死因构成情况排出的顺位。④社区居民健康危险因素评估：常利用表格的形式，对社区居民生活压力事件、不良饮食习惯、获得医疗卫生服务的障碍因素进行评估，也可以专门针对社区某部分群体(如冠心病患者)进行健康危险因素评估。

知识拓展

健康档案的分类及内容

根据档案主体的不同，健康档案可以分为 3 种类型，即个人健康档案、家庭健康档案和社区健康档案。

1. 个人健康档案

个人健康档案是以居民个人健康为中心，动态记录人的生命全过程各种健康相关信息的系统性文件。根据国家卫生健康委员会的相关规定，社区应为辖区内常住居民(包括居住半年以上的户籍及非户籍居民)建立健康档案。

(1)居民健康档案的封面内容：包括姓名、现住址、户籍地址、联系电话、乡镇(街道)名称、村(居)委会名称、建档单位、建档人、责任医生、建档日期。

(2)个人基本信息表：包括一般人口学资料、药物过敏史、既往史、家族史、遗传病史、残疾情况以及生活环境等。

(3)健康体检表：包括一般状况、生活方式(体育锻炼、饮食习惯、吸烟情况、饮酒情况和职业病危害因素接触史)、脏器功能、查体、辅助检查、中医体质辨识、现存主要健康问题、住院治疗情况、主要用药情况和非免疫规划预防接种史等。

(4)重点人群健康管理记录表(卡)：包括0～6岁儿童健康管理记录表、孕产妇健康管理记录表、预防接种卡、高血压患者随访服务记录表、2型糖尿病患者随访服务记录表、重性精神疾病患者管理记录表、肺结核患者随访服务记录表等。

(5)其他医疗卫生服务记录表：包括接诊记录表和会诊记录表。

(6)居民健康档案信息卡：正面为简要基本信息，反面为家庭地址及电话、紧急联系人及其电话、建档机构及其电话、责任医生或护士及其电话。

2. 家庭健康档案

家庭健康档案是以家庭为单位，对患者家庭相关资料、家庭主要健康问题进行记录而形成的系统资料。家庭健康档案通常包括家庭基本资料、家庭评估资料、家庭主要健康问题(目录、健康问题描述、家庭成员健康记录等)。

(1)家庭基本资料：通常置于家庭健康档案的首页，主要包括家庭地址、家庭成员人数，以及家庭各成员的姓名、年龄、性别、职业、教育程度、联系电话等一般资料，还包括居住环境、厨房及卫生设施、家用设施等物理环境资料。

(2)家庭评估资料：包括家庭结构、家庭功能、家庭生活周期、家庭内外资源等内容。目前应用较广泛的家庭评估方法和工具有家系图和PGAR家庭功能评估表等。

(3)家庭主要健康问题：主要记录家庭生活周期各阶段的重大生活事件及其他危机问题等。

3. 社区健康档案

具体内容参见正文。

三、社区健康档案的管理与应用

为了使社区健康档案完整地反映个体、家庭和社区的健康状况，建立健全社区健康档案相关制度就显得十分重要。近年来，国家卫生行政管理部门先后制定并印发了《城乡居民健康档案管理服务规范》及《卫生部关于规范城乡居民健康档案管理的指导意见》，对确定建档对象及居民健康档案管理流程做出了明确规定，对健康档案的建立、使用、管理各环节提出了具体的要求。

1. 健康档案的建立

(1)辖区居民到乡镇卫生院、村卫生室、社区卫生服务中心(站)接受服务时，由医护人员负责为其建立居民健康档案，并根据其主要健康问题和服务提供使用情况填写相应记录，同时为服务对象填写并发放居民健康档案信息卡。

(2)通过入户服务(如疾病筛查、健康体检等多种方式)，由乡镇卫生院、村卫生室、社区卫生服务中心(站)组织医护人员为居民建立健康档案，并根据其主要健康问题和服务提供情况填写相应记录。

(3)已建立居民电子健康档案信息系统的地区应由乡镇卫生院、村卫生室、社区卫生服务中心(站)通过上述方式为个人建立居民电子健康档案，并发放国家统一标准的医疗保健卡。

(4)将医疗卫生服务过程中填写的健康档案相关记录表单装入居民健康档案袋，统一存放；农村地区可以家庭为单位集中存放保管。居民电子健康档案的数据存放于电子健康档案数据中心。

2. 健康档案的管理

(1)建立健全居民健康档案管理的相关政策：采用健康档案的建立、管理和使用一条龙的管理办法，在基础建档、更新和补充、信息利用 3 个重要环节上制定、补充、完善和强化各项制度与措施，加强对健康档案的管理，保障信息安全，提高健康档案的使用率。

(2)逐步实现健康档案的信息化：健康档案通过信息化手段，可实现不同医疗卫生机构之间健康信息的资源共享，促进公立医院与基层医疗卫生机构的双向转诊和分工协作，有利于提高卫生服务效率、改善服务质量、节约医药费用等，对最大限度地发挥健康档案的作用具有十分重要的意义。

(3)加强督导考核力度：卫生部门定期对各地建档工作情况进行监督，对工作的完成度、档案的完整度和准确度进行评价，将健康档案建立的数量、质量和居民满意度纳入考核范围，科学核定建立健康档案的经费补助标准等。

(4)完善相应的设备，配备专职人员，妥善保管健康档案。

3. 健康档案的应用

(1)已建档居民到乡镇卫生院、村卫生室、社区卫生服务中心(站)复诊时，应持居民健康档案信息卡(或医疗保健卡)，在调取其健康档案后，由接诊医生根据复诊情况及时更新、补充相应记录内容。

(2)入户开展医疗卫生服务时，应事先查阅服务对象的健康档案并携带相应表单，在服务过程中记录、补充相应内容。已建立电子健康档案信息系统的机构应同时更新电子健康档案。

(3)对于需要转诊、会诊的服务对象，由接诊医师填写转诊、会诊记录。

(4)所有的服务记录由责任医护人员或档案管理人员统一汇总并及时归档。

要点提示

以社区为中心的护理是以社区的个人、家庭、群体等为护理对象，为增进和恢复其健康水平，运用护理程序进行的一系列有目的、有计划的护理活动，包括社区护理评估、社区护理诊断、社区护理计划、社区护理实施和社区护理评价 5 个步骤。

社区护理评估是通过客观的科学方法收集与社区健康状况相关的资料，并对资料进行整理和分析，确定社区的健康问题及健康需求。社区护理评估的内容包括社区地理环境、社区人群、社区系统、社区健康状况 4 个方面。

社区护理诊断是关于个人、家庭或社区对现存的、潜在的健康问题及生命过程反应的一种临床判断，包括社区护理诊断的确定、排列社区护理诊断的优先顺序、社区护理诊断系统等。

社区护理计划是一种由多方合作、合理利用资源、体现优先顺序的行动方案，是社区护士帮助护理对象达到预定目标所采取的具体方法，包括社区护理目标及内容的制订。

社区护理实施工作应具备五大要素，即建立组织团队、制订实施进度表、人员培训、质量监控、设备物件与宣传材料。

社区护理评价可分为过程评价和结果评价。

思考题

（1 题和 2 题共用题干）

社区护士小王应用社区护理程序对社区人群进行了护理评估，确定了护理诊断，接着要制订护理计划。制订护理计划要明确护理目标。

1. 制订护理目标的内容不包括

A. Who(参与者)　B. What(参与者的任务)　C. When(执行时间)　D. Where(执行地点)　E. Why(执行原因)

2. 制订护理目标的原则不包括

A. 可实现的　B. 可观察的　C. 可测量的　D. 没有期限的　E. 有期限的

（3 题和 4 题共用题干）

社区护士小王正在进行居民健康档案的建立及更新工作。

3. 下列关于档案管理的说法，正确的是

A. 档案为基层卫生机构的医疗文件，所有医护人员均可随时调取

B. 档案的建立能采取入户的方式

C. 档案以家庭为单位，未婚者不需要建立

D. 档案内容涉及隐私，医护人员不得随意泄露

E. 档案必须同时拥有电子档案和纸质档案两个版本

4. 针对以下群体的档案，小王应首先重点管理的是

A. 7 岁以下的儿童群体　B. 55 岁以上的群体　C. 脑卒中患者　D. 重性精神疾病患者　E. 青少年群体

（李　英）

第三章　以家庭为中心的护理

学习目标

(1)知识与技能：能正确掌握家庭生活周期中各个阶段的护理要点；了解家庭的定义、类型，家庭护理的概念，以及家庭访视的类型。

(2)过程与方法：通过社区护理的实践活动，能熟练运用家庭护理程序及家庭访视程序。

(3)情感与态度：能领会以家庭为中心的护理的重要性，并在今后的工作和学习中重视家庭护理。

案例导入

张某，女，59岁，有高血压病史，坚持用药后可将血压控制在正常范围。近期服药效果不佳，血压难以控制，查体和实验室检查无阳性结果。患者提及其丈夫因近期面临退休而脾气暴涨，回家后经常对她发脾气，使她近期睡眠质量变差、郁闷烦躁、明显疲惫。请问：

(1)如何对该家庭进行家庭护理评估？

(2)该家庭面临哪些护理问题？

(3)针对该家庭所存在的护理问题，如何制订家庭护理计划？

家庭是构成人类社会的最小单位。家庭环境对家庭成员健康的影响至关重要。家庭服务的重点是使家庭更好地行使其各项功能，以促进患者疾病的康复。

第一节　家庭与健康

家庭健康护理的服务对象是家庭。家庭健康护理是以家庭护理理论为指导，以护理程序为工作方法，由护士、医生等医务工作者与家庭共同参与完成，确保家庭健康的一系列护理活动。家庭健康护理是通过家庭护理和家庭访视得以实现的。

一、家庭

(一)概述

1. 家庭的定义

传统意义上的家庭是指在婚姻关系、血缘关系或收养关系基础上产生的亲属之间所构成的社会生活单位。现代广义的家庭是指一种重要的关系，是由一个或多个有密切血缘、婚姻、收养关系或朋友关系的个体组成的团体，既是社会团体中最小的单位，也是家庭成员共同生活、彼此依赖的处所。家庭成员之间相互帮助、彼此相爱，家庭为其成员提供一个安定的环境。现代狭义的家庭是指一夫一妻制构成的社会单元。

2. 家庭类型

家庭类型是指根据家庭关系或家庭结构的不同进行的分类。家庭类型可以根据不同的需要采用不同的标准而划分为不同的类型。目前一般按亲属关系将家庭分为核心家庭、扩展家庭和其他类型的家庭。

(1)核心家庭：由父母及其未婚子女(包括领养子女)组成的家庭，也包括夫妇组成的家庭，已成为我国主要的家庭类型。核心家庭的特点是人数少、结构简单，家庭内只有一个权力和活动中心，家庭成员间容易沟通、相处。此类家庭结构牢固、关系稳定，但可利用资源少，一旦发生危机，得不到足够的支持，容易导致家庭危机和家庭解体。

(2)扩展家庭：包括主干家庭和联合家庭。主干家庭又称直系家庭，是指由两代或两代以上夫妻组成，每代最多一对夫妻且中间无断代的家庭。在我国，主干家庭曾为主要家庭类型，但随着社会的发展，此家庭类型已不再占主导地位。联合家庭是指包括父母、已婚子女、未婚子女、孙辈子女、曾孙辈子女等几代人居住在一起的家庭。联合家庭的特点是人数多、结构复杂。

(3)其他类型的家庭：主要包括以下几种。①单亲家庭：指由离异、丧偶或未婚的单身父亲或母亲及其子女或领养子女组成的家庭。②重组家庭：指夫妇双方至少有一人已经历过一次婚姻，并可有一个或多个前次婚姻的子女及夫妇重组的共同子女。③丁克家庭：指由夫妇两人组成的无子女家庭，其数量在我国逐渐增多，特点是人数少、结构简单。

此外，随着社会的发展，一些特殊的家庭有所增多，这类家庭由于其家庭结构的特殊性，有可能发生和诱发各种健康问题。

3. 家庭结构

家庭结构是指家庭中成员的构成及其相互作用、相互影响的状态，以及由这种状态形成的相对稳定的联系模式。

(1)家庭的外部结构：指家庭的类型，我国以核心家庭居多，其他类型家庭的比例也在日益增长。

(2)家庭的内部结构：指家庭成员之间相互作用的关系，包括家庭权力结构、家庭角色、家庭沟通、家庭价值观 4 个方面。

家庭权力结构是指一个家庭成员影响其他家庭成员的能力以及支配权和掌控力。家庭权力结构可影响家庭的决策。家庭的权力结构有 4 种类型。①传统权威型：由家庭所在的社会文化传统规定而形成的权威，如在男性主导社会，父亲通常是一家之主，家庭成员都认可他的权威，而不考虑他的社会地位、职业、收入、健康、能力等。②工具权威型：负责供养家庭、掌握经济来源的人，被认为是这种家庭类型的权威人物，妻子或子女若能处在这种位置上，也会成为家庭的决策者。③分享权威型：家庭成员分享权力，共同协商做出决定，由个人的能力和兴趣来决定所承担的责任，是现代社会所推崇的类型。④感情权威型：由家庭感情生活中起决定作用的人担当决策者，其他的家庭成员因对他(她)的感情而承认其权威。家庭权力结构并不是固定不变的，有时会随着家庭生活周期阶段的改变、家庭变故、社会价值观的变迁等家庭内外因素的变化，从一种家庭权力结构的形式转化为另一种形式，也可能存在一个家庭有多种权力结构或不同时期有不同的权力结构。

家庭角色是指家庭成员在家庭中的特定身份代表，反映家庭成员在家庭中应执行的职能，同时也反映家庭成员在家庭中相应位置及与其他成员之间的关系。一个人可以在家庭中担任不同的角色，如既是丈夫，又是父亲，从而使家庭成员结成对应的角色关系。家庭角色是自然确定的，同时每个角色都有相应的固定权利和义务。例如，父母需要养育未成年的子女，在子女成年后，子女需要赡养年迈的老人。家庭角色会受到社会和特定家庭教育程度、文化、宗教背景等因素的影响。在一个健康的家庭中，家庭成员应竭力完成家庭所赋予的角色责任，并在家庭的不同阶段合理地完成角色转换。

家庭沟通是家庭成员控制行为和维持家庭稳定的有效手段，也是评价家庭功能状态的重要指标。沟通的基本结构包括信息、反馈、通道 3 个方面，缺少任何一方都不能完成沟通。按沟通方式不同，沟通可分语言沟通和非语言沟通。语言沟通是口头语言和书面语言沟通；非语言沟通包括声音、语气、肢体动作等。最有效的沟通是语言沟通和非语言沟通相结合。良好的家庭沟通能够解决家庭矛盾，增进家庭成员之间的感情。

家庭价值观是指一个家庭在相同的文化背景下家庭成员对客观世界的认识观和价值观，是一个家庭判断是非的标准。家庭价值观影响着家庭成员的思维和行为方式，也影响着他们对健康问题的重视程度。因此，想要了解一个家庭的健康问题，了解家庭的价值观是十分必要的。

4. 家庭功能

家庭功能亦称家庭职能。家庭具有满足家庭成员个人需要和社会需要的基本功能。

(1)抚养与赡养功能：具体表现为家庭代际关系中的双向义务与责任。抚养是上一代对下一代的抚育培养，赡养是下一代对上一代的供养帮助，这种功能是实现社会继替必不可少的保障。

(2)经济功能：包括家庭中的生产、分配、交换、消费，是家庭功能其他方面的物质基础。

(3)教育功能：包括父母教育子女和家庭成员之间相互教育两个方面，其中父母教育子女在家庭教育中占有重要的地位。

(4)感情交流功能：是家庭精神生活的组成部分，也是家庭生活幸福的基础。感情交流的密切程度是家庭生活幸福与否的标志。

5. 家庭生活周期

家庭由诞生至成熟，乃至最终衰老、死亡以及一个新家庭诞生的周期循环，称为家庭生活周期。杜瓦尔(Duvall)将家庭生活周期分为 8 个阶段，是目前应用最为广泛的家庭生活周期(表 3-1)。

表 3-1　杜瓦尔家庭生活周期

阶段	定义	主要发展任务
新婚期	男女结合，从结婚到第一个孩子出生前	双方相互沟通、适应，协调性生活及计划生育
生产期	第一个孩子为 0～30 个月	调整进入为人父母角色，应对经济和照顾孩子的压力
学龄前	第一个孩子为 30 个月～6 岁	抚育孩子
学龄期	第一个孩子为 6～13 岁	教育孩子，确保孩子的身心健康发育
青少年	第一个孩子为 13～20 岁	增进对孩子的了解、沟通
年轻人	第一个孩子离家至最小孩子离家	继续为孩子提供支持，同时逐步调整自己，以适应环境的改变
中年期	从所有孩子离家至退休	巩固婚姻关系，计划退休生活
老年期	从退休至死亡	应对疾病的来临以及配偶、朋友的丧失

对杜瓦尔家庭生活周期的学习，有助于社区护士进行家庭评估，以便确认个案家庭在哪种发展阶段，以及这种阶段可能面临的压力，从而根据其特殊性的发展需求现状，协助满足家庭发展阶段的需要。

二、家庭对健康的影响

家庭是个体生活的基本环境，与个体健康密切相关。其影响主要表现在以下 5 个方面。

1. 遗传

许多疾病可通过基因遗传，一些影响健康的生理或心理特征也受遗传的影响。

2. 生长发育

家庭是儿童生长发育的必要条件。大量研究证明，不健康或病态的家庭环境与儿童躯体、心理和行为方面的疾病密切相关。

3. 疾病传播

疾病在家庭中的传播多见于感染和神经症，细菌和病毒感染在家庭中均有很强的传播倾向。此外，患神经症的母亲，其孩子更可能患上神经症。

4. 发病和死亡

家庭中的生活方式、生活习惯及生活压力均可影响家庭成员的疾病发病率和死亡率。

5. 康复

家庭的支持和照顾对家庭中患病成员的治疗和康复具有很大的影响。例如，家庭的温暖和精心照顾可以使沉睡多年的植物人苏醒；反之，家庭的冷漠、厌恶可以使可治愈疾病的患者失去对康复的渴望，甚至导致死亡。

第二节　家庭护理

家庭护理是以家庭为单位的护理，通常是指社区护士和家庭及家庭成员有目的地进行互动，帮助家庭充分发挥家庭的健康潜能，预防、应对、解决家庭发展阶段的各种健康问题，以促进和维护家庭及其成员健康的活动。

一、家庭护理的内容

(一)生活护理

生活护理内容主要是照顾患者的清洁卫生，如洗头、口腔清洁、淋浴、更衣、铺床、修剪指(趾)甲等，以及一些必要的消毒工作。

(二)休息与睡眠

疾病的好转、康复需要充足的休息和睡眠。因此，必须营造一个安宁的环境，以保证患者得到充分的休息与睡眠。

(三)饮食护理

根据患者病种及病情的需要来制作特定的食物，科学合理地安排患者的饮食，以便为患者补充足够的营养，促进其机体恢复。

(四)心理护理

当个体患病后，特别是患一些较严重的疾病，个体会产生不同程度的心理负担，以及恐惧、焦虑等，这些都将影响患者的康复。因此，减轻患者的心理压力也是家庭护理的内容之一。

1. 认可心理

患者经过一段时间后，开始接受疾病，心情逐渐平稳，愿意接受治疗，并寄希望于治疗。家庭成员应及时应用暗示疗法，宣传治疗的意义，排除对治疗的不利因素，如社会因素、经济因素等。

2. 怀疑心理

当患者尚未被告知诊断结果时，可能会坐立不安、多方求证、心情紧张、猜疑不定。因此，家庭成员应言行谨慎，要探明患者询问的目的，科学而委婉地回答患者所提的问题，不可直言，以减轻患者受打击的程度，避免使其对治疗失去信心。

3. 悲观心理

患者证实了自己患病后会产生悲观、失望情绪，表现为失望多于期待、郁郁寡欢。此时，家庭成员应给予患者更多的关怀，向其说明疾病正在得到治疗，同时强调心情舒畅有利于疾病预后。

4. 恐惧心理

患者确切知道自己的诊断时，经常表现为害怕、绝望，失去生存的希望。家庭成员应给予安慰，鼓励患者积极接受治疗，以免耽误病情，并强调心理对疾病的影响，鼓励患者以积极的心态接受治疗。

5. 失望或乐观心理

家庭成员在与患者沟通时，言语上应亲切、耐心，并应关怀和体谅患者，语气要温和，要认真倾听，不随意打断，了解患者的思想，接受其合理建议，努力使患者保持乐观、积极应对疾病的心态。

(五)卧床患者的晨、晚间护理

1. 晨间护理

晨间护理要给患者以一个振奋的面貌迎接新的一天，并为患者一天的生活营造一个整洁、舒适的环境。

(1)每天早上要将门窗打开一段时间，更换室内的空气(冬季开窗时应注意为患者保暖)。

(2)给患者洗脸、洗手。对于大小便失禁的患者，还要为其清洗会阴及进行擦浴。

(3)为患者进行口腔护理，帮助其梳头。

(4)为患者翻身，按摩其背部及骨突出部位。

(5)注意观察患者的病情变化，如脉搏、体温、呼吸等。

(6)为患者整理床铺，清扫床单，拉平、铺好床单及盖被，必要时为患者更换衣服。

2. 晚间护理

晚间护理可使患者清洁、舒适，有利于睡眠。

(1)为患者进行口腔护理或协助其漱口。

(2)为患者洗脸、洗手、洗脚，并为女患者冲洗外阴。

(3)为患者翻身、按摩。

(4)为患者整理床铺，盖好盖被。

(5)熄灯或调暗灯光，以免因强光而影响患者的睡眠。

(6)对难入睡的患者，可给予其少量饮食。

二、家庭健康护理的相关理论

家庭健康护理理论是家庭健康护理实践的指导依据。家庭健康护理常用的理论包括家庭系统理论、家庭压力理论、家庭成长发展理论和家庭相互作用理论。

1. 家庭系统理论

鲍文(Bertalanffy)的家庭系统理论假设我们每个人身上都有一种原始的生命力，推动我们进行独立思考、感受、心动，从而做出努力；同时，另一种相应的原始的生命力推动我们要和家庭保持亲密的关系。我们受这两种相互抵抗力量所驱使，想保持独立性，摆脱父母的影响，又特别重视家庭的整体感，想维持和家人的亲密关系。当家庭力图在个体成员的整体感和分化感之间保持平衡时，慢性焦虑便产生了，并一代一代地传递下去，这便是家庭系统理论的前提假设。家庭系统理论是以焦虑为核心紧密联系在一起的八个概念组成的，它们也是构成家庭功能的八种力量，包括自我的分化、三角关系、核心家庭情绪系统、家庭投射过程、情绪阻断、多代传递过程、同胞兄弟姐妹的地位和社会退化。护士应作为一个引导者，帮助家庭患病成员看清楚自己在家庭当中担任了怎样的角色，应该担任的角色是什么，以及指导其去寻求解决的方法。

2. 家庭压力理论

自“家庭压力理论之父”希尔（Hill）于 1949 年对战争造成的家庭分离和重逢的家庭压力的经典研究以来，家庭压力研究引起了学者的广泛兴趣，Hill 提出的 ABC－X 模型（A 代表压力的事件和情境，B 代表资源，C 代表认知，X 代表压力或危机的程度）也成为系统理论分析家庭压力与效应的重要研究基础。该模型强调家庭危机是压力源、资源和认知的函数。

3. 家庭成长发展理论

在家庭研究中，常用的家庭成长发展理论是杜瓦尔的生命周期理论。

4. 家庭相互作用理论

家庭成员相互作用指家庭成员之间的相互影响，是儿童社会化过程中的一个重要因素，主要表现为父母和其他家庭成员对儿童发展的影响。父母与子女的关系一般最为持久，而且父母对子女承担的责任是最大的。父母与子女的相互作用具有不对称特点，在孩子出生前已有的个性特征和各种社会关系对儿童影响不大；相反，婴儿早期的智力技能、情感、兴趣、爱好等的发展，很大程度上是父母和其他成员构成整个环境作用的结果。随着儿童年龄的增长，父母与子女的相互关系也在不断地发生变化。

第三节　家庭护理程序

家庭护理程序是运用家庭护理评估、家庭护理诊断、家庭护理计划、家庭护理实施、家庭护理效果评价对家庭成员进行护理的一种方法。当家庭成员健康出现问题时，社区护士通过家庭护理程序对家庭资料进行收集、整理和分析，找出家庭的健康问题，提出护理诊断，根据诊断制订相应的家庭护理援助计划，并实施和评价，通过效果评价，做出必要修正，以促进家庭健康。

一、家庭护理评估

家庭护理评估是家庭护理程序的第一个步骤，同时评估也是整个护理程序的基础，可为家庭护理提供可靠的依据。护理评估是有计划、有目的、有系统地收集患者资料的过程，根据收集到的资料信息，对护理对象和相关事物做出护理评估的大概推断，从而为护理活动提供基本依据。同时，护理评估也是护理程序中最为关键的步骤。

(一)家庭护理评估的内容

家庭护理评估的目的主要是收集患者资料，为护理程序的进行做铺垫。资料主要由护理对象本人或护理对象的亲人、朋友、同事以及其他医护人员提供，还可来源于患者的病历等资料。家庭护理评估的具体内容见表3-2。

表3-2 家庭护理评估的内容

评估项目	评估具体内容
家庭一般资料	(1)家庭结构、家庭地址和联系方式 (2)家庭成员资料(姓名、性别、年龄、职业、家庭角色、文化程度、婚姻状况) (3)家庭成员的健康状况 (4)家庭健康管理状况 (5)家庭成员的生活习惯和各类时间(饮食、睡眠、家务、育婴、休假) (6)家庭经济情况(主要收入来源、医疗保险等) (7)住宅环境(住房面积、交通便利程度等) (8)社区环境(与邻居和友人的交往、社会保健设施) (9)家庭文化背景、宗教信仰、社会阶层
家庭中患病成员的状况	(1)疾病的种类和日常生活受影响的程度 (2)预后状况的推测 (3)日常生活能力 (4)家庭角色履行情况 (5)疾病带来的经济负担及承受能力
家庭发展阶段及任务	家庭目前的发展阶段、发展任务以及家庭履行发展任务的情况
家庭结构	(1)家庭成员间的关系(患者与家庭成员间的关系、家庭成员间的关系) (2)沟通与交流(思想交流、情感交流、语言交流) (3)原有角色和变化后的角色(家庭主要角色、次要角色、起决定作用者、有无代替者) (4)家庭权力结构类型(传统权威型、工具权威型、分享权威型、感情权威型) (5)家庭与社会的交流(收集和利用社会资源的能力) (6)价值观与信仰
家庭功能	(1)家庭成员间的情感 (2)培养子女社会化的情况 (3)家庭的自我保健行动
家庭与社会的关系	家庭与亲属、社区和社会之间的联系，家庭利用社会资源的能力
家庭资源	(1)内部资源：经济来源、维护支持、健康照顾、情感支持、信息和教育、家庭住所或设施的改造 (2)外部资源：社会资源、文化资源、宗教资源、经济资源(如家庭外的赞助、收入、保险、福利等)、教育资源、环境资源、医疗资源

续表

评估项目	评估具体内容
家庭应对、处理问题及危机的能力和方法	(1)家庭成员对健康问题的认识(如对疾病的理解和认识等) (2)家庭成员间情绪上的变化(如不安、动摇、压力反应等) (3)家庭战胜疾病的决心(如参与护理等情况) (4)应对健康问题的方式(如接受、回避、交换意见达成共识、角色转变与调整、收集资料、有效利用社会资源) (5)生活调整(如饮食、睡眠、作息时间) (6)对家庭成员健康状况的影响(如疲劳、失眠、精神压力性疾病) (7)经济影响

(二)家系图和家庭社会关系图

1. 家系图

家系图是以符号的形式对家庭结构、成员之间关系、患病历史的描述，是社区护士迅速掌握家庭成员健康状况和家庭生活周期等资料的最好工具，也是家庭健康档案的重要组成部分。

家系图(图 3-1)的绘制：一般包含三代人，长辈在上，晚辈在下；同辈中，长者在左，幼者在右；夫妻中，男在左，女在右。一般从家庭中首次就诊的患者这一代开始，向上、下延伸。在代表每个人的符号旁边，可再标上成员的出生年、月、日，以及重大生活事件发生的时间、遗传病、慢性病等。

2. 家庭社会关系图

家庭社会关系图反映的是患者主观上对家庭的看法以及家庭关系网络。这种主观看法一般只代表当前的认识，会随时间的发展而不断地发生变化，因而需要持续地进行修正(图 3-2)。

(三)家庭护理评估的方法

1. 家庭访视

家庭访视是获取家庭健康资料的主要方法。

2. 查阅社区有关文件

如果社区建立有家庭档案或家庭医疗护理文件，就可通过查阅以上文件获取家庭资料。

3. 访谈社区相关人员

住同一社区的人相互之间往往有一定的交往和了解，可通过访谈对目标家庭熟悉的社区人员，从侧面了解目标家庭的情况。

(四)家庭护理评估的注意事项

(1)有意识地从家庭成员中获得有价值的资料。

(2)正确地分析资料并做出判断，认识家庭的多样性，避免主观判断。

(3)应随时收集资料和修改计划。

(4)应充分利用其他医务工作者收集的资料。

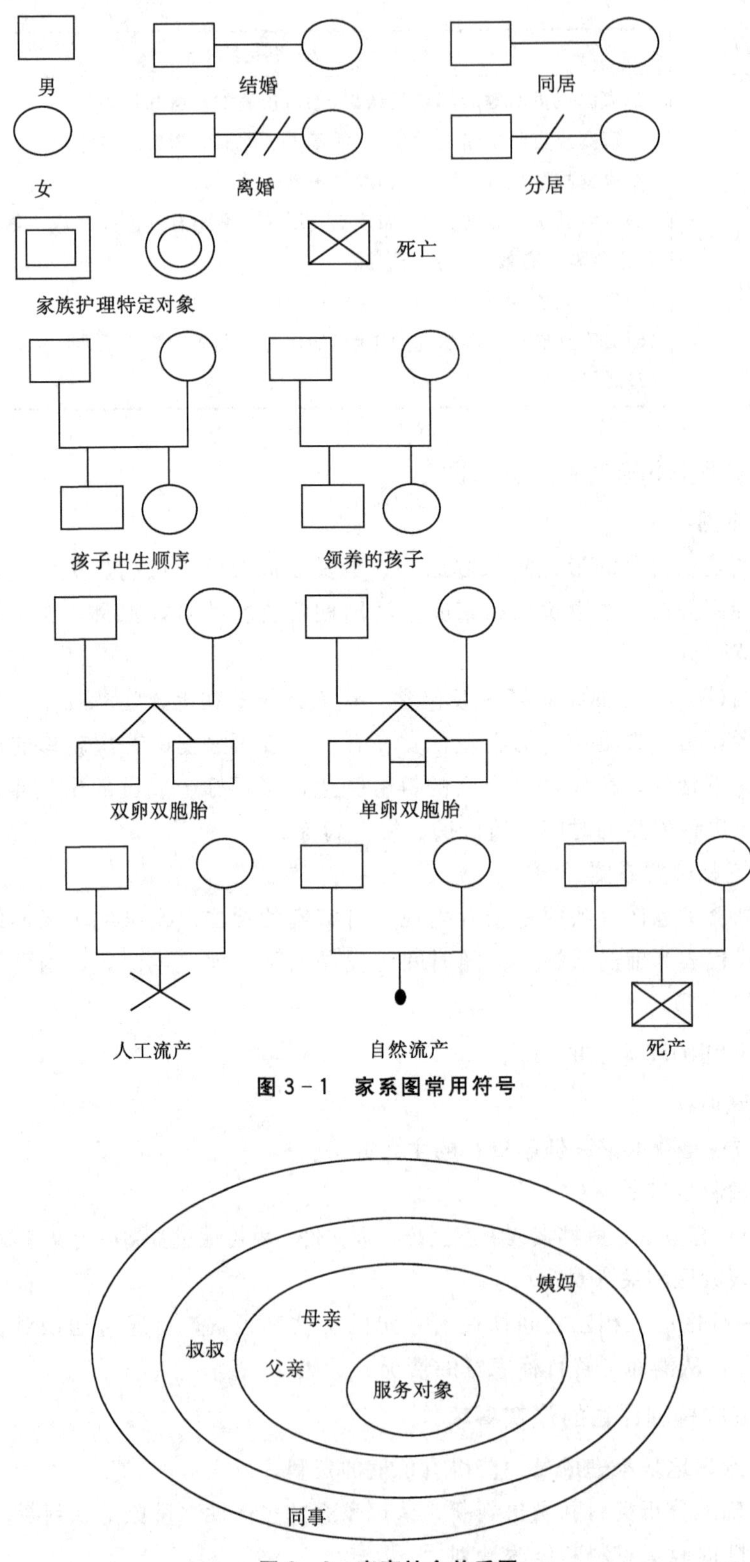

图 3-1　家系图常用符号

图 3-2　家庭社会关系图

二、家庭护理诊断

护理诊断是关于个人、家庭或社区对现存的或潜在的健康问题以及生命过程反应的一种临床判断。根据评估收集的资料，对家庭存在的健康问题进行判断，确定需要援助项目的过程，称为家庭健康护理诊断。家庭健康护理诊断的具体步骤如下。

1. 确定家庭健康问题

护士可从患病的家庭成员给家庭带来的变化或家庭在发展阶段未完成发展任务的情况来判断家庭存在的健康问题。

2. 判断需要护理及援助的项目

护士可从家庭应对和处理家庭健康问题的角度来判断所需提供援助的程度，以便确定是需要社区护士提供紧急援助，还是维持现状继续观察，待家庭自行解决。

3. 分析健康问题的关系

构建家庭整体护理援助，注意从整体上分析家庭各种健康问题之间存在的联系和影响，在此基础上，掌握家庭整体的护理需求，进行家庭整体护理援助。

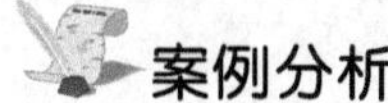
案例分析

张某，女，60岁，有高血压病史6年，一直服用硝苯地平(每次5mg，每日2次)控制血压。半月来，患者出现头痛、头晕、乏力、视物模糊，自行将硝苯地平次数增加为每日3次，仍不见好转，遂来社区卫生服务中心就诊。

相关检查结果：血压150/95mmHg(服药后)，检查眼底显示视网膜动脉变细，血脂略高，血糖正常。患者无高血压家族史，经主管医师诊断，患者目前血压控制效果不理想，控制血压失败的主要原因是降压方案不合理，应加用小剂量利尿剂，并配合非药物疗法进行综合治疗和护理，收入居家护理中心进行治疗。

患者现已退休在家，平日喜欢进食高盐、高脂饮食，近日睡眠不规律，烦躁易怒，不爱运动，无烟酒嗜好，日常生活能力正常，喜欢看电视、打麻将等，无宗教信仰。其老伴杨先生身体健康，他们住在一处普通居民小区，两居室，有单独的洗手间及浴室，小区环境好。两位老人都是初中文化程度，对高血压的认识不足，误以为可以自行调整服药量来控制血压。此次病情加重，使患者及其家属对居家护理的期望较高，希望能得到医务人员的帮助。他们有一个35岁的女儿，已结婚生子，独立居住，节假日回家看望老人，家庭关系融洽。家庭经济状况和家庭支持系统良好。

家庭护理诊断：

健康问题(P)：家庭处理治疗计划不当。

症状和体征(S)：患者对高血压的认识不足，自行将硝苯地平次数增加为每日3次，使病情加重；平日喜欢进食高盐、高脂饮食，近日睡眠不规律，烦躁易怒，不爱运动。

原因(E)：患者缺乏高血压家庭护理的相关知识。

分析：以上案例内容是社区护士利用观察和面谈方式收集的资料，分析资料得到以下健康问题：①患者及其家属缺乏高血压相关知识。②患者没有养成良好的饮食习惯，不符合高血压人群对饮食的要求。③患者睡眠不规律，不爱运动。

三、家庭护理计划与实施

家庭护理计划是以家庭护理诊断为依据，确定家庭护理目标和选择家庭护理措施的过程。

(一)制订家庭护理计划的原则

1. 互动性

每个家庭成员均有权对自己的健康做出决定，应保证家庭及家庭成员均参与家庭护理计划的制订。

2. 可行性

社区护士在协助制订家庭护理计划时，应充分考虑时间、家庭资源及家庭执行力等因素。

3. 合作性

社区护士应全方位地与医疗卫生服务机构和健康服务人员合作，以充分利用社会资源。

4. 差异性

由于家庭背景资料不同，护理目标与支持方法也不尽相同，因此家庭护理计划要与家庭背景资料相匹配。

5. 意愿性

社区护士协助制订家庭护理计划时，应充分考虑家庭成员的想法、家庭健康观念、价值观念以及各成员间的生活习惯。

(二)制订家庭护理计划的步骤

1. 确定家庭护理目标

护理目标有长、短之分。长期目标是社区护士和家庭希望达到的最终目标；短期目标是指为实现长期目标而需要在几天、几周或几个月内达到的诸多分目标。

2. 制订家庭护理计划

家庭护理计划包括护理实施计划和评价计划。护理实施计划包括具体护理措施和实施时间。社区护士在制订具体的护理措施时，应注明措施实施者及实施途径。评价计划包括评价的时间及评价标准等。

在上述案例中，通过护理诊断，可明确护理健康问题，为患者制订家庭健康护理计划可分为4个步骤。

(1)确立护理对象：案例中的护理对象为张某(高血压患者)。

(2)明确护理目标：案例的短期目标是张某遵循医嘱合理用药，以控制血压到正常值，从而减轻头痛、头晕、乏力等症状。

(3)选择护理干预措施：采用健康教育的方式，使患者及其家属了解高血压的相关知识，合理饮食，适量运动。

(4)制订护理计划：具体如下。

1)实施计划：①护士向患者张某及其家属宣讲高血压的防治、饮食要求及合理运动知识；时间安排为每周1～2次，每次15～20分钟。②护士与小区其他有高血压防治经验的邻居联系，促使患者张某与他们交流控制血压的经验；实施时间为邻居方便时，时间可自行控制。③护士与患者张某的女儿及女婿联系，取得他们的配合，让他们平时多关注患者的血压情况，并给予相关支持。

2)评价计划：①将患者张某的血压控制到正常范围。②使患者张某及其家属掌握高血压防治的相关知识，能做到合理饮食和规律锻炼。

3. 家庭护理实施

家庭护理实施是将家庭护理计划运用于实际的过程。家庭护理实施以家庭为主导，护士的作用是提供指导，必要时给予帮助。

家庭护理措施实施主要包括：①帮助家庭成员正确认识疾病，掌握疾病的基本知识。②通过健康教育，改变家庭成员对健康的认知，帮助家庭环境保持健康。③促进家庭有效利用资源，并在必要时给予相应资源支持。④针对护理对象的病情，提供相应的医疗和护理措施。

四、家庭健康护理评价

家庭健康护理评价是将实施护理计划后所得到的被护理者健康状况的信息与预定的护理目标逐一进行对照，按评价标准对护士执行护理程序的效果、质量做出评定的过程。家庭护理评价贯穿于整个家庭护理过程，可以根据过程评价结果修改或补充护理诊断及护理计划。

(一)评价的内容

1. 对家庭成员援助的评价

评价的内容包括患者及其家属日常生活质量提高的程度，对家庭健康问题的理解程度，自我保健的意识和情绪稳定程度。

2. 促进家庭成员相互作用方面的评价

评价的内容包括家庭成员相互理解，家庭成员间的交流，成员的亲密度和爱心，家庭成员判断和决策问题的能力，家庭角色的分工。

3. 促进家庭与社会关系的评价

评价的内容包括社会资源的有效利用程度和环境条件。

(二)评价的结果

评价有3个可能的结果：①问题得到解决，家庭的护理需求部分或全部得到满足，不再需要护理干预。②继续执行，如果通过评价发现所制订和实施的计划有效，则需要继续执行。③修改计划，为了使家庭护理计划真正符合家庭所需，应根据评价的结果对护理计划进行修改，直到问题最终得到解决。

第四节　家庭访视

家庭访视是社区护理的主要形式之一。社区护士通过家庭访视，可了解社区居民家庭现状及家庭成员健康状况，维护和促进家庭健康，为社区整体护理计划的制订提供依据。

一、家庭访视概述

1. 家庭访视的定义

家庭访视简称家访，是指为了促进和维护个人及家庭的健康，在服务对象家中进行的有目的的交往活动，是开展社区护理工作的重要工具。

2. 家庭访视的目的

通过家庭访视，社区护士可以了解居民健康状况，建立家庭健康档案，开展有针对性的家庭护理、健康教育及保健指导等服务。因此，家庭访视的主要目的是预防疾病、促进健康，具体表现在以下 5 个方面。①建立有效的支持系统，鼓励家庭充分利用各种健康资源。②为居家的病、伤、残者提供各种必要的保健和护理服务。③促进家庭成员的正常生长发育，并提供有关健康促进和疾病预防的健康知识。④充分发挥家庭功能，促进家庭成员之间的相互关心和理解。⑤消除家庭环境中的不安全因素及致病因素，确保家庭环境的健康。

3. 家庭访视的类型

家庭访视的类型包括预防性家访、评估性家访、连续照顾性家访、急诊性家访。

(1)预防性家访：主要用于妇幼保健性家访与儿童计划免疫，目的是预防保健和健康促进。

(2)评估性家访：常用于有家庭危机或心理问题的患者，以及年老、体弱者或残疾人的家庭环境考察，目的是对照顾对象的家庭进行评估。

(3)连续照顾性家访：主要适用于患有慢性病或需要康复护理的患者以及临终患者，目的是为患者提供连续性的照顾。

(4)急诊性家访：指针对患者出现的紧急情况或临时问题进行的家访。

4. 家庭访视的对象

家庭访视的对象包括：①有严重健康问题的家庭。②有心理社会问题的患者，必须对其家庭进行评估。③有慢性病患者的家庭。④有孕产妇的家庭。⑤有传染病患者的家庭。⑥患者行动不便或因其他因素无法就诊的家庭。⑦患有其他健康问题的家庭。

二、家庭访视的程序

家庭访视的程序一般分为访视前、访视和访视后 3 个阶段。

1. 访视前阶段

(1)确定家庭访视的对象、目的、时间和内容，制订具体可行的家庭访视计划：确定访视对象的优先次序，熟悉访视家庭及其家庭成员的健康相关信息。

(2)与被访视家庭取得联系：通过电话与被访视家庭取得联系，核实访视的方式、时间、具体地址及路径，并了解服务对象的态度。

(3)准备家庭访视的用品：根据访视的目的和内容准备随访物品，通常需携带一些固定的常用物品，如血压计、听诊器、体温计、手电筒、量尺、剪刀、止血钳、碘伏、棉球、棉签、纱布、消毒手套、pH 试纸、必要规格的注射器、针头、滴管、常用药物、塑料围裙、消毒洗手液、口罩、工作衣、地图、家庭护理手册等。除此之外，还必须根据每次家庭访视的任务准备其他必要的物品。

2. 访视阶段

(1)按计划实施家庭访视，访视中注意和服务对象建立良好、融洽的关系。

(2)向被访视家庭做自我介绍，解释访视的目的及所需时间。

(3)通过交谈、护理记录，评估服务对象的身心状况并发现问题。

(4)实施护理措施，如护理技术操作、健康教育、康复指导等。

(5)解答服务对象提出的问题。

(6)整理用物。

(7)必要时，可预约下次访视的日期和所需时间。

(8)对访视人员的要求：①穿着合适、得体，随身携带证件及零钱。②去偏僻之地或访视独居的异性家庭时，应要求有陪同人员同行。③提供访视护理时，如遇到被访视家庭中有情绪异常者或有不能控制的不安全因素，在提供急需的护理后，可立即离开现场。④护理箱应放在护士的视野内，以免他人随意触碰。⑤尽可能要求被护理对象的家属在场。

3. 访视后阶段

(1)消毒及物品的补充：访视回来后，访视人员应洗手、漱口，对所使用的物品进行消毒，并及时补充保健包内的物品。

(2)护理记录的书写：如被访视对象的问题在社区护士职权范围内而又不能得到及时解决时，社区护士应与其他服务机构、医生、设备供应商等联系，对被访视对象做出转诊或其他安排。

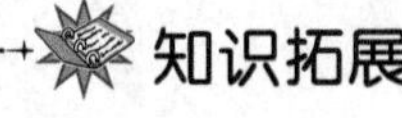

互联网居家护理新模式——“E 护通”

随着人口老龄化的日趋加速以及生活节奏的日渐加快，聘请“专业护理人员”逐渐作为一种补充式医疗护理服务模式进入了大众的视野。在移动互联网服务日益普及的今天，如“E 护通”等居家医护服务机构，可提供居家照护等相关护理服务(目前主要服务区域限于江苏、浙江、上海等省市)。患者住院期间，可通过“E 护通”下单，找到院内护理员进行住院照护，在家进行术后康复；也可使用“E 护通”下单，找到专业的护理人员上门或者居家照护，实现院内护理资源延伸、下沉到居家护理环节。

要点提示

以家庭为中心的护理是社区护理的一项重要内容，通过增强家庭的作用，提高家庭成员间的自我保健及自我护理能力，从而达到促进健康、恢复健康的目的。

家庭具有满足家庭成员个人需要和社会需要的最基本功能，主要包括抚养与赡养功能、经济功能、教育功能和感情交流功能。

家庭护理程序是运用家庭护理评估、家庭护理诊断、家庭护理计划、家庭护理实施、家庭护理效果评价对家庭成员进行的护理。

家庭护理的内容包括生活护理、休息与睡眠、饮食护理、心理护理。

思考题

(1)简述家庭对健康的影响。

(2)家庭护理的内容有哪些?

(3)家庭访视的目的是什么?

(刘旭莹)

第四章　社区儿童保健与护理

学习目标

（1）知识与技能：能正确说出社区儿童保健、学校健康教育等概念。

（2）过程与方法：能运用所学知识和技能对社区儿童及其家长进行健康教育。

（3）情感与态度：具有理解儿童的爱心与耐心、良好的沟通能力及预防儿童问题发生的敏锐观察力。

案例导入

社区护士小张正在产后7天的小王家做家庭访视。小王的几个同事带了一些儿童玩具、衣服及奶粉等礼物来看望她和小宝宝。请问：

（1）对新生儿家庭需访视几次？应分别在什么时候进行家庭访视？

（2）家庭访视时应对新生儿进行哪些检查？应对家长进行哪些方面的指导？

（3）什么样的玩具、衣服适合新生儿？对新生儿采用奶粉喂养是否是最佳选择？

社区儿童保健是指社区卫生服务工作者根据儿童不同时期的生长发育特点，以满足儿童的健康需求为目的，以解决社区内儿童的健康问题为核心，为儿童提供的系统化服务。目前，我国受社会人口、经济、文化、卫生服务能力等因素的影响，儿童保健工作仍然面临着诸多问题与挑战。2021年，国务院颁布的《中国儿童发展纲要（2021—2030年）》（以下简称《纲要》）从健康、安全、教育、福利、家庭、环境、法律保护7个领域提出了2021—2030年儿童保健的主要目标和策略措施。《纲要》的发布和实施，进一步促进了我国儿童的健康成长，也更加有利于社区儿童保健工作的开展。

第一节　儿童期保健与护理

儿童期是人一生中身心发展速度最快的时期，也是健康问题的多发时期。一般根据儿童身心成长的发育特点，可将儿童期划分为新生儿期、婴儿期、幼儿期、学龄前期和学龄期5个阶段。各期之间既有区别，又有联系，常不能截然分开。了解儿童各期的特点，有助于社区护士对各发展阶段的儿童进行健康管理。

一、儿童各期的特点

(一)新生儿期

1. 生理特点

新生儿期是指出生后脐带结扎至满 28 天之前的时期。此期的生理特点主要有：①调节功能和适应环境能力差，受外界环境温度影响容易出现体温波动。②呼吸系统发育尚不成熟，常表现为呼吸浅表、频率较快，心率亦较快。③消化系统发育尚不成熟，胃呈水平位、容量小，贲门括约肌松弛，幽门括约肌较发达，极易发生吐奶及溢奶。④免疫功能不完善，容易发生感染。出生后的 1 周内，新生儿一般会出现生理性体重下降、生理性凝血酶原过低症以及不同程度的生理性黄疸，一般 7～10 天可复原。

2. 行为特点

新生儿大脑发育较其他器官早，但功能却不够成熟，常表现为泛化的不随意运动，睡眠中常出现不自觉的手足运动、皱眉或微笑。新生儿具备了觅食、吸吮、吞咽、拥抱、握持、踏步等条件反射，皮肤触觉、温度觉及味觉很灵敏，口周、足底等部位触之即有反应，能分辨母体的气味，会以啼哭来表达不适或需要。

(二)婴儿期

1. 生理特点

婴儿期是指出生后到满 1 周岁之前的时期。此期的婴儿生长发育和新陈代谢旺盛，但消化吸收功能和免疫系统发育不完善，易发生消化系统疾病和传染病。此外，自主运动能力发育较快，但平衡能力较差，运动中容易出现意外。

2. 行为特点

婴儿的感知觉发育很快，逐渐具备学习的能力，是进行早期教育的适宜时机。婴儿的认知、情感和意志活动逐渐协调，对人、环境和事物的识别与定向能力逐渐加强，可有明确特征的喜、怒、哀、乐，用行为或简单语言表达其亲近或拒绝的态度，并逐渐建立对亲人的依赖和信任感；同时有一定的对本能需要的自控能力，可及时表达进食、排泄以及躯体不适等。但需注意的是，此期婴儿的注意力易发生转移。

(三)幼儿期

1. 生理特点

幼儿期是指 1 岁至未满 3 岁的时期。此期的儿童生长速度虽较婴儿期减慢，但机体各个系统功能进一步趋于完善。囟门在 1 岁至 1 岁半闭合，乳牙在 2 岁至 2 岁半出齐，神经系统发育也很迅速，语言和动作能力明显发展，能完成各种较精细的动作。此期由于幼儿消化吸收功能尚未发育完善，又面临辅食添加、饮食从乳汁转换为饭菜的情况，因此若喂养不当，很容易发生消化系统疾病和营养不良；同时因幼儿从母体获得的免疫力逐渐消失，而自身后天获得的免疫力还很弱，故容易患各种感染性疾病和传染病。

2. 行为特点

3 岁前的幼儿语言、行走能力逐渐增强，与外界接触机会增多，自主性和独立性不断发展，好奇心也很强，但平衡能力和识别危险的能力却很差，容易发生意外事故。同时，幼儿心理、思维能力发展迅速，对人、环境和事物的识别与定向能力逐渐加强，试图摆脱约束的行为倾向也逐步加强，家长如能正确引导和合理应对，可以使幼儿养成良好的生活和卫生习惯，培养坚强的性格和意志力。

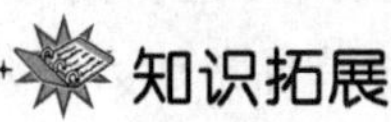

弗洛伊德的性心理发展理论

该理论认为，儿童从出生到成年会经历5个发展阶段。

(1)口唇期：从出生到1岁。婴儿以吸吮、轻咬和吞咽等口腔活动来获得快乐与安全感，这种口唇的满足有助于婴幼儿情绪及人格的正常发展。

(2)肛门期：1～3岁。此期儿童愉悦和性欲望的满足主要来自于肛门及自己对排泄的控制，排便环境对儿童个性的影响将产生深远的意义。

(3)性蕾期：3～6岁。此期儿童性生理的分化导致心理的分化，表现出对性器官的极大兴趣，可察知两性的区别并感到好奇。此期男孩易产生"恋母情结"，女孩则易产生"恋父情结"。

(4)潜伏期：6～12岁。该期儿童的愉悦和满足主要来自于对外界环境的体验。

(5)生殖期：12岁以后。该期儿童的性器官开始发育并成熟，有潜意识的性冲动，生殖器官成为其关注的中心和愉悦的源泉。

(四)学龄前期

1. 生理特点

学龄前期是指3岁至6～7岁的时期。学龄前的儿童身高、体重稳定增长，运动系统逐渐发育成熟，如3～4岁的儿童试图画画，5岁以后绘画能力增强，逐渐有整体概念，跑、跳、攀登等动作比较灵活；6岁儿童的肌肉逐渐发达，手眼协调，能熟练地用筷子吃饭，可按音乐节奏跳舞和进行简单乐器的演奏。

2. 行为特点

学龄前期儿童各种感觉功能都在迅速完善，语言和思维能力进一步发展，可学会讲故事、背诵儿歌、跳舞等；开始有初步的抽象思维，记忆力好，好发问，并初步形成参与社会实践活动的愿望和能力，具体表现为愿意帮父母干活、独立生活能力明显提高，具有对一些事物进行简单分析、综合与抽象概括的能力，对周围人和环境的反应能力更趋于完善，逐渐形成较为明显的个性倾向。

(五)学龄期

1. 生理特点

学龄期是指6～7岁至青春期来临前的时期。学龄期儿童体格仍稳步增长，除生殖系统外的其他器官发育已接近成人水平，脑的发育已基本和成人相同。

2. 行为特点

学龄期儿童思维特征是从以具体形象思维为主要形式过渡到以抽象逻辑思维为主要形式，并以具体直观的形式理解概念、事物，知觉的目的性和持续性也逐步加强。学龄期儿童个性特征越来越稳定，个性倾向也越发明显，是形成自信和自卑的关键时期。儿童通过学习、参加集体和社会活动，不断体验人与人以及人与集体间的关系，体验团结友爱、互帮互助的积极情感和友好氛围。但此期儿童如果自觉能力不足，甚至有挫折感，可能会出现妥协，无意与他人合作，甚至影响到成年后对工作的态度。

二、儿童健康检测

社区护士应对社区内所有新出生的儿童建档注册，根据儿童生长发育的规律，有计划、定期地检测儿童生长发育的情况及健康状况，如发现异常，应与家长共同分析原因，制订有针对性的措施，以促进和保护儿童的健康成长。

1. 定期进行体格检查

体格检查的项目主要有身高、体重、头围、胸围、坐高、上臂围、皮褶厚度、视力、听力及牙齿等，每次检查最好在固定时间，采用相同的测量工具和方法，同时评估儿童是否有夜惊、多汗、烦躁、枕秃等。

一般婴儿期在 3、6、9、12 月龄各检查 1 次，幼儿期每半年检查 1 次，3 岁以后每年检查 1 次(视力、听力及牙齿最好是坚持半年检查 1 次)。

2. 生长发育检测

生长发育检测的频率：出生后 1～6 个月的婴儿，每个月检测 1 次；7～12 个月的婴儿，每 2 个月检测 1 次；出生后第二年，检测 3 次，即出生后第 15、20、24 个月各检测 1 次；第三年，检测 2 次，即出生后第 30、36 个月各检测 1 次。主要测量的内容为体重，由家长或者社区护士来完成，测量后，把测量值标记在儿童生长发育检测图上，观察分析体重曲线在生长发育图中的走向。如体重曲线与图中标准曲线平行，说明体重增长正常；如曲线出现低平、下斜，说明体重未增长，甚至出现生长停滞。社区护士应结合曲线图，帮助家长分析原因，如存在喂养问题、疾病因素等，可给予家长针对性的指导，并采取相应的干预措施，以促进儿童的健康成长。

3. 一般情况及系统检查

社区护士应询问儿童的个人史和既往史，包括出生史、喂养史、疾病史、过敏史、预防接种史、生活习惯、家庭环境和教育等，并定期对儿童进行全身各系统检查，以便早期发现问题，及时处理。

4. 常见病的检查

儿童的常见病有缺铁性贫血、寄生虫病等，对临床可疑佝偻病、发育迟缓等疾病应做进一步检查。在家长知情同意的原则下，还应对新生儿做智力、听力、苯丙酮尿症和先天性甲状腺功能减低症等遗传代谢病的筛查，一旦确诊，应立即治疗，以避免或减轻脑损伤的发生。

三、儿童入学前的保健与护理

（一）新生儿期的保健与护理

新生儿出院回家后的24小时内（一般不超过72小时），社区护士应对其进行家庭访视。对于顺产的新生儿，家庭访视一般需4次，即第3、7、14、28天各1次。对于难产或剖宫产的新生儿，家庭访视一般需3次，即第7、14、28天各1次；如发现异常，可适当增加访视次数。访视的目的是定期对新生儿进行健康体检，早期发现问题并及时处理，督促、指导家长完成预防接种，对家长进行科学育儿的保健指导。

1. 衣着与保暖

新生儿居室应阳光充足，通风良好，温度最好保持在22～26℃，湿度保持在55%～65%。冬季如室温过低时，可指导家长正确使用取暖设备为新生儿进行保暖，以预防新生儿硬肿症的发生。夏季为防止新生儿发生脱水，应避免室温过高及新生儿衣着过厚。新生儿的尿布应选择柔软、吸水性好、浅色的纯棉布料。新生儿的衣服应样式简单、宽松而少接缝，避免摩擦皮肤，且要便于穿、脱。包裹新生儿时，不宜裹得太紧，更不宜用带子捆绑，以便其四肢能自由伸屈。存放新生儿衣物的衣柜内不宜放置樟脑丸，以免发生新生儿溶血。

2. 科学喂养

（1）母乳喂养：母乳是新生儿最理想的食品，及早进行母乳喂养有助于促进婴儿的生长发育和提高其抗病能力，促进母亲泌乳和产后形体恢复，还有助于建立良好的母子感情。

（2）人工喂养：指婴儿出生后不能喂养母乳而只能用其他代乳品进行喂养的方法。目前较好的代乳品为婴儿配方奶粉。使用配方奶粉时，奶粉的浓度应按照包装上的说明来进行调配。

（3）混合喂养：由于母亲乳汁分泌不足或其他原因，导致不能全部以母乳喂养而部分用牛乳、配方奶粉或其他代乳品补充者，称为混合喂养。一般对于因母乳量少而不能满足新生儿需求者，可仍按时母乳喂养，先将两侧乳房吸空，然后补充乳品或代乳品，以防止因吸吮刺激减少而导致母乳分泌的骤降。母亲因故临时不能给新生儿哺乳时，可用牛乳或代乳品代替一次至数次喂养新生儿，母亲仍应按时挤出或用吸乳器吸尽乳汁，全日喂哺母乳次数最好不少于3次，以防发生母乳分泌量减少。

3. 排便护理

新生儿每天会小便20次左右，如液体量摄入不足，则尿液可呈深红色，同时尿布上可能会有红色的尿酸沉淀。新生儿每天会大便3～5次，母乳喂养儿大便为黄色、粥样、微带酸味，牛奶喂养儿大便呈淡黄色，较干燥。当新生儿消化不良时，大便为黄色或绿色，粪水分开，如蛋花汤样；肠道感染时，大便次数增多、呈水样，带有黏液或脓性分泌物。新生儿每次大便后，应先用柔软的纸巾进行擦拭，然后用温水清洗其臀部，最后用纸巾擦拭并吸干。对于新生儿，还应为其勤换尿布，保持会阴部及臀部干燥，必要时可使用氧化锌或5%的鞣酸软膏涂抹局部，以预防尿布疹；告知其家长如发现异常，应及时咨询或就医。

4. 皮肤护理

新生儿皮肤娇嫩，并且排泄次数多，应每天为其沐浴，保持皮肤清洁、舒适，以促进皮肤排泄及血液循环，减少病菌的繁殖。为新生儿沐浴时，先用小毛巾为其擦洗眼、耳、鼻、脸，然后搓香皂或浴液，洗头颈、耳后，再将新生儿轻轻放入水中(注意脐带脱落前不得将新生儿整个浸入水中)清洗躯干及四肢。沐浴后，可为新生儿做抚触操，以达到促进新生儿生长发育的目的。

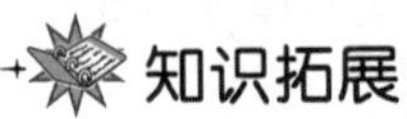

新生儿抚触

新生儿抚触是一种通过触摸新生儿的皮肤和机体促进新生儿身心健康发育的科学育婴方法。

抚触一般从新生儿头面部开始，操作者以两拇指指腹从新生儿眉间向两侧推，两手掌面从前额发际向上后方滑动，止于两耳后的乳突处；抚触胸部时，操作者以两手分别从新生儿胸部的外下方向对侧上方交叉推进，在胸部画一个大的交叉；抚触腹部时，操作者依次从新生儿的右下腹至上腹向左下腹移动，呈顺时针方向画半圆；抚触四肢时，操作者以两手交替抓住新生儿的一侧上肢，从上臂至手腕轻轻滑行，在滑行的过程中，从近端向远端分段轻轻挤捏；抚触背部时，以新生儿脊柱为中分线，操作者以双手分别平行放在新生儿脊柱两侧，向相反方向重复移动双手，从背部上端开始，逐步向下至臀部，再从臀部向上迂回，反复抚触4～6次。

5. 囟门检查

健康的新生儿囟门平坦，当咳嗽、用力排便、剧烈哭闹或呕吐时，会出现囟门生理性膨出。若新生儿患有某些疾病(如脑积水、脑膜炎或颅内出血)时，可导致囟门张力增加，使囟门开大、凸起；如果新生儿因严重缺钙而患佝偻病时，就会出现囟门迟闭现象；因呕吐、腹泻等造成新生儿脱水时，可使囟门凹陷。

6. 早期教育

早期教育有助于新生儿身体、情感、智力、人格、精神等多方面的协调发展与健康成长。新生儿的视、听、触觉已有初步发展，母亲可通过哺乳、拥抱、抚摸、多与新生儿说话，以及用色彩鲜艳、摇曳发声的玩具刺激其视、听、触觉等方式，促进新生儿神经、心理发育，增进母子间的情感交流，也可促进新生儿智力的发育。

7. 常见疾病的预防与护理

(1)脐部感染：新生儿脐部是病原微生物入侵的特殊门户，极易发生局部感染。正常情况下，脐带在婴儿出生后4～7天内自动脱落。脐带脱落前应注意以下几点：①保持脐部干燥，不要用脏手抚摸脐部。②尿布要勤换并消毒；如为新生儿更换纸尿裤时，应将纸尿裤包于新生儿脐部的下方，并注意将婴儿内衣置于纸尿裤的外面。③不要把爽身粉等异物撒在脐窝部，以防污染脐部。④每天用75%酒精棉球或棉签为新生儿消毒脐部1～3次，每次从脐根部自内向外螺旋形消毒3遍，再覆以消毒纱布固定好；告知家长若新生儿脐部出现潮湿及分泌物增多、脐周皮肤红肿或脐窝深处出现浅红色小圆点且触之易出血等情况时，应及时就诊。

(2)各系统感染：应重点预防呼吸道、皮肤和口腔感染。①尽量减少亲友探访，避免交叉感染。②护理新生儿前要洗手，尤其是哺乳前、换尿布后。③母亲感冒时，应戴口罩哺乳，如患传染病、重症心肾疾病等，均不宜给予母乳喂养。④新生儿居室应空气清新，用具要专用，食具每次用后要清洗并消毒。⑤及时接种卡介苗和乙肝疫苗，并在新生儿出生后1个月内督促其监护人到儿童居住地的接种单位为其办理预防接种证，建立预防接种卡，记录其接种疫苗的情况。

(二)婴儿期的保健与护理

1. 合理营养

(1)婴儿期膳食：以高能量、高蛋白的乳类为主。出生后1～3个月婴儿应注意维生素D的补充；4个月内的婴儿提倡纯母乳喂养(WHO建议纯母乳喂养至少坚持4～6个月)；4～6个月时以母乳为主，开始合理添加辅助食品，以适应其快速生长的需要，同时逐步减少哺乳的次数，使母婴在生理上、心理上都有一个适应过程，为断乳做准备；10～12个月时可逐步完全断乳，如遇夏季天气炎热或婴儿体弱多病而母亲体质好，泌乳量仍处于旺盛状态时，也可推迟断乳时间；母乳多时，可持续至1岁半或2周岁再完全断乳。断乳不可采用突然停止母乳或在乳头上涂抹苦辣品的方法，要逐渐过渡，使婴儿从生理上和心理上逐渐适应和接受食物的变化。

(2)断乳过渡期膳食：断乳过渡期是指在母乳喂养的基础上，逐步地、小心地为婴儿添加辅助食物，以满足其营养需要，并使婴儿逐步适应母乳以外的食物及食物性状，接受咀嚼和吞咽训练的一个较长过程。采用配方奶粉喂养和母乳喂养的婴儿，其断乳过渡期辅助食物的添加原则基本一致。食物添加的原则是由少到多，由稀到稠，由细到粗，由一种到多种，逐渐添加辅食，以补充营养，并为断乳做准备。此外，添加辅食应选择在婴儿健康、消化功能良好时进行。

2. 早期教育

(1)培养婴儿良好的排便习惯：早期教育从2～3个月开始，先减少婴儿夜间哺乳或喂养次数，以减少夜间的排尿次数；白天在其睡前、睡后或吃奶后让婴儿排尿，并采取一定的把尿姿势，发"嘘嘘"声，使时间、姿势和声音联系起来，形成排尿的条件反射；会坐后，开始训练婴儿坐盆大小便，每次3～5分钟；从6个月开始训练不戴尿布，先白天不戴，定时排尿，然后夜间按时将婴幼儿叫醒坐盆小便，逐步过渡到晚上也不戴尿布。

(2)训练视、听、语言能力：婴儿期是感知觉发展的快速期，也是语言形成的关键时期。对3个月内的婴儿，可在床上悬吊色彩鲜艳、能发声及转动的玩具，引逗其注意，经常面对婴儿说话、唱歌；对3～6个月的婴儿，则选择各种颜色、形状、发声的玩具，引逗其看、摸和听；再大一点的婴儿，可让其看、指、找，引导其观察周围事物，增强注意力，同时用柔和的声音表示赞许、鼓励，用严厉的声音表示禁止、批评，培养婴儿分辨声调和好坏的能力。

(3)训练动作及锻炼：指导家长按婴儿生长发育的特点，并结合实际情况适时地训练其动作。从添加辅助食物起，即开始训练婴儿用勺进食，7～8个月时学习用杯子喝水，9个月之后即可训练婴儿抓取食物的能力，促进其手、眼和吞咽协调动作的发展。社区护士应指导家长帮助婴儿做伸展、扩胸、屈腿、翻身等运动，也可做抚触操，让婴儿练习爬、坐、站、走路等动作。

3. 佝偻病和缺铁性贫血的预防

婴儿从出生后2周开始，每日应口服预防剂量的维生素D 400～800U，同时增加户外活动时间，接受日光照射，以促进钙的吸收；提倡母乳喂养，因母乳中的铁吸收率高；及时合理为婴儿添加辅助食物，尤其是含铁丰富的食物，如4个月后添加蛋黄，并于哺乳后加喂橘子汁或维生素C，每日50～100mg，7～8个月开始喂食肝泥、肉末等，以促进铁的吸收。

4. 窒息的预防与院前急救

意外窒息是3个月内婴儿最常见的意外伤害，母亲要注意哺乳姿势，避免乳房堵塞婴儿口、鼻；切忌边睡边哺乳；提倡母婴分睡，避免睡熟时母亲的肢体、被褥等压住婴儿口鼻而引起窒息；每次哺乳后，应将婴儿竖立抱起，将其头部靠在母亲的肩上，轻拍其后背，待胃内空气排出后，再使婴儿取右侧卧位，防止发生溢乳、呛咳而引起窒息；注意不要捏鼻喂药；冬季外出时，不要将婴儿包裹得太紧、太厚，尤其不能蒙头过严；让婴儿远离小动物，避免因小动物身体堵住婴儿口鼻而引起窒息。一旦发生意外窒息，应迅速去除引起窒息的因素，保持呼吸道通畅，如婴儿心跳、呼吸停止，应立即为其做心肺复苏，同时送往医院抢救。

(三)幼儿期的保健与护理

1. 合理营养

牛奶仍是幼儿期的主要食品，1～2岁时每日需要进食500mL，2～3岁时每日需要进食250mL左右；热能和各种营养素供给要充足，荤、素菜合理搭配，以满足幼儿生长发育和活动增多的需要，膳食安排以“三餐两点制”为宜。由于幼儿期生长发育较婴儿期减慢，营养需要量相对下降等，18个月左右的幼儿可出现生理性厌食，因此，为幼儿制作的食物要细软，并且经常变换口味；同时授予家长一些合理喂养幼儿的方法和技巧，安排幼儿规律进餐时间，鼓励幼儿自己进食，以促进其食欲。

2. 早期教育

早期教育以感知、语言、动作训练为主，同时注意幼儿动作的发展以及与周围人交往的培养。

(1)培养幼儿良好的卫生和生活习惯：各种习惯的培养要根据幼儿神经、精神发育的程度及具体情况进行，并适当提前。①教育幼儿要养成饭前便后洗手、进餐时细嚼慢咽、自己进食、不挑食、不偏食、不边吃边玩以及饭后漱口的良好习惯。②培养幼儿良好的睡眠习惯，如良好的睡姿、独立睡眠等，同时要为其创造安静怡人的睡眠环境，并保证其每天12～13小时的充足睡眠时间。采用的方法是幼儿易于接受的具体形象的方法，如讲故事、示范、提醒、监督等，重在耐心引导、不断强化，并逐步养成幼儿自觉行动的良好习惯。

(2)视、听、语言能力的训练：要给幼儿创造一个丰富多彩的视、听、语言能力训练的环境，每天定时播放柔和的音乐，让幼儿接触各种各样的实物，如玩具、图片等，并结合日常生活中接触的事物与其交谈，鼓励幼儿多说话，启发其用语言表达需要，丰富其语言表达能力，并及时纠正其错误发音，但切记不要过于频繁纠正，更不能讥笑，尽量让幼儿表现自己，避免其出现过度的情绪紧张。发现视力低下、听力异常等问题时，应督促家长及时带患儿进行诊断及矫治。

(3)及时训练动作：动作是心理的外部表现，动作的发展可促进儿童心理的发展。可通过捡拾豆子、画画等游戏活动，发展儿童的精细动作；通过学习自己洗手、穿脱衣服、收拾玩具等自理活动，促进幼儿独立性和智力的发展；对一些危险行为，应耐心为其讲解，并给予限制。

(4)人际交往的培养：在培养儿童与周围人交往时，成人首先应该做好人际关系的言行示范，如关心、爱护、安慰、劝导、礼貌待人等，成人一贯行为的反复出现，可以引起幼儿的自发模仿。在玩耍中，鼓励幼儿主动与其他孩子接触，并建立友好的情感，培养良好的情绪和行为；对不喜欢与人交往或不敢与人交往的幼儿，应有意识地带其参与群体活动，以提高其与人交往的技能和兴趣；在交往中，还应该注意培养幼儿的集体观念和道德观念，以提高其适应环境的能力；对有心理行为问题的幼儿，可通过专业人员进行矫治。

3. 体格锻炼

锻炼可以增强幼儿肌肉和骨骼的发育、加深呼吸、促进新陈代谢，还可增进食欲、预防疾病。体格锻炼要根据幼儿年龄的不同，对锻炼的内容、用具、环境设施等提出相应的安全及卫生要求，预防运动性创伤。一般幼儿应多做户外活动，进行空气、日光、水的“三浴”锻炼，以增强体质，提高对外界环境的适应能力、耐受能力以及抗病能力，但应注意避免阳光直射面部。

4. 意外事故的预防与急救

3岁前的幼儿活泼、好动，好奇心强，但自我保护意识较差，缺乏识别危险及自我防范的能力，父母或照顾者若一时疏忽，常可导致意外事故的发生。因此，做好家长安全防护教育是降低幼儿意外事故和死亡率的重要措施。

(1)意外事故的预防：凡幼儿活动的场所、周围环境，都应该设有安全设施，避免存放危险品。①防止受伤：睡床应设有护栏，自行车车轮应装有护板；玩具外形应光滑、无棱角、无毒且方便洗涤和消毒；避免突然提起儿童的手臂或用粗暴的动作给幼儿穿、脱衣服，让幼儿远离人多、放鞭炮等场所。②防止电击伤或烫伤：将插座尽量安装在幼儿手触及不到的地方，注意使用有盖的电源；应将热水瓶放置在幼儿碰不到的地方；给幼儿洗漱时，一定要先放冷水，后放热水；喂食幼儿的汤菜必须温度适宜。③防止误食、误吸：应将硬币、纽扣和气球等物品放在幼儿接触不到的地方，不宜给幼儿食用光滑、细小而质硬以及带核、刺、骨的食物，也不宜给其吃口香糖和果冻，更不要强迫喂药，吃东西时应嘱其细嚼慢咽、避免跑跳。此外，火柴、打火机、剪刀、农药及药物等都应该妥善保存，必要时上锁；房前屋后，凡有水缸、水井、粪坑等，均应该加盖，以防幼儿跌落其中。

(2)意外事故的急救：具体如下。

1)气管异物：较大的异物被吸入后，可因阻塞在声门或气管腔，使幼儿受到强烈刺激而发生气管痉挛或声门紧闭。幼儿可立即出现阵阵呛咳、青紫、呼吸困难，甚至窒息而死亡。较小的异物可逐步进入支气管或更深部位，常继发感染，使患儿出现发热、咳嗽等症状。一般幼儿气管异物自然咳出的机会仅有1%～4%，只有在医院手术室的条件下，用喉镜或气管镜才能取出异物。当发现气管异物时，应争分夺秒地送幼儿到医院治疗。在等待紧急救护或送往医院的同时，家长应保持镇静，鼓励幼儿用力咳嗽，以争取将异物咳出，也可将幼儿面朝下，横过自己的双膝间，用手掌根部在其两侧肩胛骨之间给予有力的冲击，如果异物去除后呼吸未恢复，应该立即进行口对口人工呼吸。除非看见异物，否则不要盲目用手指取异物。

2)烧烫伤：幼儿最常见的烧烫伤是热液烫伤及强酸或强碱灼伤。当热液烫伤发生时，应立即小心地脱去幼儿身上被热液浸湿的衣物。如果衣物与烫伤处粘在一起不易脱下，不要勉强，可先用剪刀剪开衣物，然后用流动的自来水轻轻冲洗；或将伤口浸泡在冷水里以冷却伤口，停止烫伤继续侵犯深层的皮肤，减轻伤口的疼痛，时间至少需要10分钟。伤口冷却后，在伤口处涂一些护肤液，避免伤口干裂，但注意不要涂黄油之类的油性物质，以免皮肤组织里的热量散发不出去，造成更大的损害。当发生强酸或强碱灼伤时，应先用干毛巾快速擦去强酸或强碱，尤其是浓硫酸等强腐蚀性的物质，然后迅速用流动的自来水或大量的冷水反复冲洗受伤部位，时间至少需要20分钟。如果是生石灰烧伤皮肤，应先用毛巾揩净皮肤上的生石灰颗粒，然后用大量清水冲洗，切忌先用水清洗(因为生石灰遇到水会发生化学反应，产生大量的热而灼伤皮肤)，最后用清洁纱布或清洁的布品轻轻覆盖并保护创面，急送医院救治。

(四)学龄前期的保健与护理

学龄前期儿童主要生活在家庭和幼儿园，除督促儿童参加幼儿园保健外，还应指导儿童注意营养，保护视力等。

1. 平衡膳食

此期儿童活动量大，应保证各种营养素的供给，尽量做到“三餐两点”，膳食力求多样化、粗细搭配、清淡少盐，每天饮奶，经常吃适量的鱼、禽、蛋、瘦肉，正确选择零食，少喝含糖高的饮料，培养其不挑食、不偏食的良好饮食习惯。因此期儿童食欲受活动和情绪影响较大，故应指导家长掌握促进儿童食欲的技巧，保证儿童体重的正常增长。

2. 保护视力与牙齿

指导儿童卫生用眼，如纠正其看书、写字的姿势，告知其不能躺在床上或在暗的光线下看书，避免长时间看电视或玩电子游戏；当发现儿童存在视力障碍时，应及时带其进行矫正；教会儿童正确的刷牙方法，养成每日早晚刷牙、饭后漱口的习惯，促进儿童保持口腔卫生，预防龋齿的发生。

3. 提高基本生活能力

家长要有意识地让儿童做一些力所能及的家务，如叠被子、摆筷子等；根据儿童的独立性，培养其动手操作能力，促进儿童细微动作的发展；也可有计划地安排一些游戏，让儿童在其中扮演一些角色，使其体验社会中的各种人际关系，培养儿童的感知、计划、综合判断能力和集体主义精神，促进儿童的思维发育。

4. 安全教育

此期儿童活泼好动，但又缺乏生活经验，容易发生意外事故，应结合日常生活对儿童进行安全及其防范措施的教育，如不在马路上打闹、不玩打火机和电器、不到河边嬉戏等，以避免意外事故的发生。

5. 培养健康心理和社会适应能力

为儿童创造良好的家庭环境，注重培养儿童乐观互助、有礼貌、爱生活、爱劳动、爱集体的优良品德，注意培养儿童的自信心、是非观等；尊重儿童的人格和自尊心，不当众斥责、挖苦，并关注儿童情绪和行为的变化，发现儿童存在心理问题和行为障碍时，应及时解决或寻求相关帮助。

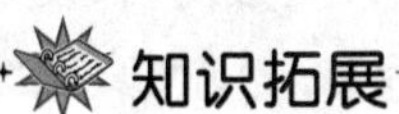

知识拓展

英国“儿童十大宣言”

(1)平安成长比成功更重要。

(2)背心和短裤覆盖的地方不许别人摸。

(3)生命第一，财产第二。

(4)小秘密要告诉妈妈。

(5)不喝陌生人的饮料，不吃陌生人的糖果。

(6)不与陌生人说话。

(7)遇到危险可以打破玻璃，破坏家具。

(8)遇到危险可以自己先跑。

(9)不保守坏人的秘密。

(10)坏人可以骗。

第二节　学校卫生保健

学校(小学与中学)是儿童和青少年接受德、智、体、美等各方面教育的主要场所，也是实施儿童和青少年保健工作的主体。学校健康生活是保证中小学学生健康成长的关键。协助学校做好卫生保健工作，并对学生及其家长进行保健指导，使学生在学校、家长及全社会的共同努力下健康成长，也是社区护理工作者的重要任务之一。

一、学校卫生保健的作用

1990 年 6 月 4 日，经国务院批准，国家教育委员会和卫生部联合发布施行的《学校卫生工作条例》(以下简称《条例》)明确规定了学校卫生保健工作的主要任务是监测学生健康状况。学校卫生保健的作用主要有以下 4 个方面。

1. 促进学校教育目标的实现

开展学校卫生保健，可以使学生和教职员工在最佳的健康状态下和最佳的环境中学习和工作，从而保证学习和工作的效率，促进学校顺利完成教学工作。

2. 培养学生良好的生活行为习惯

开展形式多样的学校卫生保健工作，能更好、更快地培养学生良好的生活行为习惯，为其一生的健康奠定坚实的基础。

3. 早期发现和处理健康问题

学校通过各种形式的卫生保健活动，可尽早发现学生和教职员工存在的和潜在的健康问题，如药物滥用、意外伤害、吸烟、肥胖、自杀等，并及时处理，以减轻各种有害因素对学校健康的危害，保持和促进学校健康。

4. 维护师生享受健康的权利

社区护士和学校保健人员应该督促和指导学校和社区严格执行《条例》，发现不利于学校群体健康或违反《条例》的行为，应向有关行政主管部门反映，以便真正维护学生和教职员工享受健康的权利。

二、学校卫生保健的工作内容

根据《条例》规定的学校卫生工作任务，学校卫生保健工作的内容主要包括健康教育、健康服务和健康环境的维护 3 个方面。

(一)健康教育

学校健康教育是依据一定的社会要求和社会条件，在学校里进行的有目的、有计划、有组织，以全面促进健康为核心内容的系统教育活动。《条例》规定："学校应当把健康教育纳入教学计划，普通中小学必须开设健康教育课，普通高等学校、中等专业学校、技工学校、农业中学、职业中学应当开设健康教育选修课或者讲座"。通过健康教育，儿童、青少年可学习到必要的健康知识和技能，形成正确的健康态度，自觉地采纳和保持有益于健康的行为和生活方式，并赋予他们做出有效健康策略的能力。

1. 直接教育

开设健康教育课程，每周安排一定的学时，系统地介绍儿童、青少年的生理、心理、饮食、情绪和社会健康等方面的知识。课程设计应激发学生的学习兴趣和潜能，使其正确认识健康与疾病的关系，建立健康的行为。例如，开设学龄期儿童的营养知识课程或讲座，保证儿童足够的热能和各种营养素的摄入，让学生养成三餐定时定量、吃好早餐、少吃快餐、不挑食、不偏食、不滥吃零食的良好饮食习惯，避免盲目节食、暴饮暴食等坏习惯。

2. 间接教育

在其他学科的教学中融入相关的健康知识。例如，在生物、体育、社会等课程的教学过程中，可渗入生物致病、运动与健康、社会因素对健康的影响等知识，帮助学生更深刻地理解各种与健康相关的现象，以便其融会贯通所学的各方面的健康知识。若学生在运动中发生意外，学校保健护士或社区护士可在处理紧急问题的同时，指导学生学习正确处理伤口和搬运伤者等初步现场急救知识，使学生遇到紧急情况时能自救和他救。学校也可结合"戒烟日""爱牙日""消防日"等开展一些相关的健康活动，如出板报、贴标语、举办知识竞赛、发放健康教育小册子等，让学生亲身参与，以增加学习的兴趣和提高学习的效率。

(二)健康服务

健康服务的目的是保护和促进学生及教职员工的健康，明确他们的健康问题和需要，帮助学生对自己的健康负责，确保他们处于最佳的健康状态。其内容主要包括健康检查、常见疾病与伤害的预防和处理、心理咨询与指导。

1. 健康检查

(1)目的：了解学生的生长发育和健康状况；早期发现疾病和身体缺陷，以便早期治疗；为学校制订健康政策和健康教育计划提供依据；促使家长、教师和社会认识到健康检查的重要性。

(2)检查时间与内容：中学生和小学生应每年做一次健康检查，常规的检查项目包括身高、体重、视力、听力、口腔、脊柱、胸廓、四肢、皮肤、心脏和呼吸系统、血红蛋白等。此外，在传染病流行期间、病愈返校或校内集体食物中毒时，应进行临时性的健康检查。社区护士应协助学校保健人员为每个学生都建立健康档案，详细记录每次检查结果，并进行分析，找出学生存在和潜在的健康问题。

2. 常见疾病与伤害的预防和处理

中学生和小学生常见的疾病主要有近视、弱视、沙眼、龋齿、贫血、寄生虫感染、意外受伤等，常见的传染病主要包括流行性感冒、细菌性痢疾、病毒性肝炎、流行性腮腺炎、肺结核病等。积极开展这些常见病及传染病的学校防治，有利于降低这些疾病在学生中的发生和流行，促进学生的生长发育以及身心健康。

3. 心理咨询与指导

中小学学习期间正是学生长身体、长知识及心理发育成熟的关键时期。该期学生可能会出现各种心理问题，导致生活和行为偏离正常，影响学习效果和生活质量。社区护士和学校保健人员应对学生开展心理辅导和咨询，有针对性地开展文化知识、性知识、伦理道德和法制教育，创造条件，让他们通过社会性学习，谋求与社会发展的同步和适应；同时，利用校内外广播、电视、报刊等媒介对他们进行心理健康宣教等；指导教师和家长正确对待性早熟(如女孩在 8 岁之前、男孩在 9 岁之前出现第二性征，或女孩在 10 岁以前出现月经)，避免使用简单、粗暴、命令及生硬的语言和态度对待儿童，避免对儿童产生不良的心理影响；引导学生正确面对和处理各种复杂的个人、家庭和社会问题，提高学生的心理承受能力，以及对家庭和社会的责任感，增强其抵御不良诱惑和社会适应的能力，形成健康的自我价值观，以维持和促进儿童的健康。

(三)健康环境的维护

学校环境对师生的工作和学习有直接的影响，包括学校的社会环境、事物环境、物质环境及社区关系环境等。

1. 社会环境

社会环境主要是指学校里师生之间及学生之间的相互关系。健康的学校社会环境使所有的师生都能感受到尊重，学生能充分发挥个人的优势，有特殊问题或特殊困难的学生都能得到适当的帮助和支持；各种人际关系融洽，人与人之间相互关心、信任，并形成良好的校风；学生及教师都能积极参与和维护该环境，以促进学生的身心健康。

2. 事物环境

事物环境是指学校内各种活动和措施以及学校师生的健康实际状况。健康的学校事物环境应保证师生劳逸结合、符合学生的生理和生活特点，主要包括合理的作息制度、合理的课程安排和科学的学习时间及作业。例如，对于学生每天的学习时间(包括自习)，小学、初中、高中分别不宜超过 6 小时、7 小时、8 小时，学校或者教师不得以任何理由和方式增加授课时间和作业量，加重学生的学习负担；保证小学生每天睡眠 10 小时，中学生每天睡眠 9 小时，并安排一定的课外与校外活动。

3. 物质环境

物质环境主要是指学校的基础环境和自然环境。健康的学校物质环境包括合理的学校建筑设计，合适的教室采光和照明，适宜的教室采暖温度与换气卫生，合适的电视教室座位布置和光照度，符合卫生、环保和安全要求的与学生身高配套的课桌椅，便于学生阅读的书籍与使用方便、保证质量的文具等。

4. 社区关系环境

社区关系环境是指学校与学生家长之间的联系，也指学校与学校所在社区各组织、地方团体之间的联系。学校应该鼓励家庭和社区支持和参与学校事务，积极与当地社区取得联系，让师生共同参与社区活动。学校最好向社区通报学校有关的健康计划，争取社区群众的合作及社会舆论的支持。此外，学校还应该注意维护校园周边的治安秩序，加强对校园周边商业网点和经营场所的监管，如校园周边 200m 以内应严禁设置网吧、游戏厅等娱乐场所，注意保护学生的安全，使学生免受毒害。

要点提示

儿童期是人一生中身心发展速度最快的时期，也是健康问题的多发时期。一般根据儿童身心成长的发育特点，可将儿童期划分为新生儿期、婴儿期、幼儿期、学龄前期和学龄期 5 个阶段。各期之间既有区别又有联系，不能截然分开。了解各期的特点有助于社区护士对各发展阶段的儿童进行健康管理。

学校(小学与中学)是儿童和青少年接受德、智、体、美等各方面教育的主要场所，也是实施儿童和青少年保健工作的主体。学校健康生活是保证中小学学生健康成长的关键。协助学校做好学校卫生保健工作，并对学生及其家长进行保健指导，使学生在学校、家长及全社会的共同努力下健康成长，也是社区护理工作者的重要任务之一。

思考题

社区护士小王正在李奶奶家进行家访，隔壁邻居家 3 岁的柯柯在院子里摔倒了，膝盖处擦破了皮。请问：

(1)社区护士小王可对柯柯进行哪些处理？

(2)为预防此类事件的发生，小王应该对其家长进行哪些指导？

（冯香艳）

第五章　社区妇女保健与护理

学习目标

（1）知识与技能：能正确简述妇女保健工作的含义、孕期健康管理、产后家庭访视及保健指导、围绝经期的健康教育等。

（2）过程与方法：学会孕期产前检查与保健指导技能、产褥期家庭访视及指导技能。

（3）情感与态度：具有爱心，以及细心、敏锐的观察能力和高度的职业责任感。

案例导入

某社区卫生服务中心正在开展“中年期妇女自我保健”知识讲座，护士在讲解中重点阐述中年期妇女常出现的症状表现及如何进行自我保健。请问：

(1)社区妇女保健的基本任务是什么？

(2)如何实施社区妇女保健工作？

妇女是家庭和社区的核心组成部分，肩负着建设国家和孕育后代的双重任务，其健康关系到一个国家和民族的发展与繁衍。随着健康观念和医学模式的转变，以及人们对健康需求的提高，发展妇幼保健事业已成为当今世界的潮流与趋势。加强社区妇女保健工作，能有效降低妇女的发病率、孕产妇和婴儿死亡率，提高人群的平均期望寿命。

第一节　社区妇女保健概述

妇女保健作为我国卫生保健事业的重要组成部分，已成为社区卫生服务的重要组成部分。社区护士应充分认识到社区妇女保健工作的重要性，针对女性生理、心理特点，以保健为重点，以群体为服务对象，针对妇女不同阶段的特点，运用学科的知识和技术，满足社区女性群体对健康保健的需求。

一、社区妇女保健及生殖健康概述

社区妇女保健是指以维护和促进妇女健康为目的，以预防为主，以保健为中心，以基层为重点，以社区妇女为对象，防治结合，开展以生殖健康为核心的保健工作。社区妇女保健工作针对妇女一生中不同时期的生理、心理特征，以护理程序为框架，以服务对象的需求为评价标准，强调妇女健康的社区参与和政府责任。

生殖健康作为人口、计划生育和公共卫生领域的一个新概念，已成为一个新兴的学术学科和国际社会优先关注的目标。生殖健康是指人类在生殖系统、生殖功能和生殖过程的各个方面处于健康和良好的状态。世界卫生组织(WHO)在1992年12月针对妇女保健提出了生殖健康的概念：生殖健康不仅是生殖过程中没有疾病和失调，而且是在生命所有阶段的生殖功能和生殖过程中的身体、心理和社会适应的完好状态，并在此状态下完成生殖过程。其内涵主要强调：妇女能够进行负责、满意和安全的性生活，而不担心传染疾病和意外妊娠；能够生育，并有权决定是否生育、何时生育和生育间隔；能够安全地通过妊娠和分娩，婴儿存活并健康成长；能够知情选择和获得安全、有效和可接受的节育方法。影响生殖健康的主要因素包括社会文化经济水平、妇女的地位与权利、环境因素、生殖道感染、性传播疾病等。

开展社区妇女生殖健康工作，仅靠宣传和动员妇女还远远不够。随着现代社会的发展、环境的改变以及女性在社会中的地位与角色的变化，女性生殖健康应得到全社会的重视。《中国妇女发展纲要(2021—2030年)》明确指出要建立完善妇女全生命周期健康管理模式；针对青春期、育龄期、孕产期、更年期和老年期妇女的健康需求，提供全方位健康管理服务；坚持保健与临床结合，预防为主、关口前移，发挥多学科协作优势，积极发挥中医药在妇幼保健和疾病防治中的作用；为妇女提供宣传教育、咨询指导、筛查评估、综合干预和应急救治等全方位卫生健康服务，提高妇女健康水平和人均健康预期寿命；加强监管，促进妇幼健康新业态规范发展。社区卫生机构应有组织地定期进行妇女常见病、多发病的普查，通过预防保健、监护和治疗等措施，开展以维护生殖健康为核心的各项保健工作，降低孕产妇死亡率和围生儿死亡率，减少患病率和伤残率，控制某些疾病的发生，预防性传播疾病的感染，从而提高妇女的健康水平。

二、社区妇女保健的基本任务

妇女保健工作以保健为中心，提高管理水平、工作质量和社会效益，以保障妇女的健康。现阶段，妇女保健工作的基本任务包括以下几个方面。

(1)调查研究妇女整个生命周期中各阶段的生殖生理变化规律、社会心理特点及保健要求。

(2)做好社区妇女经期、围婚期、孕期、产期、哺乳期、围绝经期等特殊时期的保健工作。

(3)定期进行妇女常见病、多发病的普查普治，制订预防保健措施，降低发病率，提高治愈率。

(4)实行并推广科学接生，提高产科工作质量，降低孕产妇和围生儿死亡率。

(5)做好妇女劳动保护，根据妇女生理特点，协助有关主管部门制定劳动保护条例及规定，采用法律手段，确保女职工在劳动工作中的安全与健康维护。

(6)做好计划生育指导工作。

(7)加强妇女保健的咨询和宣传教育工作。

(8)开展妇女心理保健工作。

第二节　社区妇女保健的工作内容

妇女在不同时期，其生理、心理特征存在较大差异。社区妇女保健工作在于通过妇女各期保健、计划生育技术指导、常见妇科疾病的普查普治、妇女劳动保护等措施，开展以维护生殖健康为核心的女性保健，以降低孕产妇及围生儿的死亡率，减少患病率和伤残率，控制某些疾病和性传播疾病的发生，从而促进妇女的身心健康。

一、婚前检查

围婚期保健是指为了保障婚配双方及其下一代健康所进行的保健服务。结婚前，男、女双方均应进行婚前检查。婚前检查是一项政策性、技术性很强的工作，其目的是及早发现双方的遗传性疾病、生殖器官疾病或缺陷，避免不适当的婚配，减少和避免婚后出现矛盾和家庭的不幸，防止遗传性疾病在后代延续，做到优生，提高民族素质。

(一)婚前检查的主要内容

1. 询问病史

了解男、女双方的患病史、近亲婚配史、女方月经史、男方遗精情况、双方家族史，重点询问与遗传有关的病史、生殖器官感染性疾病、精神疾病、智力发育情况等。

2. 体格检查

体格检查包括全身一般状态检查、第二性征及生殖器检查。

3. 实验室检查

除了血常规、尿常规、胸部透视、肝功能和血型外，女性需做阴道分泌物检查，检测滴虫、真菌，必要时做淋菌涂片检查；男性需做精液常规化验，也可做染色体等检查。

(二)婚前检查的注意事项

(1)未婚女性的检查需取得受检者同意，一般只做直肠腹部双合诊检查。

(2)对男、女双方有关性方面的问题应保密。

(3)对已怀孕者，应视被检查对象的年龄、健康状况等区别对待。

(4)发现有影响婚育的疾病时，应经过会诊或遗传咨询，根据具体情况进行指导。例如，发现近亲婚配者或严重智力低下者，应禁止结婚；患有严重的遗传性疾病者，可以结婚，但不宜生育。

(5)认真填写婚前检查记录，妥善保管，做好登记，定期分析。

二、孕期健康管理

孕期保健是社区妇女保健的一项重要工作内容。在妇女孕期，对孕妇和胎儿定期进行产前检查，早期检测出不正常或危险妊娠症状，对孕期妇女的生理心理变化、营养以及各阶段的常见健康问题进行指导、识别和有效处理，以保证对孕妇的系统管理，保障孕妇和胎儿的健康。

(一)孕妇保健手册(卡)的建立与管理

近年来，我国已普遍实行孕产期保健的三级管理，推广使用“孕产妇保健手册”。一般在孕 12 周前，由孕妇居住地的乡镇卫生院、社区卫生服务中心为其建立“孕产妇保健手册”，社区护士应做好孕妇登记，并进行早孕咨询检查和健康指导，对高危妊娠者进行筛查、监护和重点管理。建立保健手册的主要目的是加强对孕产妇的管理，提高孕产妇疾病的预防质量，降低孕产妇、胎儿和新生儿的发病率、死亡率以及病残儿的出生率。

(二)产前检查

产前检查是监护孕妇和胎儿健康的重要方式，应从确诊为怀孕开始。社区护士应协助并鼓励孕妇进行产前检查，并对孕妇的健康状况做出评估，以尽早发现和处理不正常或危险的妊娠。孕期应至少检查 5 次，一般初查时间在孕 12 周之前；未发现异常者，复查时间为孕 12 周后至孕 28 周每 4 周 1 次，孕 28 周后至孕 36 周每 2 周 1 次，孕 36 周后每周 1 次。

首次产前检查与复诊产前检查的主要内容有所不同。

1. 首次产前检查

首次产前检查一般是在社区或乡镇卫生院建立“孕产妇保健手册”时完成。其检查的内容包括：询问既往史、家族史、个人史等；观察孕妇的体态、精神等，并进行一般体检、妇科检查以及血常规、尿常规、血型、肝功能、肾功能、乙型肝炎检查，有条件的地区还可进行血糖、阴道分泌物、梅毒血清学试验、HIV 抗体检测等实验室检查。根据检查结果，填写第 1 次产前检查记录表，对高危妊娠或可能有妊娠禁忌证或严重并发症的孕妇，应及时将其转诊到上级医疗卫生机构，并在 2 周内随访转诊结果。

2. 复诊产前检查

根据复查时间安排随访，主要针对孕妇的健康状况和胎儿的生长发育情况进行评估和指导，通过询问、观察、一般体格检查、产科检查、实验室检查对孕妇健康和胎儿的生长发育状况进行评估，识别需要转诊的高危重点孕妇，并对其进行重点指导和管理。

(三)孕期健康教育

孕期健康教育是通过评估孕妇的生理、心理、社会状况，根据孕妇不同妊娠阶段的特点进行相关知识的指导。社区应设立孕妇培训课程，通过讲课、座谈、录像、幻灯片、图片及科普宣传等方式讲解有关妊娠、胎儿发育、分娩、产后保健的相关知识及注意事项；应给予孕妇孕期饮食与营养、休息与活动、良好的情绪和心理适应等方面的健康知识指导；向孕妇介绍各种检查、治疗、护理及用药的重要性和必要性，给予科学的保健指导，解除其紧张、恐惧等心理负担，使孕妇了解分娩是一个正常的生理现象。

社区护士所接触的对象一般都是健康孕妇，因此指导这些妇女做好孕期的自我照顾显得尤为重要。社区护士主要通过知识宣教，有针对性地将孕期的日常卫生保健相关事宜告知孕妇，促进孕妇和胎儿的健康。日常卫生保健相关事宜的主要内容包括以下几点。

1. 着装与清洁卫生

孕妇所穿的衣服宜宽大、柔软、方便、舒适，不穿紧的、合成纤维的袜子，不束胸或紧扎裤带，不穿高跟鞋；孕期由于汗腺和皮脂腺分泌增多，阴道分泌物增多，因此应注意勤洗澡、勤换衣服，避免发生上行感染；孕妇进行清洁时，以淋浴为宜，且水温不要高于 35℃，时间不要太长；孕妇所居住的卧室应保持空气流通。

2. 活动与休息

妊娠期妇女可适当安排自己的生活和工作，但应避免选择重体力劳动和有害工种。健康的孕妇可进行一般的日常工作、家务劳动、散步等，可起到增强体质、利于分娩的目的；不宜过度疲劳，保证充足睡眠，夜间睡眠时间不得少于 8 小时，午睡 1～2 小时；睡眠宜采取左侧卧位，可以减少增大的子宫对腹主动脉及下腔静脉的压迫，增加回心血量，减轻下肢水肿。

3. 饮食与营养

(1)妊娠早期：此期胎儿生长发育缓慢，受激素分泌变化的影响，孕妇常出现恶心、呕吐等妊娠反应。因此，此期孕妇饮食应少食多餐，以清淡、易消化食物为主，尽量避免食用油腻或刺激性食物，保证充足的营养物质供给。

(2)妊娠中、晚期：此期胎儿生长发育加速，孕妇应摄入高蛋白、高维生素食物，适当增加含铁、锌、钙等矿物质的食物，并保证蔬菜、水果的摄入量；注意少量多餐，少吃刺激性食物，同时应适量控制食盐的摄入量，以免造成体内水液的潴留。

4. 乳房护理

孕期应注意乳房的检查和保健，应嘱孕妇穿戴宽松舒适、棉质、尺码合适的胸罩，避免压迫乳房组织，保证乳房血液循环通畅，注意乳房的护理；指导孕妇淋浴时用清水擦洗，禁止使用肥皂等洗涤用品。大部分孕期妇女的乳头较坚挺，少数妇女的乳头可能扁平或凹陷，一般不需做特殊处理，可待分娩后吸吮时再纠正。

5. 性生活指导

孕期性生活并不绝对禁止，但要有所节制，特别是 12 周内及 32 周后应尽量避免。在妊娠早期，性生活的刺激可引起盆腔充血及子宫收缩而导致流产，而妊娠晚期的性生活可导致感染和早产。

6. 良好的心绪

孕妇的心理状态直接影响着胎儿的发育。孕妇在妊娠不同阶段有不同的心理感受和心理需求。社区护士及孕妇家属应正确识别并给予孕妇适当的心理支持和帮助。由于不良情绪可导致胎儿发育不良、流产、低体重儿或畸形儿等，因此孕妇应注意经常保持良好的心理状态、乐观的情绪，尽量减少不良情绪的身心刺激和压力。

7. 避免接触各种有害物质

烟、酒对胎儿来说是不利因素。因此，孕妇不能吸烟，同时要注意避免被动吸烟；孕妇应尽量少或不饮酒为好，孕期大量饮酒可使胎儿发生慢性中毒或其他意外。此外，在生活或工作中，孕妇应尽量避免接触如沥青、铅、汞剂等有毒物质以及放射线等有害物质，以避免胎儿畸形的发生。

8. 预防病毒感染

病毒感染会影响胎儿的发育，造成胎儿发育缺陷或各种畸形，如流行性感冒、病毒性肝炎、风疹等。预防病毒感染的方法是加强体育锻炼，提高机体的抗病能力。在传染病流行季节，应尽量避免到人多的公共场所，或根据情况及时接种疫苗，如孕期4个月内感染上述病毒性疾病，应及时就医，做产前检查，一旦发现胎儿畸形，应终止妊娠。

9. 孕妇用药指导

妊娠早期是胚胎器官发育形成阶段，多数药物能通过胎盘进入胎儿体内，一些药物对母体可能是治疗量，但对胎儿则是中毒量，往往会造成胎儿畸形或胚胎停止发育。因此，妊娠期妇女应遵医嘱用药，不可自行用药，以免造成流产或胎儿畸形等意外发生。社区护士应帮助孕妇纠正错误认识，正确对待治疗性用药，以免贻误治疗，给母婴带来不良后果。

(四)分娩准备指导

1. 确定分娩地点

合适的分娩地点可使孕妇获得良好的休养环境，因此及早确定分娩地点是非常重要的。社区护士应在产前根据孕妇的具体情况，指导并协助孕妇选择合适的分娩地点，及早了解其情况，并提前做好联系工作，一旦有分娩先兆，应立即做好待产准备。

2. 识别分娩先兆

社区护士应指导孕妇及其家属正确识别分娩先兆，以便及时做好就医待产工作。分娩先兆的表现包括以下几种。

(1)假临产：在分娩发动前，子宫会出现不规律收缩，孕妇自感下腹部有不规则疼痛，但宫缩强度不加强，常在夜间出现，白天消失。

(2)见红：指在分娩前24～48小时下腹部开始有阵痛，阴道有少量血性黏液样的分泌物流出，即见红。见红是分娩即将开始的比较可靠的征象，是由子宫不规则收缩，使宫颈内口附近的黏膜与此处的子宫壁分离、毛细血管破裂所致的。

(3)胎膜破裂或破水：正常情况下，胎膜破裂应在第一产程宫口开大3～4cm时才出现，若在阵痛之前出现，称为胎膜早破或破水。此时，产妇应保持外阴清洁、平卧，尽快就医。

3. 做好分娩准备

进入妊娠晚期，孕妇对即将来临的分娩常会感到恐惧不安，并伴有焦虑感。社区护士应指导孕妇从身体上和精神上做好生产准备，主动向孕妇提供与生产相关的知识和信息，减轻其心理压力；同时，由于分娩时体力消耗较大，应指导孕妇保证充足的睡眠，但也不必全天卧床休息，可指导其正确进行腹部放松训练、呼吸运动训练，以及使用分散和转移注意力的方法，减轻分娩中宫缩引起的疼痛感。另外，应指导孕妇准备好分娩时所需的物品，包括医疗证、医保卡、身份证、婴儿用品、产妇用品等，并将所有物品归纳在一起，放在孕妇家属知道的地方，为入院分娩做好充分准备。

三、产后访视及保健指导

产褥期是指产后 6 周内，是产妇身心恢复的一个关键期。产后检查和保健指导是指通过产后家庭访视、产褥期保健指导及产后健康检查等方法对产褥期妇女进行保健指导，并提供对新生儿的健康指导，以促进产后妇女的身心恢复和新生儿的健康。

(一)产后家庭访视

产后家庭访视是产褥期保健工作的重要措施之一。社区护士在家庭访视中可通过询问、观察、一般状态检查和妇科检查以及必要的辅助检查，对产妇恢复情况进行评估，加强对产妇及新生儿的保健指导，保证母婴健康顺利地度过产褥期。

1. 家庭访视的频率和时间

产褥期的家庭访视一般至少为 3 次，由社区护士分别在胎儿出生后 3 天、第 14 天、第 28 天入户完成。高危孕妇或发现异常情况者，应酌情增加访视次数。

2. 家庭访视前准备

社区护士在家庭访视前应做好准备工作，如与产妇取得联系，了解产妇确切的休养地点及路径，确定被访视对象及访视时间，并简要了解产妇的一般状况，按需准备访视用物。

3. 家庭访视的内容

(1)产妇：测量产妇生命体征的变化，了解产妇的精神、睡眠、心理社会状况、饮食及大小便等情况；检查产妇生殖器官恢复情况，如子宫收缩情况、恶露的性状、腹部或会阴部伤口的愈合情况、乳房有无肿胀及乳汁分泌情况，如发现异常，应及时处理。同时，应向产妇做好产后 42 天健康检查的宣传教育工作。

(2)新生儿：具体访视内容详见第四章。

4. 家庭访视的注意事项

(1)社区护士应统一着装，佩戴上岗证。

(2)社区护士应做好自我介绍及来访目的，与产妇及其家属沟通，取得信任。

(3)社区护士应严格遵守工作职责，有效实施访视计划。

(4)社区护士在进入产妇家接触母婴之前，应先清洁双手。

(5)社区护士应先查新生儿，后查产妇。

(6)每次访视后，社区护士应将访视内容结果及指导意见记录在“孕产妇保健手册”和“儿童保健手册”上，满月访视后需填写“小儿生长发育表”。

(二)产褥期保健指导

1. 日常保健指导

(1)休养环境：产妇居住的房间要安静、舒适、清洁、冷暖适宜，保持空气流通，使产妇勿直吹冷风。

(2)休息与运动：应嘱产妇保持充足的睡眠，避免从事任何重体力劳动，以免发生子宫脱垂；经常变换卧床姿势，不要长时间仰卧，以防子宫后倾。告知正常分娩的健康产妇在产后第二天即可下床活动，并可根据身体状况逐步增加活动范围和时间，同时开始做产后体操；行会阴侧切或剖宫产的产妇，可推迟到第三天再起床稍活动，待伤口愈合后再做产后健身操，促进盆底及腹肌张力的恢复，避免腹壁皮肤过度松弛。

(3)个人卫生：做好个人卫生是避免产褥期感染的重要措施，产后1周内皮肤排泄功能旺盛，排出大量汗液，嘱产妇可用热水擦身，勤换衣物及床单，保持个人卫生。

(4)饮食与营养：嘱产妇多进食富含营养、易消化及汤汁类食物，以便有助于乳汁分泌；少食多餐，同时应适当补充维生素和铁剂。

(5)乳房护理：告知产妇应保持乳房清洁、干燥。对有乳房肿块、肿胀或损伤等情况者，应进行指导并给予处理。

(6)会阴护理：嘱产妇每天应冲洗会阴2～3次，勤换会阴消毒垫，大便后用水冲洗，保持会阴清洁、干燥，预防感染；若有感染、肿胀、疼痛者，可用75%酒精纱布湿敷，或用1∶5000的高锰酸钾溶液坐浴。

2. 母乳喂养指导

世界卫生组织已将保护促进和支持母乳喂养作为卫生工作的重要环节。母乳既能为婴儿提供丰富的营养及大量的免疫物质，促进婴儿健康成长，同时可促进母体子宫收缩，减少产后出血，抑制排卵，延长哺乳期的闭经，还能促进母子间的感情。社区护士应开展有关母乳喂养的知识宣传工作，指导产妇在产后半小时内开始让新生儿吸吮乳头进行哺乳，做到早接触、早吸吮。

3. 家庭适应与协调

产褥期是充满压力的角色适应期。面对新成员的加入，家庭发展任务发生改变，产妇及其丈夫如果不能有效适应父母亲的角色，可能会影响产妇身心健康的恢复及新生儿的生长发育。社区护士应通过家庭访视，增强产妇照顾新生儿的信心，促进父母亲的角色尽快转变，指导他们与新生儿进行语言交流，促进亲子互动与家庭和谐发展。

(三)产后健康检查

社区护士应指导产妇带婴儿于产后42天到医院做产后健康检查，项目包括血压、血常规、尿常规等全身检查和相关的妇科检查，以了解产妇的全身恢复情况和盆腔内生殖器官的恢复情况，同时对新生儿进行健康检查，了解新生儿的生长发育情况，如发现异常，应及时处理。

(四)产后常见健康问题的护理

1. 乳腺炎

产妇产后身体抵抗力下降，若乳汁淤积，会促进细菌的生长繁殖，如乳头破损或皲裂，可使细菌侵入而造成感染。

(1)预防：①保持乳头和乳晕清洁。孕妇于妊娠7个月开始，每天可用温水软皂轻轻擦洗乳头1次，再用酒精涂擦，以增强皮肤耐受力，防止皮肤过嫩或哺乳时被婴儿吸吮破；哺乳时，产妇的乳头和双手必须用温水、肥皂洗净，并保持清洁。②哺乳期应保持乳汁通畅，一般应每3～4小时哺乳1次，每次哺乳15～20分钟，每次都应使乳汁排空；如乳汁过剩，婴儿不能吸尽时，应嘱咐产妇用手挤尽或用吸奶器吸出，防止因乳汁淤积而使细菌生长和繁殖。③保持婴儿口腔清洁，及时治疗婴儿口腔炎，不可使婴儿含乳头入睡，乳头有破裂或皲裂者，应及时治疗。④纠正乳头内陷。如果有乳头内陷，在每次清洗时，用手轻轻牵拉乳头数次，直至乳头达到正常程度，以方便婴儿吸吮。⑤告知产妇应忌食辛辣、刺激、油腻的食物，宜进食高热量、高蛋白、高维生素、低脂肪、易消化饮食，并注意水分的补充。

(2)护理措施：①炎症初期，可进行哺乳。哺乳前，应湿热敷乳房3～5分钟，并按摩乳房，先哺患侧乳房(婴儿饥饿时吸吮力强，有利于吸通乳腺管)，每次哺乳时都应注意吸净乳汁，在哺乳的同时按摩患侧乳房，避免乳汁淤积，并保证产妇充分的休息。②炎症期应停止哺乳，定时用吸乳器吸净或以手法按摩排空乳汁，用宽松的胸罩托起乳房，以减轻疼痛和肿胀感，或可给予局部热敷、药物外敷或理疗，以促进局部血液循环和炎症的消散，并根据医嘱早期使用抗菌药物。③脓肿形成期应行脓肿切开引流术，切口应符合美容要求，并防止损伤乳管；应注意保持引流通畅，定时更换敷料，保持切口清洁、干燥。

2. 产后抑郁

产后抑郁多在产后1周发病，症状与一般的抑郁症相同，初期可见一过性抑郁状态，以及头痛、健忘、情绪低落、饮食减少、失眠、注意力不集中等；严重者表现为反应迟钝，有自杀企图，对产妇的身心健康以及婴儿的发育、家庭、社会均会造成一定的危害。

(1)诱发因素：主要有分娩方式、内分泌因素、性格因素、遗传因素、家庭及社会因素等，其中最主要的仍是产妇的性格因素，一般性格内向、保守、固执的产妇容易发生产后抑郁。

(2)护理措施：具体如下。①加强孕期健康教育：由社区专业工作人员为孕妇讲解妊娠、分娩的相关知识、自我照顾的方法等，指导孕妇进行产前运动练习，与孕妇讨论心理因素对分娩的影响，指导孕妇的饮食和营养搭配，帮助孕妇了解分娩过程，舒缓其紧张、恐惧心理。②分娩中的鼓励与支持：分娩时的疼痛及体能消耗会使产妇处于疲乏劳累状态，生理上的不适也会导致产妇出现烦躁不安、焦虑、恐惧等情绪，护理人员应全程、持续给予产妇心理和情感上的支持，鼓励并帮助产妇进食、进水，保持其有足够的营养和体力。③产后指导与角色适应：做好产妇的心理疏导工作，为产妇创造良好的休养环境，保证产妇的休养；指导产妇正确认知母亲角色，促进和帮助产妇适应母亲的角色，指导产妇与婴儿进行交流和接触，鼓励母乳喂养，指导正确的母乳喂养方法，使其逐渐参与到护理孩子的活动中，逐步建立亲子依附关系；指导产妇产后早期锻炼，缓解精神紧张与疲劳，促进身心平静。④加强产后社区管理：充分发挥社会支持系统的作用，不仅应对产妇的生理、心理问题进行有效的指导和教育，还应协调家庭，指导产妇的家人积极参与照顾产妇、整理家务、照顾婴儿以及为产妇提供物质帮助和精神支持。同时，社区护士还应提供多方信息指导和帮助产妇，使产妇家庭能够正确认识和处理生活难题，树立信心，必要时需要请心理医师或精神科医师给予辅助治疗。

四、围绝经期妇女的健康教育

围绝经期是女性卵巢功能逐渐衰退，生殖器官开始萎缩并向衰退过渡的时期，一般发生在50～55岁，平均持续4～5年。约2/3的妇女会出现生理和心理上的不适，严重者甚至会影响日常工作和生活，称为女性更年期综合征。围绝经期的健康往往取决于妇女以前的健康状况、分娩方式、生活方式和环境因素。很多妇女在此期会出现自主神经功能紊乱症状，虽能自愈和不威胁生命，但仍然是不愉快的。另外，从有规律的月经周期过渡到闭经，妇女可能会产生焦虑，因此应对此期妇女给予特殊的保健与关心。

(一)围绝经期妇女的生理与心理特点

1. 生理特点

妇女在围绝经期，由于体内雌激素分泌减少，出现了一系列症状，主要的生理表现为月经经量减少、不规则，最后绝经，自主神经功能紊乱，生殖功能降低甚至丧失。

(1)月经紊乱：女性绝经过渡期的常见症状，表现为月经周期不规则、经期持续时间长及经血量增多或减少，与卵巢、下丘脑和垂体功能状态的波动有关，随着卵巢逐步停止排卵，激素的分泌也会相应减少。

(2)心血管系统：绝经后，妇女动脉硬化、冠心病较绝经前的发病明显增加，可能与雌激素水平低下和雄激素活性增强有关。

(3)泌尿生殖系统退行性改变：表现为泌尿生殖系统的萎缩症状，出现阴道干燥、性交困难和反复阴道感染，排尿困难，尿急、尿痛及反复发生的尿路感染等。

(4)其他：潮热、出汗是女性雌激素降低的典型表现。围绝经期妇女反复出现短暂的面颈部、胸部皮肤发红，伴有潮热，继之出汗，持续时间长短不一，严重者会出现心悸、眩晕、头痛、失眠、耳鸣等自主神经失调的表现。

2. 心理特点

由于围绝经期妇女内分泌环境改变、自主神经功能紊乱，加之家庭和社会环境的改变，其情绪、记忆及认知功能都会发生改变，常会出现紧张、焦虑、悲观、情绪低落、易激动、情感脆弱等，同时还时常伴有失眠、头痛、头晕、乏力等躯体不适症状。这些症状是多变的、没有特异性，但相对较轻。

(二)围绝经期妇女的健康教育

社区护士应正确评估围绝经期妇女的生理、心理和社会状况，大力开展健康教育，有针对性地给予保健指导。

1. 正确认知围绝经期

社区积极开展有关围绝经期的科学知识讲座，让妇女了解围绝经期的生理、心理特点，认识围绝经期是生命过程中的一个自然的生理过渡阶段，以消除围绝经期妇女的恐惧，保持良好的心态和乐观的精神，做好自我身心调节，适当参加体育锻炼和娱乐活动，定期进行健康检查，做好常见病的治疗与预防，注意控制情绪稳定，平稳度过此期。

2. 合理安排生活和加强营养

社区护士应指导围绝经期妇女培养兴趣爱好，合理安排生活，适当参加体育活动，保持良好的工作和生活环境；加强营养，多摄入富含维生素和钙质的食物，少吃甜食，适当控制食盐、脂肪和刺激性食物的摄入量。

3. 保持个人卫生和性生活指导

围绝经期妇女因生殖器萎缩、组织松弛、黏液分泌减少等，易使妇女发生阴道炎症、子宫脱垂和尿失禁，故必须做好外阴清洁工作，嘱其每天坚持用流动水冲洗外阴、更换内裤、保持外阴干燥及清洁。此期妇女虽然卵巢功能减退，但仍有排卵，还有可能受孕，在维持正常性生活的同时，应注意做好避孕工作。

4. 定期进行健康检查和疾病普查

围绝经期妇女因年龄的增大、生理功能的衰退和雌激素水平的降低，故容易发生一些疾病，正确认知并定期进行健康检查和疾病普查，对围绝经期妇女具有重要意义。社区护士应进行广泛的健康宣教，告知围绝经期妇女应每半年至一年进行一次健康检查和常见病的普查，以便早期预防、及早发现、及时治疗影响更年期妇女健康的常见病和多发病。

5. 用药指导

围绝经期妇女应在医师指导下合理、规律地使用对抗更年期症状和体征的药物，切忌滥用药物。例如，接受雌激素替代疗法的妇女必须先进行检查，排除禁忌证(如生殖器肿瘤等)，使用过程中每半年应进行一次有针对性的检查，以便及早发现可能出现的并发症。

五、疾病普查与保健指导

妇女病普查应贯彻预防为主的方针。定期开展妇女病普查，有利于妇女常见病的防治，防止性病传播和蔓延，还可以早期发现女性较多见的癌症和癌前病变，如宫颈癌、乳腺癌等，做到早诊断、早治疗，提高患者的治愈率和存活率，提高妇女的生活质量。

目前妇女病普查一般将已婚至老年期范围的妇女作为普查对象。根据疾病发病年龄不同，对不同年龄段妇女分别进行有针对性的疾病普查。例如，阴道炎、宫颈糜烂、附件炎多发生于24～45岁的已婚妇女；宫颈癌多发生于40～55岁的妇女；子宫肌瘤好发于35～55岁的妇女，尤其是45～55岁的妇女；乳房疾病(如乳腺小叶增生、乳腺纤维瘤)多发生于30～40岁的妇女，以后随着年龄的增长，发病率逐渐降低。

为提高妇女常见病的普查和保健指导工作质量，社区护士应做好以下几个方面的工作。

1. 加强全民卫生健康教育

在社区开展生殖健康知识讲座，纠正妇女对妇科病普查的认知误区，增强妇女保健意识，为妇女提供足够的信息咨询，有条件的社区还可建立健康网站或开通妇女健康热线电话等。同时，在社区中提供灵活方便、形式多样的健康咨询，帮助妇女掌握疾病的预防知识，真正做到有病早治、无病早防。

2. 加强妇科病的普查力度

妇科病的普查普治是一项长期性、连续性、不可间断的工作。宣传教育是保证妇科病普查工作顺利开展、提高普查率、促进妇女健康的关键。每年进行一次普查，普查前和普查时可联合区卫生健康主管等部门，也可通过媒体等途径广泛宣传妇科病普查的重要性和必要性，增强妇女自我保健意识，使更多妇女自觉参加妇科病的普查，以便有效地预防生殖系统疾病，或将生殖系统疾病控制在疾病初期。

3. 为具有高危因素的妇女建立健康档案

妇科病普查作为宫颈癌和乳腺癌的早期筛查，具有重要意义。社区护士应对普查中发现的疾病给予积极处理，同时为具有高危因素的妇女建立健康档案，定期复查、随访，进行重点干预。

4. 加强妇科病普查队伍自身素质建设，提高普查质量

社区医护人员需加强业务培训，提高诊疗水平。医护人员应具有较强的人际沟通能力和咨询指导能力等，注意将预防保健与医疗工作相结合，对普查出的患者应做到及时治疗、定期随访、有效指导，提高普治率，进而提高妇女的生活质量和健康水平。

六、妇女劳动保护

科技日益发展的今天，职业性有害因素日益困扰着人们的正常工作和生活，女性与男性一样，也容易患上职业病，或出现职业性多发病。据统计，目前我国的女职工已超过1亿人，农村还有2亿多妇女参加农副业生产劳动，女性参与社会生产劳动的人数正在逐渐增多，妇女的职业健康状况也日益受到社会的重视。

职业有害因素不仅危害女职工本身，也可能对其生殖功能产生不同程度的损害，并且可以通过妊娠、哺乳等影响胎儿及婴儿的健康，最终关系到整个国民健康素质水平。因此，根据妇女的生理特点，做好妇女劳动保护也是社区护理工作的重要内容。

1. 职业因素对妇女健康的影响

(1)重体力劳动对妇女一般健康状况的影响：重体力劳动可引起女性月经病(如痛经、月经过多或月经不规则等)、慢性肌肉关节退化(如慢性腱鞘炎、肩周炎、腰痛等)。长期从事重体力劳动的女性，由于腹压增高，盆腔内生殖器因受压而易发生移位，可导致子宫后倾、子宫下垂，严重者甚至可发生子宫脱垂等问题；未成年女性若长期参加重体力劳动或自幼参加运动员体能训练，可能会影响女性骨盆的正常发育，引起骨盆狭窄或扁平骨盆；而孕妇从事较重的体力劳动则容易导致流产、早产、胎儿发育迟缓、胎儿或新生儿死亡率增高等。

(2)职业性有害因素对女性生殖功能的影响：环境中的有害物质可能对女性生殖功能造成很大影响，目前已知90多种职业性有害因素(包括噪声、振动、重体力劳动，以及多种化学物质，如铅、汞、二硫化碳、苯系化合物、汽油等）可引起女性月经病，表现为痛经、月经量异常、月经不规则等。有害因素也可对女性生育功能造成影响，包括对性腺、胚胎、胎盘的影响，干扰受精、受精卵发育、胚胎发育等过程，进而对妊娠母体造成影响，促使妊娠及分娩并发症的发生，同时可对胎儿的生长发育、新生儿的残疾率及死亡率造成一定的影响。

2. 妇女劳动保护的主要措施

（1）贯彻执行妇女劳动保护法规：我国对妇女劳动保护非常重视，自1949年以来，先后颁布了一系列与女职工劳动保护有关的法规和条例，如《女职工劳动保护规定》《中华人民共和国妇女权益保障法》《中华人民共和国职业病防治法》《中华人民共和国母婴保健法》等，贯彻执行国家保护妇女的法律、法规是做好妇女劳动保护工作的重要保证。

（2）做好妇女特殊生理期劳动保护：应做好妇女在月经期、孕期、围生期、哺乳期和更年期的五期保护，其中前四期在我国的法规中已有明确规定，需要劳动保护和劳动卫生的专业人员、医务人员共同协作贯彻执行。

（3）改善生产环境的劳动条件：通过技术改革和管理，可从根本上消除职业危害、改善劳动条件，使妇女作业环境更安全。

（4）宣传和普及妇女劳动卫生知识：通过宣传教育，宣传普及有关女性接触职业有害因素的防护知识，重视妇女职业安全防护。

（5）女职工劳动保护工作应与妇幼保健工作密切结合。

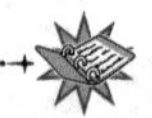

知识拓展

妇女与健康的发展目标

（1）妇女全生命周期享有良好的卫生健康服务，妇女人均预期寿命延长，人均健康预期寿命提高。

（2）孕产妇死亡率下降到12/10万以下，城乡、区域差距缩小。

（3）妇女的宫颈癌和乳腺癌防治意识明显提高。宫颈癌和乳腺癌综合防治能力不断增强。适龄妇女宫颈癌人群筛查率达到70%以上，乳腺癌人群筛查率逐步提高。

（4）生殖健康和优生优育知识全面普及，促进健康孕育，减少非意愿妊娠。

（5）减少艾滋病、梅毒和乙肝母婴传播，艾滋病母婴传播率下降到2%以下。

（6）妇女心理健康素养水平不断提升。妇女焦虑障碍、抑郁症患病率上升趋势减缓。

（7）普及健康知识，提高妇女健康素养水平。

（8）改善妇女营养状况，预防和减少孕产妇贫血。

（9）提高妇女经常参加体育锻炼的人数比例，提高妇女体质测定标准合格比例。

（10）健全妇幼健康服务体系，提升妇幼健康服务能力，妇女健康水平不断提高。

摘自《中国妇女发展纲要（2021—2030年）》

要点提示

社区妇女保健是指以维护和促进妇女健康为目的，以预防为主，以保健为中心，以基层为重点，以社区妇女为对象，防治结合，开展以生殖健康为核心的保健工作。社区妇女保健工作针对妇女一生中不同时期的生理、心理特征，以护理程序为框架，以服务对象的需求为评价标准，强调妇女健康的社区参与和政府责任。

妇女在不同时期，其生理、心理特征存在较大差异。社区妇女保健工作在于通过妇女各期保健、生育技术指导、常见妇科疾病的普查普治、妇女劳动保护等措施，开展以维护生殖健康为核心的女性保健，以降低孕产妇及围生儿的死亡率，减少女性患病率和伤残率，控制某些疾病和性传播疾病的发生，从而促进女性的身心健康。

思考题

(1)什么是社区妇女保健？社区妇女保健的基本任务是什么？

(2)产褥期常见的健康问题有哪些？如何做好其预防和护理工作？

（冯香艳）

第六章　社区老年人保健

学习目标

(1)知识与技能：能正确说出社区老年人的保健需求、社区老年人的保健原则、老年人健康管理机构中护士的角色以及常见社区临终关怀的护理。

(2)过程与方法：能运用所学知识和技能为社区老年人进行保健护理。

(3)情感与态度：具有对老年人的爱心、耐心，良好的沟通能力以及预防老年人突发问题的敏锐观察力。

案例导入

王某，男，70岁，本科文化程度，退休前为高级工程师，有慢性萎缩性胃炎病史多年，最近一段时间与老伴发生了一些矛盾，出现入睡困难、睡眠不佳，白天总觉得晚上没睡好，昏昏欲睡，需要补觉，很少外出活动，食欲下降，排便困难，遂前来社区卫生服务中心寻求解决方案。请问：

(1)王某出现了哪些健康问题？其原因可能是什么？

(2)社区护士应如何对王某进行健康指导？

随着社会经济和医疗保健事业的不断发展，我国已逐步进入老龄化社会。老年人的脏器和器官功能逐渐减退，功能障碍会影响他们的身心健康。由于老年人大多生活在社区，需要社区或养老机构中的护士进行护理、保健。研究社区老年人的健康问题，满足老年人的健康需求，提高老年人的生活质量是社区护理的重要内容。

第一节　社区老年人的保健需求

联合国提出的老年人的划分标准是：发达国家65岁及以上，发展中国家年满60岁，均称为老年人。WHO规定，一个国家或地区年满65岁的老年人口占总人口数的7%以上，或年满60岁的老年人口占总人口数的10%以上，称为老龄化社会。截至2020年10月底，据我国第七次人口普查结果显示，60岁及以上人口有2.64亿人，占总人口数的18.70%，老年人口规模巨大。

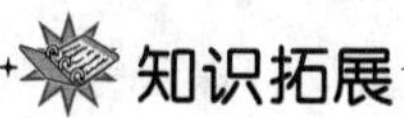

人类年龄划分的其他标准

(1)时序年龄：又称历法年龄，指人出生以后所经历的年限，通常人类个体生存的时期是以时序年龄来计算的。

(2)生理年龄：又称生物学年龄，指以个体的器官组织结构和生理功能的老化程度来衡量其生物学年龄，通常能如实地反映个体的实际衰老程度。

(3)心理年龄：一般有两个含义，一是用心理年龄反映心情状态；二是指根据标准化智力测验量表的"常模"来衡量人的智力水平，用它来表示人的心理发展的绝对水平。

(4)社会年龄：指根据一个人与他人交往的角色作用来确定的个体年龄。一个人的社会经验越丰富，思想越深刻，处事越老练，社会年龄就越成熟。

一、老年人的生理、心理及患病特点

1. 老年人的生理特点

进入老年期前后，机体的各器官与组织逐渐发生形态、功能、代谢等一系列退行性改变。老年人的形体变化表现为身高、体重下降，皮肤松弛、弹性减退、皱纹增多，须发变白脱落，牙龈萎缩、牙齿松动脱落；运动系统变化表现为骨质疏松，脆性增加，易发生骨折；感官系统功能渐渐减退，如出现眼睛老花、听力障碍、嗅觉和味觉以及皮肤感觉逐渐变得迟钝；血管壁弹性减弱，胶原纤维增多，钙盐及脂肪沉积使管腔变窄，易发生高血压、冠心病、心律失常等疾病；呼吸功能减退，气体交换能力下降，支气管分泌物增多，易引发肺部感染；消化液分泌减少且活性下降，消化能力明显减退，肝脏的解毒能力和合成蛋白的能力也明显下降；神经系统发生退行性改变，表现为记忆力下降、神经反射减弱；泌尿及生殖系统功能减退，常出现尿频、尿急、夜尿增多，老年女性因雌激素分泌不足而表现为乳腺、生殖器官萎缩，老年男性常有睾丸萎缩、前列腺增生，并可出现排尿困难、尿潴留等；免疫系统功能逐渐下降，易患各类感染性疾病。

2. 老年人的心理特点

随着年龄增长，老年人的心理过程也发生了明显变化。老年人普遍会出现记忆力减退，记忆的广度、机械记忆、再认和再现等功能减退，记忆速度明显减慢等，且随着年龄增长而越来越严重。老年人的思维普遍呈下降趋势，尤其在思维的敏捷性、灵活性、流畅性、创造性以及独特性等方面比年轻人差，有时还会出现注意力转移慢，想象力受经验的制约而难以活跃等；大脑功能减退，常表现为易兴奋、激惹、多变等，情绪不稳定，且容易受外界环境的影响。老年人较年轻人更容易产生消极情绪，如失落、疑虑、孤独、焦虑等。老年人的意志可因生活环境、文化素质及社会地位的不同而存在较大差异，部分老年人由于体力及精力的不足，又因为社会活动及人际关系发生改变，容易出现信心不足、意志消沉、自暴自弃等。老年人的人格一般较为稳定，人格改变主要表现为不同性质的行为障碍，如过于谨慎、固执、多疑、保守等。

3. 老年人的患病特点

老年人较年轻人患病率高，多患有各种慢性病，临床症状不典型，常常会有多种疾病并存，且不能全面正确提供病史。老年人常因身体衰老、器官功能衰退而使疾病不易被发现，故容易导致延迟治疗。老年人患病后身体恢复慢、预后差，容易发生意识障碍、精神症状，以及水、电解质紊乱，身心后遗症的发生率较高。

二、老年人的社区保健现状及存在的问题

1. 老年人的社区保健现状

目前我国老年人的保健工作主要在医院进行，老年护理院、敬老院、老年公寓及医养结合养老院等中间服务场所也有所涉及，但社区老年人的保健工作仍缺乏系统和专业化的管理。近年来，在国家一系列政策的支持和社会各方的热切关注下，老年人社区保健事业正在蓬勃发展，主要表现在以下 4 个方面。①医护人员走进社区：医护人员逐渐意识到社区护理的重要性，从医院走进社区，组织和开展有关老年常见健康问题及疾病的知识讲座及咨询工作。②开展家庭病床服务：各级医院为方便老年慢性病患者的诊治和护理，设立了家庭病床，由社区医务人员上门为老年人提供全面的延续护理及健康服务。③老年保健人才的培养：许多医学院校都开设了与老年医疗和护理相关的课程，如老年护理学、老年医学等；一些培训机构或学校还专门培训养老护理人员。④各种服务机构的完善：很多城市都创建了各种老年服务机构和服务项目，如老年介护中心、老年日间医院、老年公寓等。另外，我国已将老年保健纳入三级医疗预防保健网的工作任务之中。

2. 老年人社区保健存在的问题

尽管老年人社区保健工作有了一定的发展，但因大量人口和经济的限制，老年人社区保健工作还远远不能满足老年人的需求，还存在较多问题：①社区专业护理人员短缺，素质有待提高。②社区基础设施、设备及老年人运动器材缺乏。③国家社区保障政策需进一步完善。④缺乏健全的社区老年人服务系统。⑤社区转诊及互联网服务系统发展不成熟。

三、老年人的社区保健需求

1. 社会养老需求

由于过去收入低和子女多，大多数老年人很少有储蓄，参加商业养老保险的人也较少，加上现在的 2 个年轻人多数需要赡养 4 个甚至更多老年人，因此子女和老人的经济和心理压力都较大。目前，子女作为主要赡养人的作用正在发生改变，而社会保障制度又未充分建立，养老问题已成为老年人保健的关键问题。

2. 医疗护理需求

老年人因患病率高、患病种类多，需要治疗的时间长且收入率低，对健康和医护的需求十分迫切，而现在的社区医疗护理服务还不能完全满足他们的需求。

3. 生活护理需求

现代社会随着“4－2－1”家庭结构模式的日益增多，高龄老人及丧失生活能力老人数量的增多，由亲人照料老人生活起居的困难越来越大。因此，有计划地发展“家庭病床”“时间储蓄养老”和“特别护理老年人之家”等公益事业或可成为解决当前我国养老问题的一个发展方向。

4. 文化娱乐需求

很多退(离)休人员，由于不能适应突然退休，常一个人在家无所事事、胡思乱想，精神上得不到满足，长此以往，就可能会患上抑郁、焦虑等心理疾病，降低生活质量，加上目前社区供老年人休闲娱乐的场地、设施设备都不能很好地满足需求，因此可考虑在老年人运动设施设备方面加大投入。同时，年轻人也应树立敬老、爱老、养老的观念。

第二节　社区老年人保健指导

社区护士要帮助老年人恢复健康，消除各种障碍，同时开展老年人群健康教育，指导老年人进行自我保健，减缓老年人机体运动功能的衰退，减少意外伤害的发生，保持身心健康，恢复基本的生活功能，提高老年人的生活质量。

一、老年人的保健原则

1. 独立性原则

老年人虽然年龄在增长，生理、心理结构方面有所衰弱，但仍应有自我决定的权利，应得到家庭和社会的认可。

2. 参与性原则

据调查显示，社会参与度高的老年人身心健康状况较好，因此老年人应积极主动地参与社区或社会组织的公益活动或义工服务等。社区、社会应为老年人提供展示自己的平台，发挥余热，积极养老。

3. 鼓励性原则

针对老年人的生理、心理特征，有针对性地对老年人进行健康指导，帮助其树立健康人格，保持良好的精神状态，鼓励老年人在体力、精神、健康许可的条件下，尽可能多地参加社会活动，使生活充实而有意义。

4. 说服性原则

许多老年人在长期生活经历中形成了一些有损健康的不良行为和生活方式，如吸烟、酗酒、不洁饮食等，并且常固执己见、固守旧习，难以改变，因此需坚持说服教育的原则，让老年人明白相关的医学及科学知识，帮助其树立健康观念，改变不良行为，提高生活质量。

5. 可操作性原则

根据老年人的经济、文化及生活方式状况，可对其进行通俗易懂(禁忌使用医学专业名词)、易记、易学的健康指导，突出健康、可操作性，如进行特殊疾病的饮食指导、日常活动指导等。

二、老年人的保健指导

1. 娱乐与运动

根据老年人的生理特点及身体状况，适合其运动的项目以低、中等强度的有氧运动为宜，如散步、唱歌、跳舞、慢跑、游泳、打太极拳等。社区护士应告知老年人在活动时的动作应柔和、不宜过猛，卧床的老年人可在床上做肢体屈伸、翻身、梳头、洗脸等活动，争取坐起、下床、辅助行走；掌握适宜的运动强度和时间，运动量应循序渐进，持之以恒，一般可用运动后的心率来监测运动量是否适当，常以170减去实际年龄的差值作为运动后最适心率(次/分)，且在3～5分钟内可恢复到运动前水平，作为单次运动量适当以及达到运动效果的标准；每天可运动1～2次，每次30分钟左右，以每天运动总时间不超过2小时为宜。

2. 营养与饮食

老年人随着年龄的不断增长，体力活动减少，机体代谢过程减慢，能量消耗降低，因此在饮食上应当限制热量的摄入，保证足够的优质蛋白，提倡进食高维生素、低脂肪、低糖、低盐以及适量的含钙、铁食物；强调饮食应定时定量、少量多餐、不宜过饱，并且饮食要有规律、有节制、细嚼慢咽，不宜食用过热和辛辣刺激的食物，有适宜的进食环境；食物烹调可采用炖、煮、炒的方法，尽量少用油煎、油炸、烟熏及火烤等加工方法。

3. 休息与睡眠

老年人需要较多休息，合理的休息应贯穿全天的活动中。休息并不意味着不活动，变换活动方式也是休息，同时要注意休息的质量。老年人要保证充足的睡眠，并保证睡眠质量，提倡养成早睡早起和午休的习惯，不熬夜、不贪睡，应限制白天的睡眠时间在1小时左右，以保证夜间的睡眠质量；睡前可用温水泡脚，饮热牛奶，晚餐避免吃得过饱，睡前避免大量饮水，也不宜饮用咖啡、浓茶、酒等，以免影响睡眠。另外，合理安排老年人的日常生活，劳逸结合，以提高其睡眠质量。

4. 心理平衡

教会老年人自我心理调节的方法，尽快适应角色转变；告知老年人应保持乐观情绪，培养健康的心理理念，拓展丰富多彩的生活空间，稳定情绪，充实生活，重视人际交流和心理交流，使自己心情舒畅，生活愉快。

5. 安全与防护

老年人由于各系统组织器官功能退化、平衡失调、感觉减退或其他方面的问题，因此常常会发生一些意外事故，如跌倒、坠床、呛噎等。社区护士应注意采取必要措施，保证老年人的安全，如进行家庭居住环境评估及合理的居室环境布置。此外，社区护士应告知老年人要衣着合体、尽量不要穿拖鞋、外出避开上下班高峰等，以预防跌倒；睡觉前在床旁加护栏，必要时请专人陪护，预防坠床；进食时应采用合适体位，集中注意力，进食干食时要备水或汤；对于进稀食易呛者，可将食物加工成糊状，以预防呛噎。

6. 用药指导与防止交叉感染

社区护士应帮助老年人正确合理用药，如告知其遵医嘱用药，不随意更改用药剂量与时间，用药品种要少；药品标识要明显，如药名、用法、注意事项等，以防服药过量、误服等意外的发生，并注意观察药物的不良反应。由于老年人免疫力低下，对疾病的抵抗力较弱，因此社区护士应告知其尽量避免患者之间的相互走访，特别是呼吸道感染或发热的老年患者，尽量不去人多及空气流通不畅的公共场合。

7. 定期体检

定期体检可以使新患疾病得以早期发现，及时治疗，避免引起严重后果。

第三节　社区临终关怀

人生都要经历从生到死的过程，临终是人生必然要经历的发展阶段。在人生的最后旅途中，最需要的是关爱和帮助。护理人员在临终关怀中发挥着重要的作用，应掌握相关的理论知识和技能，帮助临终患者减轻痛苦，以提高其生存质量。

现代的临终关怀创始于20世纪60年代，其创始人为英国的桑德斯。桑德斯于1967年创办了著名的临终关怀机构“圣克里斯多弗临终关怀院”，此后，世界上许多国家和地区也开展了临终关怀服务实践和理论研究。20世纪80年代后期，临终关怀被引入我国。美籍华人黄天中博士与天津医学院合作，成立了我国第一个临终关怀研究机构“天津医学院临终关怀研究中心”。经过30多年的发展，我国临终关怀事业已进入了全面发展时期。

一、临终关怀的相关概念

1. 临终

临终指个体身体状况日趋恶化，尤其是体力、食欲和知觉出现恶化，临近死亡的阶段。我国学者将预期生存期不超过2～3个月的患者界定为临终患者，而国外多将预期生存期不超过6个月界定为临终患者。

2. 临终关怀

临终关怀是一种特殊的卫生保健服务，指由多学科、多方面的专业人员组成的临终关怀团队，为临终患者及其家属提供包括生理、心理、社会、精神等全方位的身心舒缓照护。其目的是提高临终患者最后的生命质量，使他们能够最大限度地减轻痛苦、有尊严并且舒适地走完人生旅程。临终关怀是一种护理理念，也是一种护理方法。

二、临终关怀的意义

随着人口老龄化的不断加剧和人口预期寿命的延长，死亡人口中老年人的比例不断提高，而传统的家庭临终照护资源也因家庭结构小型化和空巢化变得日益匮乏。目前，社会对临终关怀服务的需求越来越强烈，对优化临终末端生命质量的呼声也愈发高涨。因此，发展社区老年人临终关怀事业，对老年人、家庭及社会具有重要意义。

1. 提高临终患者生存质量，维护其尊严

目前，较多临终老年人并不是在舒适、安宁中度过，而是处于现代医疗技术、麻醉及药物的控制下，全身插有各种管道，不仅有损尊严，而且严重影响其生存质量。因此，临终关怀可以为临终老年人及其家属提供心理上的关怀和安慰，维护其尊严，提高其生存质量，使逝者安静、祥和地结束其人生旅程。

2. 社会化临终照料，减轻负担

随着现代家庭结构的变化，对于一些小型化家庭和低收入家庭来说，照料临终老人无疑加重了他们的生活和心理负担。因此，临终关怀是将家庭成员的工作转移到社会，进行社会化的老年人照顾，不仅解决了老年人的自身需要，也减轻了临终家属及其子女的负担。

3. 优化医疗配置，节约费用

临终关怀不是对疾病本身的治疗，而是缓解和控制疾病所带来的症状，即“治标不治本”。这样可以减少大量的医疗费用，如果把这些高额的费用转移到其他有希望救助的患者身上，便可以发挥更大的价值。同时，建立附设的临终机构，既可以解决目前大多数医院利用不足、资源闲置的问题，还可以优化、综合利用医院现有的人员和仪器设备。

三、临终关怀的目标和原则

1. 临终关怀的目标

临终关怀的目标是缓解临终患者的疼痛及其他痛苦症状，提供生理、心理、社会的全面照顾，支持患者积极、安详、有尊严地度过生命的最后时刻，帮助临终患者的家属度过悲伤期。

2. 临终关怀的原则

(1)适度治疗原则：宗旨是对临终患者采取姑息性治疗措施，即对症治疗。解除患者痛苦，生理上舒适是开展临终护理其他工作的基础；保存患者生命，提高临终患者的生命质量，但并不是无原则地延长临终患者的生命，使其遭受更大的痛苦。

(2)整体护理原则：①为患者提供全天基础护理服务。②尽可能地满足临终患者生理、心理和社会的需求。③患者家属也是临终关怀的对象，应连续评估患者家属的需求，并为其提供帮助，包括居丧期护理。

(3)生命伦理原则：尊重临终患者生命，尊重临终患者及其家属的权利，应坚持知情同意原则，对临终患者的各种治疗护理决定，均需有临终患者及其家属的参与。当临终患者与其家属对治疗和护理方案的意见不一致时，坚持患者第一的原则。护士应给予患者更充分的爱心、关心、同情、理解和尊重，尤其应尊重临终患者选择死亡的权利(并非安乐死)和维护其死亡的尊严。

四、临终关怀的常见模式

1. 居家照顾模式

临终患者住在家里，由家属提供基本的生活照顾，由医疗机构定期巡诊提供帮助。居家照顾模式满足了一部分患者希望最后的时候能与家人在一起的愿望，且费用较低，又能缓解医院病床紧张的状况，但照顾者的负担较重，缺乏对疾病相关知识的认识，需要更多专业的帮助与指导。

2. 家庭照顾与社区临终关怀结合模式

目前比较公认的模式有李义庭的“PDS模式”和施榕的“施氏模式”。这两者模式均以家庭临终照护与社区临终关怀相结合为主要形式。PDS模式涉及面极广，是趋于理想化的模式，但在具体实施过程中，由于参与机构和人员的有限，使之未能广泛普及。同时，由于人们工作环境、思想观念、价值观的改变，加上计划生育政策的实施，使空巢家庭数量有所增加，施氏模式的家庭临终照顾也面临着严峻的考验。

3. 住院机构模式

住院机构模式涉及的机构有临终关怀医院、临终关怀病区、护理之家等。此种模式的临终患者通常由医院的专科医师、护士及咨询师等其他多学科工作人员提供照顾。住院机构模式具有症状控制更有效、可减少不必要的检查和治疗、节约医疗费用等优势。此外，多学科合作能兼顾对患者及其家属的全面照顾与支持。

五、临终关怀的服务内容

临终关怀旨在提高临终患者的生命质量，使其坦然面对死亡，有尊严地离世。临终关怀的主要服务内容包括以下几个方面。

1. 生理护理

对临终患者的生理护理主要包括疼痛控制和其他躯体症状的护理。疼痛是临终患者的主要症状之一，不仅可影响临终患者的睡眠、饮食、活动和情绪，还可导致患者及其家属产生悲观失望的情绪。对临终患者进行疼痛控制，可以有效地缓解临终患者及其家属的紧张、悲观情绪，使患者及其家属配合医护人员的治疗工作。同时，对临终患者其他临床症状的控制可以增加患者的舒适程度。

2. 心理、社会护理

临终患者对死亡会表现出不同的心态，其行为反应也是复杂多样的。社区护士要根据不同患者不同的心理状态进行准确的评估，制订心理护理方案，对患者实施心理关怀。通过死亡教育，帮助临终患者及其家属消除对死亡的恐惧，正确对待和认识死亡。强调全社会对临终患者的关怀，让患者感知来自社会的关爱。

3. 居丧期护理

居丧期护理是在临终患者去世前后向临终患者家属提供的一种社会支持。其目的是做好家属的居丧辅导工作及家庭的重组工作。居丧期护理的主要内容包括帮助家属宣泄悲痛情绪或其他不良情绪，协助家属适应新的生活。

六、社区临终患者的护理

(一)老年人临终前的常见症状及其护理

有效地控制症状是临终关怀的首要任务，也是提高临终患者生命质量的关键。据报道，目前已知的临终症状已超过百种，常见症状包括疼痛、恶心、呕吐、躁动、厌食、排尿及排便障碍、压疮、呼吸困难、发热、睡眠障碍等。

1. 疼痛及其护理

据文献报道，70%以上的癌症患者最终会遭受中至重度的疼痛，且疼痛是临终患者最常见的症状之一。因此，控制疼痛应及时、有效、正确地运用WHO提出的“三级阶梯”止痛法，同时给药应遵循“口服、按时、按阶梯、个体化、注意细节”的原则。止痛药的应用及护理要点如下：①要以预防为主，注意规律、足量，预防性定时给药，而非必要时才用。②要取得老年人的合作，要为老年人及其家属写出服药方法、服药时间、药物名称、使用的理由(因疼痛)和剂量(片或毫升)。③对无法口服给药者，可以使用皮肤贴片、舌下含服、静脉滴注或肌内注射等。④动态评估止痛药的效果，密切观察和询问老年人有无恶心、呕吐、便秘等不良反应的发生。

2. 恶心、呕吐及其护理

老年人的恶心、呕吐常由药物(如阿片类)、便秘、颅内压增高、消化道大出血、代谢异常等原因引起，因此需在评估老年人恶心、呕吐的病因，呕出次数、程度，呕出物的量、颜色及性状的基础上，给予针对性的护理措施。具体的护理措施主要包括：①发生大量呕吐者，应及时清除口腔异物，保持呼吸道通畅，防止窒息。②清除一切可引起恶心、呕吐的视、听、嗅觉等刺激。③由药物原因引起的恶心、呕吐，应改用其他药物或停药。④由饮食、卧位原因引起的恶心、呕吐，应调整临终患者的饮食习惯，餐后1小时尽量取坐位或半坐卧位。⑤留置胃管者，应做好口、鼻腔的护理，保持引流管通畅，每日按时记录引流液的量、颜色及性状。

3. 呼吸困难及其护理

痰液堵塞、呼吸困难是临终老年人的常见症状，约92%以上的终末期患者会发生呼吸困难。社区护士应评估患者的意识、呼吸频率与节律、呼吸音、自主清理呼吸道分泌物的能力等，尽可能明确引起呼吸困难的具体原因，采取相应措施。具体的护理措施主要包括：①教会老年人正确咳嗽以自主清理呼吸道的方法，病情允许的条件下，可帮助其取半坐卧位。②当患者呼吸表浅、急促、困难或有潮式呼吸时，应立即给予其吸氧，病情允许的条件下，可适当协助患者取半卧位或抬高患者的头与肩。③因快速呼吸加上焦虑引起呼吸困难的患者，可根据医嘱应用抗焦虑药。④尽量减少口服给药，可经皮下或直肠给药。⑤对于张口呼吸者，应定期湿润其口腔和嘴唇，睡觉时用湿纱布遮盖其口部。

4. 大出血及其护理

严重的急性呕血、便血、阴道出血等一次出血量在800mL以上时，患者会出现失血性休克，这是造成老年临终患者死亡的直接原因，需要迅速予以控制。具体的护理措施主要包括：①社区护士应对易发生大出血的患者做到心中有数，提前备好镇痛剂、止血药等。②当患者发生大出血时，应及时安置患者体位，防止发生窒息，同时陪伴并且紧握患者的手，缓解或消除其紧张和恐惧心理。③对于有胃肠道出血的老年人，应禁食24～48小时，有条件者可给予胃部冷敷。④大出血控制后，社区护士和患者家属都应严密观察患者的病情变化，加强巡视，随时做好抢救准备。

(二)临终患者的社会-心理护理

临终患者对即将到来的死亡常常会表现出震惊、否认、愤怒、抑郁和焦虑等，社区护士应尽力使患者实现安宁与平静，有效地控制焦虑与抑郁，以促进临终患者的心理健康发展。

1. 为临终患者营造宁静舒适的环境

社区护士在工作中应保持良好的态度，为患者营造安全、宁静、温馨、舒适且习惯的居住环境，保持患者身心愉悦，提高其生命质量。

2. 关心并体贴临终患者

社区护士应将关心临终患者落实在与患者接触的各个环节。除工作中对患者的体贴外，社区护士还应鼓励患者家属多陪伴患者并与其多交流、积极组织开展高质量的志愿者服务项目、动员患者的朋友或同事探望等，使患者能真切体会到被关心和重视。但需注意的是，如患者对自己病情不太了解时，则应告知探望者不要过多与患者讨论病情。

3. 尽可能满足临终患者的需要

在不影响病情的前提下，支持并为临终患者创造条件，以维持其兴趣、爱好。如患者需要，可帮助其按法律程序完成遗嘱或生前预嘱等事宜。

(三)居丧期护理

临终患者去世前后，社区护士应对其家属给予相应的支持和护理。

1. 临终患者家属的支持

社区护士应向临终患者家属提供与患者单独相处的时间和空间，安排临终患者家属与患者主管医生见面，使他们能够准确、及时地了解患者病情进展、预后及治疗方案。社区护士应与临终患者家属共同讨论患者身心状况的变化，制订相应的护理计划，积极争取临终患者家属对护理计划的支持和参与。向临终患者家属介绍有关的护理知识和方法，鼓励他们为临终患者做适当的护理，使其在照料亲人的过程中得到心理上的安慰。此外，社区护士应倾听临终患者家属表达自己的感情，引导他们在患者面前控制悲伤的情绪，向临终患者家属提供社会支持，帮助解决他们的实际问题与困难。

2. 丧亲者的支持

(1)协助妥善处理后事：患者死亡后，社区护士首先应做好尸体料理，整洁、安详的遗体可给予患者家属极大的心理与情感安慰；其次，及时联系殡丧服务机构，帮助家属处理相关事宜，但注意如有宗教信仰或已有遗嘱的患者家属，需特别给予处理。

(2)陪伴与倾听：通常居丧者最需要的是一位能理解、有同情心的“听众”，社区护士能够专心地听他们说出内心的悲伤和痛苦是非常重要的。在临终护理工作中，成为一名好的听众比成为一名好的劝导者更为重要。

(3)协助表达内心的悲痛情绪：哭泣是悲伤者最平常的情感表达方式，哭不是一种懦弱表现，而是一种很好的化解内心悲伤情绪的有效方式。社区护士应协助丧亲者自由痛快地哭出来，不要压抑内心的悲痛及其他不良情绪，也要适当澄清丧亲者非理性的及不实际的想法。

(4)随访：社区护士可通过电话或上门随访等方式与丧亲者保持联系，给予恰当的心理支持和辅导；对生活有困难的家庭，要与社区相关部门联系，如居委会、志愿者团体等，共同帮助其解决相关问题。

要点提示

社区老年人的保健需求包括社会养老需求、医疗护理需求、生活护理需求、文化娱乐需求。社区老年人的保健原则包括独立性原则、参与性原则、鼓励性原则、说服性原则、可操作性原则。

临终关怀的服务内容包括生理护理、社会-心理护理、居丧期护理。

思考题

(1)结合我国社区老年人保健的现状，谈谈你对老年人保健的看法及建议。

(2)根据社区护士在社区老年人健康管理机构中的角色，假如你是一名社区护士，应如何处理好这种复杂多重的角色?

(3)作为一名社区护士，如何预见并及时处理临终老年人的常见症状问题?

（刘芳娥　贺　家）

第七章　社区常见慢性病的护理与管理

学习目标

(1)知识与技能：能正确说出慢性病的概念及其主要危险因素。

(2)过程与方法：能运用所学知识和技能对常见慢性病患者进行护理和管理。

(3)情感与态度：能理解慢性病患者，具有良好的沟通能力以及预防问题发生的敏锐观察力。

案例导入

某社区的刘先生，66岁，体型微胖，平时以面食、高脂饮食为主，且喜好腌、熏食物，吸烟近40年，患高血压病6年，近日因突发心前区疼痛而入院。急诊进行冠状动脉造影及介入手术，通过此次住院，刘先生及其家人对慢性病的自我管理及积极干预方面的认知有了很大提升。请问：

(1)刘先生患慢性病的危险因素有哪些?

(2)慢性病的特点有哪些?

随着我国工业化、城镇化、人口老龄化进程的不断加快，居民生活方式、生态环境、食品安全状况等对健康的影响也日益凸显，慢性病的发病、患病和死亡人数不断增多，群众疾病负担日益沉重。慢性病已成为严重威胁我国居民健康及影响经济社会发展的重大公共卫生问题。慢性病多为终身伴随性疾病，疼痛、功能下降、医药费昂贵等因素严重影响着患者的身心健康，并给家庭和社会带来了沉重的经济负担。由于慢性病患者多数时间在家庭和社区中度过，因此做好社区常见慢性病的护理与管理是社区护理的重要内容。

第一节　慢性病概述

据报道，我国慢性病患者的死亡率约占疾病总死亡率的86%。

一、慢性病的概念与特点

(一)慢性病的概念

慢性病即慢性非传染性疾病，是以心血管疾病、恶性肿瘤、慢性阻塞性肺疾病、糖尿病等为代表的一组疾病。其发病潜伏期长，可使身体结构及功能发生改变，一旦发病，常不能自愈且很难治愈，需要长期治疗、护理及特殊康复训练。目前，慢性病已成为世界人口死亡的主要原因，其死亡人数在全世界范围占总死亡人数的60%～76%。

(二)慢性病的特点

1. 潜伏期长

慢性病多起病隐匿，病变过程缓慢，往往无典型的临床症状，或症状不明显。因此，疾病早期不易被发现，直到急性发作或症状严重时才被发现，且发现时往往已到晚期。近年来，慢性病的发病开始有年轻化趋势。

2. 病程长

慢性病往往病程较长，多可伴随患者的一生，因此亦称慢性病为终身疾病。

3. 不可治愈

大多数慢性病的病因复杂或不明，故无法进行病因治疗，主要是对症治疗，以减轻症状、预防伤残和并发症。

4. 具有一果多因或一因多果现象

一种疾病可能由多个原因引起，其中个人生活方式、行为方式为主要原因；一种原因也可能引起多种疾病，如长期吸烟可引起慢性支气管炎、肺气肿及肺部肿瘤等。

5. 影响生活质量

慢性病因病程长及一体多病，故需终身治疗。多数慢性病患者可伴有不同程度的功能障碍，不仅给个人、家庭及社会造成了沉重的经济负担，且对患者生活质量有较大影响。

6. 多数疾病可预防

慢性病虽不能治愈，但可以通过良好的生活方式和环境因素进行外因调控，即有效的干预措施多能够延缓疾病的发生与发展。

二、慢性病的分类

根据慢性病对生命影响程度的不同，可将慢性病分为3类。

1. 致命性慢性病

致命性慢性病包括艾滋病、各种癌症等。

2. 可能威胁生命的慢性病

此类慢性病包括肺气肿、老年性痴呆、慢性酒精中毒、硬皮病、高血压、糖尿病、血友病、红斑狼疮、脑出血、脑梗死、慢性肾衰竭、先天性心脏病、再生障碍性贫血等。

3. 非致命性慢性病

此类慢性病包括帕金森病、骨关节炎、类风湿关节炎、胆石症、痛风、偏头痛、支气管哮喘、慢性支气管炎、青光眼、创伤或烧伤后遗症等。

三、慢性病的危险因素

慢性病的种类较多，引起疾病的病因较为复杂，有些疾病的病因至今仍不明确。有研究表明，慢性病的发生除与不良生活方式与行为以及环境污染等因素密切相关外，还与年龄、性别及遗传因素等相关。

(一)已知的危险因素

1. 不良生活方式与行为

(1)不合理饮食：如高盐饮食与高血压，高胆固醇饮食与动脉硬化，高脂膳食与肥胖，黄曲霉菌污染的食物与肝癌等疾病的相关性均已被证实。

(2)吸烟：可引起肺脏、心血管、胃肠道相关疾病和各种肿瘤，会加重糖尿病病情，并能引起老年性痴呆。此外，吸烟也是导致不孕不育症及影响胎儿正常发育的危险因素。

(3)饮酒：与冠心病、原发性高血压密切相关，与咽喉癌、口腔癌和食管癌相关。饮酒和吸烟协同作用，可使很多癌症的发病率明显升高。

(4)缺乏运动：现代社会中很多人以车代步，这种静息式生活方式可使人体运动量不足、体重超重或肥胖，易患高脂血症、高血压、冠心病、糖尿病、胆囊疾病、心理疾病和某些类型的恶性肿瘤。

2. 环境因素

(1)自然环境：空气污染、噪声污染、水污染以及室内装修、厨房烹调油烟等对生活环境的污染，都是导致肺癌等恶性肿瘤以及慢性阻塞性肺疾病的危险因素。

(2)社会环境：国家卫生政策、卫生资源的配置、医疗系统的可利用程度、社会风俗习惯、人口的构成及流动状况、个人的受教育程度、家庭因素、社会经济地位等因素，均可不同程度地影响居民的健康。

(3)社会心理环境：现代社会生活及工作节奏加快，竞争激烈，人际关系复杂，使生活中的紧张刺激因素增加。社会环境变化过快，对人的刺激强度过大，时间过久或经常反复出现的压力、紧张、恐惧、失眠、精神失常等心理因素和情绪反应，也已成为重要的心理致病因素，可导致人体神经功能紊乱、内分泌失调、血压持续升高等，最终形成了某些器官及系统的慢性疾病。

(二)其他因素

年龄因此，比如许多慢性病的发病率与年龄成正比，即年龄越大，患病的机会越大，且随年龄的增长而病情加重。一些疾病，如乳腺癌、原发性高血压、动脉硬化性心脏病、精神分裂症等，往往具有家族倾向性，可能与遗传因素、环境因素或共同的饮食史有关。

第二节　常见慢性病患者的社区护理与管理

我国目前常见的慢性病有脑血管疾病、心脏病、高血压、恶性肿瘤、糖尿病等。

由于慢性病长期迁延，患者反复入院，需要多学科整体连续的照顾，特别是社区的管理与护理，使患者的治疗与护理在各级医院与社区之间维持延续。

一、高血压患者的社区护理与管理

高血压是指以体循环动脉血压增高为主，并可造成心、脑、肾、血管等重要脏器功能性改变的临床综合征。约 95％的高血压患者血压升高的原因不明，称为原发性高血压；5％的高血压患者血压升高有明显而独立的危险因素，称为继发性高血压。本节介绍的主要是原发性高血压。

(一)高血压患者的社区护理

高血压患者的护理，除必要的血压控制外，更需要给予系统的健康教育，使患者能够从心理、营养、运动、生活方式等方面重新获得正常或接近正常的生活状态。

1. 护理评估

评估患者的家族史、既往史、现在的健康状况、不良生活方式与行为、精神心理与社会支持状况、家庭结构、家庭功能、医疗资源利用与患者的自我护理能力等。

2. 主要的护理诊断

(1)头痛：与血压升高有关。

(2)活动无耐力：与长期高血压导致心功能减退有关。

(3)焦虑：与对疾病缺乏了解有关。

(4)知识缺乏：缺乏高血压进展过程的知识，缺乏高血压自我保健知识。

(5)潜在并发症：脑血管意外、心脏功能衰竭。

3. 护理计划和目标

(1)护理计划：普及高血压有关的一般护理知识，如血压的正常值、如何正确测量血压、目前正采取哪种非药物疗法及其效果如何等。

(2)目标：①能做到遵医嘱坚持服药。②已逐步改变了原来的不良行为，如戒烟限酒、限盐控油、控制情绪、适当运动、减轻体重等。③控制血压在合适范围。④能定期进行体检，检测血压，并与社区护士保持联系。

4. 护理措施

(1)指导患者监测血压：血压测量要做到“四定”，即定时间、定部位、定体位、定血压计。监测血压时，最好选择在血压高峰时测量，以确保高血压是真实地降至了正常血压。

(2)指导患者的饮食：饮食要做到低盐、低脂、低胆固醇、高钾、高钙、高维生素。盐的摄入量应控制在每日 5g 以内，均衡膳食，坚持食物多样化，以谷类为主，将体重指数(BMI)保持在 20～24kg/m^2。

(3)药物依从性指导：对于高血压患者，除坚持健康的生活方式外，遵医嘱服药尤为重要。社区护士应根据情况，有针对性地对患者进行健康教育，以提高高血压患者的服药依从性。高血压患者服药依从性差的原因有：①老年人记忆力减退，经常忘记服降压药。②无头晕、头痛等不适，自认为高血压好转而自行停药。③自认为体育锻炼可降低血压，无须再服药。④自认为“是药三分毒”，要尽量不吃或少吃降压药。⑤自认为随着年龄增长血压会自然增高，无须再服药。⑥自认为夏天血管舒张，血压自然会降低，可以停药。⑦服药后出现干咳、乏力、水肿等不适而停药。

(4)做好心理护理：高血压患者心理健康与否，将决定治疗与康复的成效。心理护理是非药物治疗中十分重要的内容，其方式主要有支持性心理治疗、情绪治疗、放松治疗及音乐疗法等。

(二)高血压患者的社区管理

1. 流行病学特点

据统计，我国高血压的发病率呈明显上升趋势，目前约有2.7亿高血压患者。高血压患者的分布存在差异，北方高于南方。高钠、低钾膳食以及超重和肥胖均为我国高血压发病的重要危险因素。

2. 社区管理

高血压的社区防治要采取面对全人群、高血压高危人群和患者的综合防治策略，采用一级预防、二级预防、三级预防相结合的综合性干预措施。

(1)全人群管理：主要采用健康促进理论，强调政策发展和环境支持，定期举办健康知识讲座，利用宣传栏、黑板报、文字宣传材料等对社区全人群开展多种形式的高血压防治宣传和教育，提高社区居民的自我保健意识和防护能力。提倡健康的生活方式，特别是强调减少钠盐的摄入和控制体重，对社区居民进行高血压筛查，重视高血压的早期检出。社区高血压的筛查主要有以下途径。①建立健康档案：档案的基本内容包括个人一般情况、家族史、现病史、体检或化验结果、生活方式等，并将健康档案与社区的常规诊疗信息系统联网，开展持续性的保健服务。②健康检查：通过定期健康检查的方式发现高血压患者。③门诊就诊：要求辖区内35岁及以上常住居民若首次发现收缩压≥140mmHg和/或舒张压≥90mmHg，在去除可能引起血压升高的因素后，预约其复查；若在安静、清醒、未服用降压药的情况下，3次非同日检查血压高于正常者，可初步诊断为高血压。④检测血压的方式：可随时测量血压，发现高血压家庭则鼓励自测血压，或子女为父母测量血压，以便及时发现高血压患者。

(2)高危人群管理：对于有家族史或其他高危因素的人群，在实行全人群策略的基础上，每年至少要测量2～4次血压，同时实施危险因素筛查和检测，如检测血脂、体重指数等。积极开展行为干预，如指导高危人群戒烟、减轻体重，分析高危人群的危险因素，协助其制订干预方案并评价实施效果。

(3)高血压患者的社区管理：根据国家基本公共卫生服务规范的要求，对高血压患者实施相应的社区管理。①健康档案管理：按高血压筛查要求，将已确诊的原发性高血压患者纳入高血压患者健康档案管理，对可疑继发性高血压患者，应督促其及时就诊。②随访管理：对原发性高血压患者，每年要为其提供至少4次随访，随访的内容包括测量血压并评估是否存在危险情况，如出现收缩压≥180mmHg和/或舒张压≥110mmHg、意识改变、剧烈头痛或头晕、恶心呕吐、视物模糊、眼痛、心悸、胸闷、喘憋不能平卧以及处于妊娠期或哺乳期时血压高于正常等危急情况，或存在不能处理的其他疾病时，须在处理后紧急转诊。③分类干预：对血压控制满意(收缩压＜140mmHg且舒张压＜90mmHg)、无药物不良反应、无新发现的并发症或原有并发症无加重的患者，预约下一次随访时间；对血压控制不满意，即收缩压≥140mmHg和/或舒张压≥90mmHg、出现药物不良反应的患者，结合其服药依从性，必要时增加现用药剂量、更换或增加不同类的降压药物，并2周内进行随访；对连续2次出现血压控制不满意或药物不良反应难以控制，以及出现新的并发症或原有并发症加重的患者，建议其转诊到上级医院，记录2周内转诊随访情况；对所有患者进行有针对性的健康教育。④健康体检：对原发性高血压患者，每年进行1次较全面的健康检查，可与随访相结合，内容包括体温、脉搏、呼吸、血压、身高、体重、腰围、皮肤、浅表淋巴结、心脏、肺部、腹部等常规体格检查，并对口腔、视力、听力和运动功能等进行简单判断。

二、冠心病患者的社区护理与管理

冠心病是指因冠状动脉管腔阻塞导致心肌缺血、缺氧而引起的心脏病。冠心病患者常见动脉粥样硬化，临床可出现胸痛、胸闷、眩晕、气促、出汗、寒战、恶心及昏厥等表现。冠心病与冠状动脉粥样硬化狭窄的程度有密切关系，是动脉粥样硬化导致器官病变的最常见类型，也是严重危害人类健康的常见病。

(一)冠心病患者的社区护理

1. 居住环境

保持冠心病患者的居住环境安静舒适，温、湿度适宜，通风良好，空气新鲜。

2. 饮食

告知冠心病患者在饮食上应采取低脂、低糖、低盐、低热量、高维生素、高纤维素膳食，多吃水果、蔬菜，养成定时、定量进餐的饮食习惯，避免暴饮暴食，忌烟、酒、咖啡等。

3. 保持大便通畅

告知冠心病患者应适当增加膳食纤维素的摄入量，适度饮水，预防便秘，保持大便通畅，如厕最好使用坐式马桶，避免因用力排便而诱发心绞痛。

4. 清洁卫生

告知冠心病患者在洗澡时水温不宜过高或过低，一般水温应保持在38～40℃，洗澡时间以不超过30分钟为宜，以免增加心脏负担；此外，应根据天气变化增减衣物，以预防感冒。

5. 服药指导

嘱冠心病患者要按时服药，将药物放在固定位置，以便在紧急情况下能迅速找到；告知硝酸甘油应避光保存，外出时应随身携带硝酸甘油；当心绞痛或心肌梗死发作时，应就地休息、服药，及时就医；此外，还应随身携带急救卡。

6. 识别非典型症状

教会患者及其家属识别心绞痛和心肌梗死发作的非典型症状，如腹部疼痛和不适。

对老年人或有高血压、糖尿病、心脏病家族史的人，若出现不明原因、不寻常的腹部疼痛和不适，持续 20～30 分钟，应考虑是否有心脏病发作的可能。

(二)冠心病患者的社区管理

1. 流行病学特点

冠心病多发生于 40 岁以上人群，49 岁以后进展较快。发病方面，男性多于女性，脑力劳动者较多，城市高于农村，近年来的发病年龄有年轻化趋势。我国冠心病死亡人数已位居世界第二位，随着人民生活水平的提高、膳食结构的改变，冠心病的发病率和死亡率正呈逐年上升的趋势。

2. 社区管理

(1)健康人群的保健管理：冠心病的一级预防是控制和消除冠心病的危险因素，具体措施包括：①通过体检、门诊检查等找出人群中有危险因素的个体，如高血压、高脂血症、糖尿病、长期吸烟和体重超重者；针对危险因素，通过药物和非药物方法，控制高血压、高脂血症、糖尿病、体重超重者要增加体力活动，改善饮食结构，减轻体重。②预防冠心病要从儿童、青少年入手，培养他们良好的生活习惯，坚持运动，合理膳食，不吸烟，不喝酒，防止肥胖及高脂血症的发生；在成人中宣传吸烟的危害，做到不吸烟或主动戒烟；避免长期精神紧张及情绪过分激动等。

(2)高危人群管理：采取二级预防，可早期发现、早期干预，从而有效地阻止病变的发展。①冠心病患者的自我预警：凡突发上腹或胸部疼痛、心慌、胸闷、气短、气促、疲乏、精神不振、烦躁及头晕等症状，应及时就医。②定期体检筛查：对于有高血压、高脂血症、糖尿病、长期吸烟、体重超重及冠心病家族史者，应每年体检 1 次，以便及时发现冠心病患者；体检内容包括血压、血脂、心肌酶谱及心电图等。

(3)患者管理：对于社区的急性期冠心病患者，社区医护人员应尽快识别并负责把患者转到有条件治疗的医院；对确诊为冠心病的患者，应进行规范的社区管理；对于不同类别的患者，应采取不同的社区管理方式。①慢性稳定性心绞痛患者：每隔 4～12 个月随访 1 次，进行健康评估，包括心绞痛发作的频率和严重程度、当前所使用的药物、体格检查情况、血糖及血脂情况、心功能及患者的生活方式等，并建议患者在治疗的第一年每 3～6 个月或需要时进行心电图、肾功能、肝功能、血糖等的监测，以后每年监测 1 次。②经皮冠状动脉重建术后患者：随访管理内容包括观测患者的心绞痛发作情况、术后 6 个月复查心电图情况、每月 1 次观测抗血小板聚集情况、药物(如阿司匹林)的使用情况及作用。③冠状动脉搭桥术后患者：随访观察患者心绞痛发作的情况、活动能力、有无呼吸困难，提醒患者进行专科复诊，监测药物使用情况。④冠心病合并慢性心力衰竭患者：每隔 1～3 个月随访 1 次，评估患者完成日常生活的能力、期望达到的运动能力；指导患者的生活方式和运动，如饮食、饮酒、吸烟等；告知患者定期复查心电图，并进行胸部 X 线检查及超声心动图检查。

三、糖尿病患者的社区护理与管理

糖尿病是由遗传和环境因素相互作用而引起的一组以慢性高血糖为特征的代谢异

常综合征。糖尿病是临床常见病和多发病，据世界卫生组织(WHO)估计，2025年全世界糖尿病患者人数将超过3亿。1991年，WHO和国际糖尿病联盟(IDF)将每年的11月14日定为“世界防治糖尿病日”。

糖尿病是分布极广的一种常见病，常见于老年人，也见于青少年和中年人。我国的糖尿病患病特点包括患者发病年龄呈年轻化，血糖升高但未达到糖尿病诊断标准者大量存在，各地发病状况差异较大等。糖尿病可分为胰岛素依赖型糖尿病(又称1型糖尿病)和非胰岛素依赖型糖尿病(又称2型糖尿病)，社区2型糖尿病患者占大多数。糖尿病的典型表现是多饮、多食、多尿、体重减轻，即“三多一少”，但是许多糖尿病患者，尤其是老年糖尿病患者，“三多一少”表现不明显，早期不容易被发现。糖尿病对患者的生命和健康已构成严重威胁，已成为慢性非传染性疾病的第三位“健康杀手”。

(一)糖尿病患者的社区护理

1. 健康教育

使患者正确认识疾病，树立战胜疾病的信心。

2. 饮食管理

“饮食管理是糖尿病治疗的基石”。许多轻度糖尿病患者只需进行恰当的饮食管理，并配合做适当的运动锻炼，即可达到防治要求，无须服用降糖药物。面对需要药物治疗的糖尿病患者，如果忽视饮食管理，即使进行药物治疗，也难以奏效。良好的糖尿病饮食管理有以下四大要求。

(1)固定热量：根据个人的理想体重和劳动强度，制订其每餐所需的热量，然后针对特定食物所含热量进行换算，使每餐摄取的热量基本保持一致。

(2)均衡营养：在同等热量的情况下，尽可能选择多种类别的食物，以争取全面均衡的营养，其中的关键是合理安排碳水化合物、蛋白质、脂肪、维生素、矿物质、水和膳食纤维这七大营养素的比例。碳水化合物主要由粮食来提供，肉、鱼、蛋类均富含蛋白质，蔬菜和水果富含维生素、矿物质和膳食纤维。

(3)控制血糖：选择对血糖影响较小的食物，如杂粮、粗粮等。这些食物能缓慢地使血糖增加，从而避免餐后血糖急剧升高。

(4)改善血脂：选择较好的脂肪来源，如菜油、豆油、橄榄油等。

3. 运动疗法

糖尿病运动疗法是指糖尿病患者在专业人员指导下，每天进行适当强度的某种体育活动，并持续相当一段时间的治疗方法。

(1)运动疗法的意义：提高胰岛素敏感性，降低血糖，改善脂类代谢，控制体重，防治与糖尿病相关的其他疾病和并发症，提高患者的生活质量。

(2)运动疗法的适应证：病情控制稳定的2型糖尿病，尤其是体重超重的2型糖尿病，以及稳定期的1型糖尿病和妊娠糖尿病。

(3)运动疗法的禁忌证：糖尿病控制状态差，患者有严重的眼底病变、心血管疾病并发症、糖尿病肾病、糖尿病足以及新近发生的血栓等。

(4)运动疗法的方式：主要采取有氧运动，如步行、慢跑、骑自行车、游泳、登山、打太极拳和做保健操等。

(5)运动疗法的注意事项：①运动期间，运动强度应相对固定，切忌运动量忽大忽小，应根据患者的情况适当控制，既要达到运动处方的目标，又要将运动的风险降到最低程度。②要遵循循序渐进原则，为了保证运动疗法的顺利进行，一般宜从低运动量开始，持续时间为5～10分钟，若患者自我感觉良好，能够继续适应运动，再逐渐进入中等强度的运动；运动过程中应注意心率的变化，若出现乏力、头晕、心慌、胸闷、憋气、出虚汗及其他不适时，应立即停止运动，原地休息，必要时到医院就诊。③每次运动前做好准备活动，即5～10分钟的低强度有氧热身运动，不仅有助于提高锻炼效果，而且可避免肌肉及骨骼损伤；运动结束时，再进行10分钟左右的恢复整理及放松活动，不要突然停止运动，以减少运动后低血压和其他心血管、骨骼系统的并发症。④户外运动(特别是野外运动)后，糖尿病患者要检查脚和手的情况，及时发现外伤，预防感染，尤其是仔细检查双脚有无红肿、青紫、水疱、血疱、感染等，如有上述情况，应及时处理，或到医院就诊。⑤运动结束后，如果患者出汗较多，应嘱其不宜马上洗澡，待心率恢复正常后，先擦干汗，再以温水进行洗浴；运动后还应做放松运动，可加速代谢产物的清除，促进体力恢复。⑥每次运动后，应该督促患者做好运动记录，以观察疗效及不良反应；社区工作人员每次随访时要评价患者的锻炼日记，并对运动处方进行相应的调整。

4. 用药指导

糖尿病患者的药物治疗包括口服降糖药物和胰岛素治疗。

(1)口服降糖药：临床上治疗糖尿病的药物有很多，但总的来说可以分为四大类，分别是磺脲类降糖药物、双胍类、α-糖苷酶抑制剂和噻唑烷二酮类。服用前三类药物时，应严格把握合适的用药时间。①磺脲类降糖药物：要在饭前半小时服用，由于其起效时间为20～30分钟，因此进食时药物正好起效。②双胍类：应在饭后服用，目的是减轻药物的胃肠道反应，同时可增加药物的疗效。③α-糖苷酶抑制剂：要和吃的第一口主食一起服用，且要按时、按剂量服药，不可随意增量或减量，同时要观察药物的不良反应，监测患者血糖、尿糖、尿量和体重的变化，以评价药物疗效和药物最佳剂量。

(2)胰岛素治疗：应注意观察和预防胰岛素的不良反应。①低血糖反应：与胰岛素使用剂量过大、饮食失调或运动过量有关，预防的关键是确保胰岛素的有效使用剂量和时间、定时定量进食及适量运动，短效胰岛素于餐前30分钟皮下注射，长效胰岛素于早餐前1小时注射；两种胰岛素混合应用时，先抽吸短效胰岛素，后抽吸长效胰岛素，充分混合后进行注射，不可逆行操作。②胰岛素过敏：主要表现为局部瘙痒、荨麻疹，全身性皮疹少见，过敏性休克等严重过敏反应一般罕见。③注射部位皮下脂肪萎缩或增生，导致胰岛素吸收不良，但临床少见，一般停止该部位注射后多可缓慢恢复，故应经常更换注射部位，避免2周内在同一部位注射2次。

5. 并发症的预防和护理

糖尿病的并发症有很多，包括急性并发症和慢性并发症。急性并发症主要包括糖尿病酮症酸中毒、糖尿病非酮症性高渗综合征、乳酸性酸中毒、低血糖；慢性并发症包括心血管系统并发症、糖尿病脑血管病、糖尿病眼病、糖尿病肾病、糖尿病足等。

(1)低血糖：是糖尿病治疗过程中常见的并发症之一。轻度低血糖时，患者可出现心慌、饥饿、头晕、出冷汗等表现；严重时，患者可出现抽搐、意识障碍，甚至昏迷。糖尿病患者发生低血糖时，可口服果汁或糖水等进行对症处理；若有服用阿卡波糖史者，则只能用葡萄糖溶液进行治疗；对重症或无法口服降糖药的患者，存在再发低血糖的危险，需要持续维持静脉滴注葡萄糖溶液。

(2)糖尿病足：指糖尿病患者由于合并神经改变及各种不同程度末梢血管病变而导致的下肢感染、溃疡形成和/或深部组织的破坏。预防糖尿病足应做到以下几点：①嘱患者穿软皮皮鞋或运动鞋，鞋子的大小要合适，要保证鞋面较足略高、透气且有一定的抗击外力的作用，穿新鞋的第一天不超过 30 分钟，检查足底无挤压或者摩擦处才能继续穿用；鞋带不应系得过紧，连续走路超过 30 分钟或锻炼后均应脱鞋清理，还要经常检查并取出鞋内可能存在的小石子等异物。②袜子应松软合脚、透气性良好、吸水性强。③冬季足部易干裂，可用润肤霜均匀涂抹在足表面；洗完脚后，切记不要使用热水袋、电热取暖器或直接烤火取暖，以避免足部被烫伤。④每天都应该做到自己或在他人的帮助下坚持做足部检查，若皮肤出现干裂、水疱、颜色变暗、感觉缺失或趾甲变形等，则可能显示已经出现了足部病变，必须尽早到医院就诊。⑤千万不能用锐器自己修脚或使用有腐蚀作用的药膏涂抹伤口。⑥大多数糖尿病患者因存在不同程度的足部神经病变，故对温度感觉能力下降，洗脚前，一定要先用手或者温度计测试水温，使水温不得超过体表温度，以免造成足部烫伤。⑦泡脚时间一般不超过 10 分钟，不要用力搓揉皮肤，洗完脚后要用干的、柔软的浅色毛巾将脚擦干，注意一定要擦干趾缝间的水渍。

(二)糖尿病患者的社区管理

1. 健康人群保健管理

健康人群保健管理以一级预防为主，目的是纠正可控制的糖尿病危险因素，预防糖尿病的发生，减少糖尿病的发病率；主要通过健康教育和健康促进手段，提高全社会对糖尿病危害的认识；提倡健康的生活方式，加强体育锻炼和体力活动；注意蛋白质、脂肪和碳水化合物摄入的比例，多吃蔬菜和水果，戒烟限酒，限盐，防止能量的过度摄入，预防和控制肥胖；定期体检，一旦发现有糖耐量异常或空腹血糖异常，应及早实施干预。

2. 高危人群管理

社区内具有家族疾病遗传史、不良生活习惯、肥胖、病毒感染、多次妊娠和有精神压力等危险因素的人群，当视为高危人群。针对高危人群，其社区管理以一级预防和二级预防为主。

3. 加强体检和筛查

通过体检和血糖筛查，尽早检出糖尿病患者，一旦发现有糖耐量减低(IGT)或空腹血糖异常，应及早进行生活方式干预，如减少主食摄入、增加运动时间、减轻体重等，以降低糖尿病的发病率。

4. 开展糖尿病健康教育

向社区居民强调体重在正常范围的重要性，防止摄入能量过多，避免肥胖，鼓励居民多参加体育活动和锻炼，并使其认识到糖尿病是终身疾病，难以治愈，预防的效果大于治疗。

5. 患者管理

针对已确诊的糖尿病患者，管理的重点在于做好三级预防。

(1)筛查：对于新发现的糖尿病患者，尤其是2型糖尿病患者，应尽可能进行糖尿病并发症以及相关疾病的筛查，了解患者有无糖尿病并发症及有关的疾病或代谢紊乱，如高血压、血脂紊乱或心脑血管疾病等，以加强相关的治疗措施，达到全面治疗的目标。

(2)随访：对确诊的2型糖尿病患者，每年提供2次空腹血糖检测，至少进行4次面对面随访。测量患者的空腹血糖和血压，并评估患者是否存在危急情况；测量体重，计算体重指数(BMI)，检查足背动脉搏动情况；询问患者疾病情况和生活方式，包括心脑血管疾病、吸烟、饮酒、运动、主食摄入情况等；了解患者服药情况。

(3)分类干预：进行有针对性的健康教育，与患者一起制订生活方式改进目标，并在下一次随访时评估进展，告诉患者出现哪些异常时应立即就诊。

(4)健康体检：对确诊的2型糖尿病患者，每年进行1次较全面的健康体检，体检可与随访相结合，内容包括体温、脉搏、呼吸、血压、身高、体重、腰围、皮肤、浅表淋巴结、心脏、肺部、腹部等常规体格检查，并对口腔、视力、听力和运动功能等进行判断，具体内容可参照《城乡居民健康档案管理服务规范》的健康体检表。

要点提示

慢性病是以心血管疾病、恶性肿瘤、慢性阻塞性肺疾病、糖尿病为代表的一组疾病。其发病潜伏期长，可使身体结构及功能发生改变，一旦发病，一般不能自愈且很难治愈，需要长期治疗、护理及特殊康复训练。

目前慢性病已成为世界人口死亡的主要原因。慢性病死亡人数在全世界范围占总死亡人数的60%～76%。

思考题

(1)慢性病的特点及危险因素有哪些？

(2)高血压、糖尿病、冠心病等社区常见的慢性病的护理及管理要点有哪些？

（王　莉　张美霞）

第八章　社区传染病的护理与管理

学习目标

(1)知识与技能：能正确掌握传染病的预防措施，计划免疫的概念及内容，传染病报告病种及时间；熟悉传染病流行的环节及影响传染病流行的因素，传染病访视管理的内容及要求；了解常见传染病的社区管理。

(2)过程与方法：通过社区护理的实践活动，学会预防接种的实施及预防接种常见反应的处理。

(3)情感与态度：具有耐心对待传染病患者的职业精神和严格执行传染病报告制度的意识。

案例导入

某城中村位于火车站附近，社区人口密集，居民大多为流动人口，文化程度低，居住条件简陋，环境卫生差，大部分人从事的是餐饮、美容、理发等服务行业。该社区卫生服务中心对社区调查后认为，社区人群中有传染病流行的潜在危险。为杜绝传染病在社区人群中流行，拟在社区中开展传染病的健康教育及防治工作。请问：

(1)传染病的传播途径有哪些？

(2)影响传染病流行的因素有哪些？

(3)一旦出现传染病疫情，应采取哪些措施防止疾病蔓延？

随着医学的发展，很多传染病的发生得到了有效控制，其治疗和预防也取得了长足进步，传染病已不再是人类死亡的首要原因。同时，随着社会经济的发展、物质生活水平的不断提高，出现了一些新的社会问题，如因不正确使用抗生素而使人群耐药性增加、人口流动频繁而易于疾病传播等，人类健康依然受到威胁。社区护士不仅要掌握肺结核、病毒性肝炎等原有传染病的防治知识，而且需不断加强对艾滋病、人感染高致病性禽流感、新型冠状病毒肺炎等近年来显著增加或是新发现的传染病的控制，准确掌握疫情并及时上报，在社区做好疾病的有效预防和控制。社区护理工作将面临更多挑战。

第一节　传染病概述

传染是病原体从感染者体内排出，经过一定的传播途径，侵入易感者机体而形成新的感染，并不断发生、发展的过程。

一、传染病的概念

传染病是由各种病原体引起的能在人与人、动物与动物或人与动物之间相互传播的一类疾病。病原体中大部分是微生物，小部分为寄生虫(由寄生虫引起者又称寄生虫病)。传染病一旦流行，对居民的生命与健康以及国家经济建设都有极大的危害。

二、传染病流行的环节

构成传染病流行的3个基本环节是传染源、传播途径及易感人群。

1. 传染源

传染源指病原体已在体内生长繁殖并能将其排出体外的人和动物，包括受感染的患者、隐性感染者、病原携带者和受感染的动物，其中受感染的患者是重要的传染源。

(1)患者：传染病的急性期患者由于某些症状(如咳嗽、腹泻等)，可促进病原体的传播；慢性期患者长期排出病原体，由于症状不明显，可长期污染环境。有些病情较轻或症状不明显的患者不易被察觉，需要社区护士细致观察，从而及时发现异常情况。

(2)隐性感染者：在某些传染病中，隐性感染者是重要的传染源，如脊髓灰质炎、流行性脑脊髓膜炎的隐性感染者。

(3)病原携带者：慢性病原携带者可不显示症状且长期排出病原体，也是常见的传染源，如细菌性痢疾、伤寒等病原携带者。

(4)受感染的动物：由于一些在动物间传播的疾病也可以传给人类，因此受感染的动物也可作为传染源传播相关疾病，如狂犬病，人类感染后可引起严重后果，需要引起高度重视。

2. 传播途径

传播途径指病原体从传染源排出体外，经过一定的传播方式，到达并侵入新的易感者的过程。常见的传播途径包括呼吸道传播、消化道传播、接触传播、虫媒传播、医源性传播等。

(1)呼吸道传播：病原体在空气中形成气溶胶，易感者通过吸入获得感染，如严重急性呼吸综合征、人感染高致病性禽流感、新型冠状病毒肺炎、麻疹、白喉和肺结核等疾病可通过呼吸道传播。

(2)消化道传播：病原体借粪便排出体外，污染水、食物或餐具等，易感者通过这些污染的水或食物而被感染，如伤寒和细菌性痢疾等疾病可通过消化道传播。

(3)接触传播：病原体通过媒介物接触而传播，可分为直接接触和间接接触两种传播方式。直接接触传播指病原体从传染源直接传播至易感者合适的侵入门户；间接接触传播指间接接触了被污染的物品所造成的传播。例如，狂犬病通过直接接触传播；很多肠道传染病通过污染的手传播，属于间接接触传播。

(4)虫媒传播：病原体通过昆虫或其他节肢动物引起易感者感染，分为机械性传播(如蝇传播痢疾、伤寒等)和生物性传播(如蚊传播疟疾、丝虫病等)。一般可采取防蚊、防蝇和杀灭病媒昆虫等措施防止虫媒传播。

(5)医源性传播：在医疗、预防工作中，由于未能严格执行相关规章制度和操作规程，而人为地造成了某些传染病的传播。例如，因医疗器械消毒不严格，药品或生物制剂被污染，患者在输血时可感染艾滋病、丙型肝炎等。

3. 易感人群

对传染病缺乏特异性免疫力的人，称为易感者。当易感者的比例在人群中达到一定水平，并且存在传染源和适宜的传播途径时，传染病的流行就很容易发生。

三、影响传染病流行过程的因素

传染病在人群中流行既是生物学现象，又是社会现象。传染病流行过程受自然环境因素与社会因素的双重影响。

1. 自然环境因素

自然环境因素包括气候、地理、土壤、动植物因素等。这些因素对传染病流行有着重要影响，很多传染病都呈现严格的地区性和季节性分布特征。一些自然疫源性疾病和虫媒传染病又与生态条件关系密切。

2. 社会因素

社会因素包括社会制度、经济、文化水平、风俗习惯、医疗条件因素等。社会因素作用于传染病流行环节而影响流行过程，对流行过程既可有促进作用，也可有阻碍作用。

四、传染病的预防措施

做好传染病的预防工作可减少传染病的发生及流行，甚至可以控制和消灭传染病。在疫情出现后，应采取有效措施，以防止疫情传播蔓延。

(一)控制传染源

1. 患者

对于传染病患者，要做到早发现、早诊断、早报告、早隔离和早治疗，这是控制传染源、防止传染病在人群中传播蔓延的主要措施。

2. 接触者

对于传染病接触者，要采取留验、医学观察、应急预防接种和药物预防等措施。

3. 动物传染源

对人类危害不大且有经济价值的动物，如家畜，应进行隔离、治疗；对经济价值小且危害较大或有可能引起人类严重传染病的动物，应就地捕杀、焚烧或深埋，如患高致病性禽流感的家禽、患炭疽的动物尸体等。

(二)切断传播途径

作为社区医护人员，应根据不同传染病的传播途径采取不同的措施来切断传播途径。例如，肠道传染病多因粪便污染环境所致，故防治措施的重点是对污染物品及环境的消毒；呼吸道传染病多通过空气污染环境传播，其防治措施的重点在于做好空气消毒、个人防护、通风；虫媒传染病的防治重点在于杀虫；经水传播传染病的防治重点在于改善饮水卫生及做好个人防护。

(三)保护易感人群

1. 免疫预防

接种疫苗是预防控制传染病最有效的手段。当发生传染病流行时，采取被动免疫往往是保护易感者的有效措施。例如，预防流行性腮腺炎、甲型肝炎时，通过注射胎盘球蛋白或丙种球蛋白等，可取得一定的预防效果。

2. 药物预防

在某些传染病流行时，可给予药物预防，如采用磺胺类药物预防流行性脑脊髓膜炎等。

3. 个人防护

某些传染病流行时，可通过戴口罩、手套，穿鞋套，使用蚊帐等措施，加强个人防护。

第二节　传染病的免疫与预防

接种疫苗是预防控制传染病最有效的手段。从某种意义上来说，疫苗的发明和预防接种是人类最伟大的公共卫生成就。疫苗接种的普及，避免了无数儿童的残疾和死亡。世界各国政府均将预防接种列为最优先的公共预防服务项目。我国通过接种疫苗，实施国家免疫规划，有效地控制了疫苗针对的传染病的发病。

一、计划免疫的概念

计划免疫是根据某些特定传染病的疫情监测和人群免疫状况分析，按照规定的免疫程序，有计划、有组织地利用疫苗进行免疫接种，以提高人群的免疫水平，达到预防、控制乃至最终消灭相应传染病的目的的一种免疫手段。有效的疫苗和疫苗的计划接种，已成功地消灭曾经是人类头号杀手的天花；全球无脊髓灰质炎行动的最重要手段就是强化脊髓灰质炎口服疫苗的免疫。

二、计划免疫的发展概况

1. 世界计划免疫概况

世界卫生组织早在1974年第24届世界卫生大会上就提出“要在2000年使人人享有卫生保健”。1978年，该组织又在第31届世界卫生大会上提出“要在1990年前对全世界儿童提供有关疾病的免疫预防”。截至 1981 年 10 月，全世界已有 197 个国家开展了这方面的工作。

1974 年，WHO 吸取了已被消灭的天花、脊髓灰质炎等预防与控制的经验，提出了扩大免疫计划(EPI)，以预防和控制白喉、百日咳、破伤风、结核病等传染病，并要求各成员国坚持该计划。1978 年，第 31 届世界卫生大会决定成立 EPI 顾问小组，并强调这是实施初级卫生保健的主要内容之一，儿童免疫接种率被视为 WHO 全球战略成功的标志之一。1988 年，联合国儿童基金会(UNICEF)用“普及儿童免疫(UVI)”来表示 EPI 的目的。

在实施 EPI 之前，WHO 推测全球不足 5%的婴儿被适当免疫，致使每年死于麻疹、脊髓灰质炎、肺结核、百日咳、白喉和破伤风等疾病的人数达 500 万，且另有 500 万人留有不同程度的后遗症。经 WHO 和各成员国的努力，1991 年 10 月，WHO 和联合国儿童基金会在纽约举行的庆祝大会上宣布：“1990 年至 2000 年全球消灭脊髓灰质炎；至 1995 年，使麻疹病死率下降 95%，并消灭新生儿破伤风。为实现目标，将努力改进疫苗接种途径，研究只需接种 1 或 2 次就可预防 6 种疾病的疫苗来代替现在需要接种 8 次的接种法，并研究在无冰箱贮存下能保存一段时间仍能预防一种以上疾病的疫苗。”

2. 我国计划免疫概况

20 世纪 70 年代中期，我国制定了《全国计划免疫工作条例》，将普及儿童免疫纳入国家卫生计划。其主要内容为“四苗防六病”，即对 7 周岁及以下儿童进行卡介苗、脊髓灰质炎三价糖丸疫苗、百白破三联疫苗和麻疹疫苗的基础免疫以及及时加强免疫接种，使儿童获得对结核病、脊髓灰质炎、百日咳、白喉、破伤风和麻疹的免疫。1992 年，卫生部又将乙型肝炎疫苗纳入计划免疫范畴。

1980 年，我国正式参与 WHO 的 EPI 活动；1985 年，我国政府宣布分两步实现普及儿童计划免疫；1988 年，各省实现 12 月龄和 18 月龄接种率达 85%目标；1990 年，实现各县适龄儿童接种率达 85%要求，实质上，1990 年我国已达 90%目标，并根据 WHO 推荐的免疫程序，1986 年卫生部重新修订了我国儿童计划免疫政策。

2007 年，我国出台了扩大国家计划免疫规划实施方案，在现行全国范围内使用的乙肝疫苗、卡介苗、脊髓灰质炎疫苗、百白破疫苗、麻疹疫苗等 6 种国家免疫规划疫苗的基础上，将甲肝疫苗、流脑疫苗、乙脑疫苗、麻腮风疫苗纳入国家免疫规划，对适龄儿童进行常规接种。在重点地区，对重点人群进行出血热疫苗接种；发生炭疽、钩端螺旋体病疫情或发生洪涝灾害可能导致钩端螺旋体病爆发流行时，对重点人群进行炭疽疫苗和钩体疫苗应急接种。通过这些疫苗的接种，可以预防 15 种传染病，即乙型肝炎、结核病、脊髓灰质炎、百日咳、白喉、破伤风、麻疹、甲型肝炎、流行性脑脊髓膜炎、流行性乙型脑炎、风疹、流行性腮腺炎、流行性出血热、炭疽和钩端螺旋体病。

三、预防接种的实施

(一)办理预防接种证

社区护士应及时为辖区内所有居住满 3 个月的 0～6 岁儿童建立预防接种证或预防

接种卡等儿童预防接种档案，可采用预约、通知单、电话、手机短信、网络、广播通知等方式通知儿童监护人，告知接种疫苗的种类、时间、地点和相关要求；在交通不便的地区，可采取入户巡回的方式进行预防接种。社区护士还应注意每半年或规定的时间对责任区内儿童的预防接种卡进行1次核查和整理。

(二)接种前的准备工作

1. 接种环境准备

接种场所应做到光线充足、空气流通、冬季室内温暖。

2. 接种者准备

社区护士作为接种者，应该做到：①严格查对制度，注意接种时间、间隔次数。②衣帽整洁，洗手，戴口罩。③对家长和较大儿童交代在接种过程中及接种后可出现的疫苗反应及其相应的处理措施，消除受种者的紧张感及恐惧感，争取受种者的配合。④应认真、细致地询问受种者的病史及传染病接触史，以发现疫苗接种的禁忌证。

3. 接种用物的准备

社区护士需准备接种所用疫苗、口服或注射所用物品、急救药物及登记本等，并将接种用物有序地放在规定和方便的地方；应将疫苗贮存在2～8℃温度下；对过期或变质药物，应根据规定及时妥善处理；应严格按照口服给药法或注射法的要求准备疫苗，接种前应再次检查药物有无异常。

4. 受种者的准备

受种者应做好以下准备工作：①受种的小儿应有熟悉的人陪伴。②携带儿童免疫接种手册(卡、证)。③接种前一天应洗澡或清洁接种部位，换上清洁衣物。

(三)接种时的工作

1. 维持接种秩序

社区护士应保证接种工作有条不紊地进行。

2. 核实接种对象

社区护士应热情接待儿童及其家长，回收接种通知单；检查儿童免疫接种手册(卡、证)，核对姓名、性别、出生年月日及接种记录，确认是否为本次接种对象，接种何种疫苗。

3. 询问健康状况

社区护士应询问儿童近期的健康状况及过敏史、疾病史、接种史及接种不良反应，进行必要的体格检查，确认本次能否接种。对于有禁忌证的儿童，应不予接种或暂缓接种，并在接种证/卡上做好记录。

4. 确认疫苗无误

社区护士应核对疫苗品种，检查其外观质量以及是否过期、变色、污染、有凝块或异物、无标签、安瓿有裂纹等，受过冻结的液体疫苗一律不得使用。

5. 正确使用疫苗

安瓿开启后，应按规定温度存放，活疫苗应在0.5小时内用完，死疫苗应在1小时内用完。对于百白破、乙肝疫苗，应充分摇匀后再使用。

6. 正确接种

社区护士应严格执行无菌操作。疫苗剂量、注射部位、注射方法均按照说明书规定执行。口服脊髓灰质炎疫苗时，社区护士要当面观察受种者服下。

(四)接种后的工作

1. 注意观察受种者的反应

接种后，受种者应在留观室观察 30 分钟，无不良反应后方可离去。

2. 整理用物

社区护士应按操作规程整理用物。

3. 疫苗处理

对已开启但未使用完的疫苗，应焚烧处理；对未开启的疫苗，应放入冰箱冷藏，并在有效期内使用。

4. 登记

社区护士应在接种手册上登记接种日期及疫苗名称等。

5. 交代注意事项

社区护士应交代家属接种当日不能给儿童洗澡，接种部位应保持清洁，防止感染；接种后 2 天内避免儿童剧烈活动；接种后如出现高热、痉挛时，应与社区医务人员联系，及时处理；与儿童监护人预约下次接种疫苗的种类、时间和地点。

四、预防接种常见的反应及处理原则

预防接种使用的活菌苗、活疫苗对人体是一种轻度感染，而死菌苗、死疫苗对人体是一种异物刺激，因此，接种后可能会有不同程度的全身或局部反应。

(一)一般反应及处理

1. 全身反应

接种后的全身反应主要是发热，一般发生于疫苗接种后的 24 小时内。若是活疫苗，则在一定的潜伏期后出现体温升高，有时伴有头痛、头晕、恶心、呕吐、腹泻等反应。个别儿童在接种麻疹疫苗后的 6～12 天可出现散在皮疹，反应较轻微者可以不做处理，注意多休息、多饮水，或根据情况给予对症处理；若高热不退或症状较重时，应告知其及时就诊。

2. 局部反应

局部反应常发生于接种后数小时至 24 小时，注射局部可出现红、肿、热、痛，伴有局部淋巴结肿大或淋巴管炎，这些症状可持续 2～3 天。若局部反应轻微，一般无须处理；若局部反应较重，可用毛巾多次热敷，但应注意卡介苗的局部反应不能进行热敷。

(二)异常反应及处理

1. 过敏性休克

过敏性休克常发生于注射后的数秒或数分钟内。某些受种者可出现血压下降、脉细速、呼吸困难、出冷汗、四肢冰冷、面色苍白、大小便失禁，甚至惊厥、昏迷等过敏性休克表现，如不及时抢救，会有生命危险，应立即使受种者平卧、头部放低，皮下或静脉注射1∶1000肾上腺素0.5～1mL，给予吸氧、保暖和其他抗过敏性休克的抢救措施。

2. 晕厥

由于儿童紧张、空腹、恐惧、疲劳等原因，在接种时或接种后数分钟内，可出现头晕、心慌、心跳加速、面色苍白、出冷汗、四肢冰凉等晕针表现，应立即使儿童平卧、头部放低，给予少量热水或糖水，并注意与过敏性休克的鉴别。

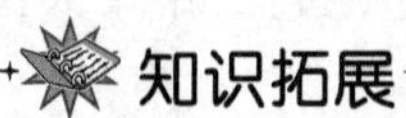

预防接种的禁忌证

预防接种的禁忌证包括以下两个方面。①一般禁忌证：如发热、活动性肺结核、肝病、急性传染病等患儿不宜进行预防接种，待症状消失或恢复后即可接种。②特殊禁忌证：如结核菌素试验阳性、湿疹、化脓性皮肤病、中耳炎及水痘患儿不宜接种卡介苗，患有自身免疫病、恶性肿瘤、血液病、中枢神经系统疾病以及严重心、肝、肾疾病的小儿不能进行任何生物制品的接种。

第三节 传染病的管理

传染病管理制度是为认真贯彻实施《中华人民共和国传染病防治法》，保证疫情报告的及时性、准确性、完整性和传染病的科学管理而制定的。

一、传染病报告的病种及时间

根据《中华人民共和国传染病防治法》的规定，执行职务的医疗保健人员和卫生防疫人员为责任疫情报告人，因此做好传染病报告是社区护士的一项法定职责，一旦发现传染病，要按照有关规定及时报告。

（一）报告的病种

《中华人民共和国传染病防治法》规定管理的传染病分为甲、乙、丙三类，共40种。

1. 甲类传染病

甲类传染病包括2种，即鼠疫和霍乱。

2. 乙类传染病

乙类传染病共27种，包括新型冠状病毒肺炎（简称新冠肺炎，按照甲类传染病管理）、严重急性呼吸综合征、艾滋病、病毒性肝炎、脊髓灰质炎、人感染高致病性禽流感、人感染H7N9禽流感、麻疹、流行性出血热、狂犬病、流行性乙型脑炎、登革热、炭疽、细菌性和阿米巴性痢疾、肺结核、伤寒和副伤寒、流行性脑脊髓膜炎、百日咳、白喉、新生儿破伤风、猩红热、布鲁氏菌病、淋病、梅毒、钩端螺旋体病、血吸虫病、疟疾。

3. 丙类传染病

丙类传染病共 11 种，即流行性感冒(包括甲型 H1N1 流感)、流行性腮腺炎、风疹、急性出血性结膜炎、麻风病、流行性和地方性斑疹伤寒、黑热病、包虫病、丝虫病、手足口病，以及除霍乱、细菌性和阿米巴性痢疾、伤寒和副伤寒以外的感染性腹泻病。

各级各类医疗机构、疾病预防控制机构、采供血机构均为责任报告单位，其执行职务的人员和乡村医生、个体开业医生均为责任疫情报告人，必须按照《中华人民共和国传染病防治法》的规定进行疫情报告，履行法律规定的义务。

(二)报告及时间

1. 报告的程序与方式

具备网络直报条件的机构，在规定时间内进行传染病相关信息的网络直报；不具备网络直报条件的，按相关要求通过电话、传真等方式进行报告，同时向辖区疾病预防控制机构报送“传染病报告卡”。

2. 报告的时限

责任报告单位和责任疫情报告人发现甲类传染病和乙类传染病中的新冠肺炎、肺炭疽、严重急性呼吸综合征和脊髓灰质炎患者或疑似患者时，或发现其他传染病和不明原因疾病暴发时，应于 2 小时内将“传染病报告卡”通过网络报告；未实行网络直报的责任报告单位应于 2 小时内以最快的通信方式(电话、传真)向当地疾病预防控制机构报告，并于 2 小时内寄送出“传染病报告卡”。对其他乙、丙类传染病患者或疑似患者，以及规定报告的传染病病原携带者在诊断后，实行网络直报的责任报告单位应于 24 小时内进行网络报告，未实行网络直报的责任报告单位应于 24 小时内寄送出“传染病报告卡”。

二、传染病访视管理的内容与要求

当接到疫情报告后，社区护士应于 24 小时内进行首次家庭访视，了解发病情况，依据病情需要进行复访。由于不同传染病的潜伏期、传播途径和病程有差异，因此复访的时间安排各不相同，一般第一次复访在发病后 3～10 天，第二次复访在发病后 40 天左右。对于转为慢性传染病的患者，每年还需进行 1 次或 2 次访视；对于不可能转为慢性传染病的患者，仅需进行 1 次复访。

1. 初访

在初访时，社区护士先要核实传染病诊断，调查疾病来源，判断传染病流行的性质、蔓延的现状和趋势，采取有效防疫措施控制传染源，切断传播途径，对患者及其家庭成员进行相关传染病知识的健康教育，使他们掌握传染病的控制方法，防止传染病的进一步蔓延。在初访中，社区护士要认真填写传染病调查表或其他相关护理文件，并对此次传染病访视的相关内容做好记录，以便作为对社区总体疫情分析的事实依据，同时为复访奠定良好的基础。

2. 复访

在复访时，社区护士主要应了解患者病情的发展情况或痊愈情况，同时对周围密切接触人群进行调查，掌握传染病的继发情况，是否存在疫情的蔓延；如果发现疫情的大规模蔓延，要及时记录并上报主管部门。此外，社区护士还应了解社区防疫措施的落实情况，以及患者及其家属对传染病预防和控制措施的实施情况；对患者的痊愈或死亡做好详细记录，依据实际情况确定下次是否复访，如果要继续访视，则需确定下次复访的时间。

第四节　常见传染病的社区护理与管理

常见传染病的社区护理与管理工作包括健全社区初级卫生保健工作，提高医务人员的业务水平；提高医务人员对疑似患者的管理；对疑似患者要及时报告，尽早确诊。

一、艾滋病的社区护理与管理

艾滋病的全称是获得性免疫缺陷综合征(AIDS)。艾滋病是由人类免疫缺陷病毒(HIV)引起的一种病死率极高的恶性传染病。HIV 侵入人体后，能破坏人体的免疫系统，令感染者逐渐丧失对各种疾病的抵抗能力，最后导致死亡。艾滋病是当前最棘手的医学难题之一，目前还没有针对 HIV 感染的治愈方法，但通过抗反转录病毒药物进行治疗，可控制 HIV 的繁殖，延缓艾滋病的进展。

(一)流行过程

1. 传染源

艾滋病患者和无症状携带者是艾滋病的传染源。HIV 存在于人体血液及各种体液中，通过血液检查判断是否存在 HIV 抗体，通常可以做出是否感染 HIV 的诊断。

2. 传播途径

(1)性接触：本病的主要传播途径。性伴侣越多，感染艾滋病的危险性越大。

(2)血液传播：指通过共享污染少量血液的针头及针筒而传播。输血和血液制品等亦为艾滋病的重要传播途径。

(3)母婴传播：感染本病的孕产妇可通过妊娠、分娩及哺乳将病毒传染给胎儿或婴儿。

3. 易感人群

人类对 HIV 普遍易感。同性恋和杂乱性交者、药瘾者、血友病患者以及 HIV 感染者的胎儿为本病的高危人群。

(二)临床表现

典型的 HIV 感染多经历急性 HIV 感染期、无症状 HIV 感染期、艾滋病前期、艾滋病期 4 个阶段。

1. 急性 HIV 感染期

发热、腹泻、关节及全身痛、淋巴结肿大，此属 HIV 感染的非特异性表现。此期又称窗口期，患者血清抗体可以呈阴性，但 HIV 数量极高，传染性极强。

2. 无症状 HIV 感染期

HIV 感染早期出现的症状消失，个体无特殊不适，部分患者可有持续全身淋巴结肿大，CD4 细胞数量呈进行性减少。

3. 艾滋病前期

此期患者有间歇性或持续性全身感染症状，如同第一期症状，还会出现体重下降、乏力、免疫功能降低等。

4. 艾滋病期

患者体内的 $CD4^+$ T 淋巴细胞计数明显下降，免疫功能明显低下，可出现各种严重的机会性感染和肿瘤。例如，此期患者可出现肺孢子菌肺炎、隐球菌性脑膜炎、巨细胞病毒性视网膜炎、口腔霉菌感染、口腔毛状白斑、弓形虫脑病、霉菌性食管炎、肠炎、恶性淋巴瘤、卡波西肉瘤等。

(三)社区护理与管理

1. 遏制艾滋病经性途径传播

打击卖淫嫖娼等违法犯罪行为，加强对高危人群以及感染者配偶的健康教育和综合干预，提高安全套的使用率。

2. 开展对吸毒人群的综合干预

加强戒毒药物维持治疗的规范化管理，提高服务质量；加强对服药人员的管理和综合服务，提高维持治疗保持率，确保治疗效果。

3. 预防母婴传播

将预防艾滋病母婴传播纳入妇幼保健和生殖健康服务常规工作中，充分利用孕产期保健服务，为孕产妇提供艾滋病咨询、检测、转介或诊疗服务。

4. 加强血液安全管理

贯彻落实《中华人民共和国献血法》，在社区内大力开展无偿献血的宣传工作，积极建立无偿献血志愿者组织，提高固定无偿献血者的比例，采取有效措施减少高危行为人群献血。

5. 加强监测，最大限度发现感染者

加强艾滋病检测和病例报告的管理，加强监测信息的分析和利用，建立部门间信息合作与共享机制；定期开展对感染者和患者配偶以及高危人群的艾滋病检测咨询工作。

(四)健康教育

在社区内大力开展艾滋病的健康教育活动；充分利用报纸、广播、电视、互联网等媒体，通过相关节目或开设专栏，不断扩大宣传教育覆盖面；经常开展艾滋病综合防治知识的宣传和咨询，大力宣传艾滋病的危害、传播途径和预防措施等知识，提高居民防治艾滋病的意识和能力；加强社区流动人口、青少年、妇女、被监管人群等重点人群的宣传教育，倡导建立健康、文明的生活方式。

二、病毒性肝炎的社区护理与管理

病毒性肝炎是由多种不同肝炎病毒引起的一组以肝脏损害为主的传染病，包括甲型肝炎、乙型肝炎、丙型肝炎、丁型肝炎及戊型肝炎。病毒性肝炎传染性强，传播途径复杂，流行面广，其流行情况与社会经济水平和文化素质相关。除丁型肝炎外，我国是病毒性肝炎的高流行区，其中以甲型和乙型肝炎所占比例最大，危害最重。

(一)流行过程

1. 传染源

甲型肝炎的传染源主要是甲型肝炎急性期的患者和隐性感染者，病毒主要通过粪便排出体外。乙型肝炎的传染源是急、慢性乙型肝炎患者和病毒携带者，病毒存在于患者的血液及各种体液中。

2. 传播途径

甲型肝炎主要经粪-口途径传播。乙型肝炎可通过输血或血制品以及使用污染的注射器或针刺等传播，也可通过母婴垂直传播及性接触传播。

3. 人群易感性

人类对各型肝炎病毒普遍易感，各年龄段人群均可发病。甲型肝炎病毒感染人体后，机体可产生较持久的免疫力。各型肝炎病毒之间无交叉免疫，可重叠感染。

(二)临床表现

1. 急性肝炎

急性肝炎患者可有黄疸、畏寒、发热、全身乏力、食欲下降、厌油、恶心、腹胀、肝区疼痛、肝大、肝功能异常等表现。

2. 慢性肝炎

病毒性肝炎病程超过半年，即为慢性肝炎。患者常有乏力、肝区不适、转氨酶反复异常或持续升高、脾大、消化道症状、早期肝硬化等表现。

3. 重型肝炎

各型肝炎均可导致重型肝炎。重型肝炎的发生率为0.2%～0.5%，病死率高，患者可出现极度乏力、严重的消化道症状，以及有出血倾向、意识障碍、肝萎缩、腹水等。

(三)社区护理与管理

1. 管理传染源

(1)隔离和消毒：对于急性期的肝炎患者，应进行隔离治疗至病毒消失。对患者的分泌物、排泄物、血液以及被污染的医疗器械或物品，均应进行消毒处理。

(2)对有关行业人员中肝炎患者的管理：对生产、经营饮食品单位的直接接触入口食品的人员及保育人员等，每人均应做健康检查，如发现肝炎患者，应立即进行隔离治疗。

(3)对乙型肝炎表面抗原携带者的管理：乙型肝炎表面抗原(HBsAg)携带者系指血液乙型肝炎表面抗原阳性，但无肝炎症状、体征，以及各项肝功能检查正常，经半年观察无变化者。HBsAg携带者除不能捐献血液、组织器官及从事国家明文规定的职业或工种外，可照常工作和学习，但应定期进行医学随访。HBsAg携带者要注意个人卫生、经期卫生及行业卫生，防止自身唾液、血液和其他分泌物污染周围环境、感染他人，其所用的食具、刮刀、修面用具以及牙刷、盥洗用品等应与健康人分开。

(4)对献血员的管理：献血员应在每次献血前进行体格检查，并检测丙氨酸转氨酶(ALT)及HBsAg，肝功能异常和HBsAg阳性者不得献血。有条件时，还应开展抗-HCV测定，抗-HCV阳性者亦不得献血。

2. 切断传播途径

(1)提高个人卫生水平，在社区内广泛开展以把住"病从口入"关为中心内容的卫生宣传教育，教育居民养成食前便后洗手的良好习惯。

(2)加强辖区饮食卫生管理、水源保护、环境卫生管理以及粪便无害化处理。

(3)加强辖区内幼托机构的卫生监督与管理。幼托机构要严格执行对食具及便器消毒的制度，对儿童实行一人一巾一杯制，认真执行晨检或午检制度；使用的玩具各班组应严格分开；发现肝炎患儿时，应立即将其进行隔离并及时报告有关防疫部门，对患儿所在班级进行消毒及医学观察。

(4)各服务行业的公用茶具、面巾以及理发、刮脸、修脚的用具，均应做好消毒处理。

(5)防止医源性传播：加强各种医疗器械的消毒处理，静脉注射时，应实行一人一针一管制，或使用一次性注射器；医疗器械应实行一人一用一消毒。

(6)加强血液及血液制品的管理，做好血液及血液制品的HBsAg检测工作。HBsAg呈阳性的血液及血液制品不得出售和使用。

(7)加强母婴传播的阻断工作：向HBsAg阳性的育龄妇女广泛宣传乙型肝炎的危害性及预防乙型肝炎的注意事项，宣传优生优育；应将HBsAg和抗-HCV列为产前常规检查项目，对HBsAg和/或抗-HCV阳性的孕妇，应设专床分娩，其使用产房的所有器械要严格消毒。对HBsAg及HBeAg双阳性孕妇所生的胎儿，应使用乙型肝炎免疫球蛋白(HBIG)和乙型肝炎疫苗进行联合免疫。

3. 保护易感人群

接种乙型肝炎疫苗是预防HBV感染的最有效方法。我国卫生部于1992年将乙型肝炎疫苗纳入计划免疫管理，对所有新生儿，均应接种乙型肝炎疫苗。乙型肝炎特异免疫球蛋白主要用于母婴传播的阻断，应与乙型肝炎疫苗联合使用，亦可用于意外事故的被动免疫。甲型肝炎疫苗主要用于幼儿、学龄前儿童及高危人群。人血丙种免疫球蛋白对甲型肝炎接触者具有一定的保护作用，主要适用于接触甲型肝炎患者的易感儿童。

(四)健康教育

1. 心理指导

肝炎患者因常需要隔离，故易产生孤独、自卑的心理。社区护士要关心、体贴患者，让患者及其家属消除顾虑，鼓励他们保持乐观的心态，树立战胜疾病的信心。

2. 饮食指导

急性肝炎患者宜进食清淡、易消化的食物。慢性乙肝患者宜进食适当的高蛋白、高热量、高维生素、易消化的食物，避免吸烟、饮酒和使用对肝脏有损害的药物。重症肝炎患者应尽量减少饮食中的蛋白质摄入量，以减少肠内氨的来源；注重食物的色、香、味，以增进食欲；少量多餐，避免进食辛辣、刺激性食物。

3. 生活指导

肝炎患者的餐具、剃须刀等用物应单独使用；被患者体液、血液污染的衣物，可用含氯消毒液浸泡消毒；家属接触患者及其用品后，可用流水及肥皂清洗双手，如手上有伤口，请勿接触患者的血液及体液，以免造成感染。

三、肺结核的社区护理与管理

结核病是由结核分枝杆菌感染引起的慢性传染病。结核分枝杆菌可以通过呼吸道、消化道和皮肤黏膜损伤等处侵入人体，并可侵犯肠、骨、关节、淋巴系统、神经系统和泌尿系统等，临床上以肺结核最为常见。结核分枝杆菌可扩散至全身长期潜伏，在机体抵抗力降低时发病。结核病的病理特点是结核结节和干酪样坏死，易形成空洞。

(一)流行过程

1. 传染源

结核病的主要传染源是结核病患者，特别是活动性肺结核患者，包括痰涂片阳性的所有患者及痰涂片阴性的部分患者。

2. 传播途径

结核病主要经呼吸道传播，90%以上的肺结核是通过呼吸道传染的。肺结核患者通过咳嗽、打喷嚏、高声谈笑，使带有结核分枝杆菌的飞沫排出体外，健康人吸入结核分枝杆菌后便会被感染。结核病也可通过随地吐痰形成的尘埃进行传播。

3. 易感人群

本病的易感人群主要为未感染过结核菌，且对结核菌无特异性免疫力的人。结核病传染性的大小与传染源的病情严重性、排菌量、咳嗽频率、居室通风情况及接触的密切程度、接触者的抵抗力等因素有关。

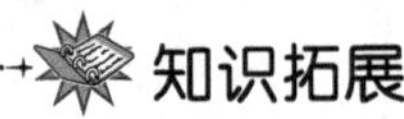

知识拓展

全球结核病疫情回升的主要原因

20 世纪 90 年代，全球结核病疫情回升的主要原因如下。

(1)对结核病的忽视：由于发达国家结核病控制的效果较好，盲目乐观地认为消除结核病在望，放松了结核病控制工作，削减了机构、人员和经费，而发展中国家尽管疫情严重，但缺少足够的经费支持结核病防治工作。

(2)移民和难民增加：来自结核病流行严重地区的大量移民和难民多数已经感染了结核分枝杆菌，发病率很高，他们的发病加重了当地结核病的流行。

(3)人类免疫缺陷病毒(HIV)感染和艾滋病(AIDS)的流行：HIV 感染降低了人体对结核分枝杆菌的免疫力，感染 HIV 者易并发结核病。

(4)多耐药结核分枝杆菌病例增加：由于结核病患者的不规律治疗，患者肺内的结核分枝杆菌对多种抗结核药物发生耐药。这些患者不但治疗无效、病死率高，而且易传染给其他人，造成了耐药性结核病的流行。

(二)临床表现

结核病患者可有结核病接触史。早期结核病无自觉症状，可在健康体检时被发现。典型肺结核起病缓慢，病程较长，常见的症状主要有呼吸道症状和全身中毒症状。呼吸道症状包括咳嗽、咳痰或血痰，严重时可出现咯血和呼吸困难；全身表现包括全身不适、疲倦、无力、盗汗与发热、面部潮红、食欲缺乏、恶心、腹胀、便秘或腹泻、体重减轻、月经失调、闭经和结核变态反应引起的过敏症状。

(三)社区管理

1. 发现患者

结核病的传染源是排菌患者。据统计，一位痰涂片阳性患者(即排菌者)每年可传染 5～10 人。因此，当前全球的结核病防治策略是把发现与治愈痰涂片阳性的肺结核患者作为主要问题，能治愈一个排菌患者，就可减少一个传染源，从而起到控制疫情的作用。

对于无症状的结核病患者，须主动寻找。集体肺部 X 线检查可发现早期肺结核患者，但大多数的患者仍因某些症状就诊后才被发现，可疑者应进一步做痰涂片等相关检查。患者有症状而就诊于综合医院，经 X 线检查确诊，是我国目前发现结核病患者的主要渠道。确诊病例应及时合理化疗或介绍其至结核病防治机构接受督导化疗，定期随访，直至痊愈。

2. 管理患者

对肺结核患者进行登记，加强管理。结核病需长期治疗，因此，寻求一种安全、有效、顺应性好、不易产生耐药且经济的抗结核病治疗方案很重要。WHO 于 1995 年提出“控制传染源”和肺结核患者“监督治疗＋短程化学治疗”(DOTS)的策略，其优越性在于增进医患管理双方合作，对非住院患者实行经济、统一、制度化的全面监督化学治疗。我国及其他一些国家采用DOTS疗法取得的经验认为，DOTS应将治疗结核病主要责任落实到医务工作者身上，从而可保证患者规律用药，提高治愈率。社区医护人员应做好辖区内肺结核患者的定期随访、督导服药等工作，使其得到彻底、有效的治疗。

3. 卡介苗接种

卡介苗(BCG)是活的无毒力牛型结核分枝杆菌疫苗，接种后可使人体产生对结核分枝杆菌的获得性免疫力。其接种对象是未受感染的新生儿、儿童及青少年。已受结核分枝杆菌感染者(结核菌素试验阳性)无须接种。社区卫生服务机构应根据国家免疫规划，对社区内的适龄儿童开展卡介苗预防接种工作。

(四)健康教育

社区卫生服务机构应定期对辖区内居民进行结核病的健康教育和宣传。例如，结核病患者所用的餐具在就餐后要煮沸消毒；咳嗽或打喷嚏时，不要面对他人，应用手或纸巾遮挡口鼻，以避免传染他人；不随地吐痰，将痰吐在纸上，连同擦拭口鼻分泌物的纸一起烧掉；室内要经常通风，以减少病菌的数量。

四、新型冠状病毒肺炎的社区护理与管理

冠状病毒是自然界广泛存在的一类病毒，因该病毒的形态在电镜下观察类似王冠而得名。到目前为止，已被人类发现的冠状病毒仅感染脊椎动物，可引起人和动物呼吸道、消化道和神经系统的相关疾病。新型冠状病毒肺炎(简称新冠肺炎)是一种急性感染性疾病，其病原体是一种先前未在人类中发现的新型冠状病毒。

(一)流行过程

1. 传染源

新冠肺炎的传染源目前主要包括新冠肺炎的感染者和新冠肺炎的无症状感染者，这二者也是目前新冠肺炎最主要的传染源。

2. 传播途径

新冠肺炎主要通过飞沫传播和接触传播，因为粪便、血液里都发现有新型冠状病毒的存在，所以新冠肺炎也可能经消化道和血液进行传播。

3. 易感人群

根据本病目前的发病情况来看，人群普遍易感。但是相对来说，免疫力低下的人群、暴露在易感染环境中的人更容易感染病毒。

(二)临床表现

新冠肺炎的临床表现主要为发热、乏力、干咳。值得注意的是，部分重症、危重症患者可表现为中低热，甚至无明显的发热。鼻塞、流涕等上呼吸道症状较少见。有些患者在发病1周后可能出现呼吸困难，严重者可快速进展为急性呼吸窘迫综合征、难以纠正的代谢性酸中毒和凝血功能障碍。部分患者还可出现不典型的症状，比如纳差、精神差、恶心、呕吐、腹泻、头痛、心慌、四肢肌肉及关节酸痛、嗅觉及味觉功

能减退等。

(三)社区管理

按照《中华人民共和国传染病防治法》规定，新冠肺炎被列为乙类传染病，但因其传染性很强，故按照甲类传染病进行管理。

1. 管理传染源

疫情流行期间，发现发热患者时，应集中留观进行管理，辖区卫生健康行政部门应及时安排对发热患者进行排查，排除新型冠状病毒感染后，应及时解除集中留观，可进行正常治疗。对新冠肺炎核酸检测阳性者，应集中隔离管理；对已确诊的新冠肺炎患者，应进行集中隔离治疗。根据网格化的社区管理模式，疫情期间，社区医护人员应配合做好核酸检测工作，若发现结果异常者，应立即进行隔离，并根据流调情况，对于其密接者、时空伴随者进行集中隔离或居家隔离。

2. 切断传播途径

(1)戴口罩：对于个人预防来说，出门佩戴口罩是非常必要的。口罩可以选择医用外科口罩或者 N95 口罩。口罩需要正确佩戴，一般浅色在内，深色在外，金属条在上。正常情况下，口罩应每 4 个小时更换 1 次。

(2)勤洗手：疾病流行期间，应确保手卫生。洗手时，需要使用肥皂或者消毒洗手液，这样可以避免接触感染，尤其是在接触了扶手、电梯的按钮等情况下，都需要及时洗手；在戴口罩前，也需要先洗手。

(3)勤通风：每天应开窗通风，不能自然通风的可采用排气扇等机械通风；每天还应进行室内清洁，保持居家环境和物品的清洁卫生。

(4)日常清洁及预防性消毒：所处环境及物品以清洁为主，预防性消毒为辅，应避免过度消毒，受到污染后应随时进行清洁消毒。

(5)合理管控：实施人员和车辆出入登记、体温监测、扫健康码及行程码方案，做好卫生防护，加强对社区室内外活动场所和器材设施的日常消毒。

3. 保护易感人群

接种新冠疫苗是目前防控新冠肺炎疫情的有效方式之一。通过接种新冠疫苗，人体可获得一定的免疫力，可在一定程度上降低被感染或感染后出现重症和死亡的风险。

(四)健康教育

(1)疫情流行期间，尽量避免到人群聚集、通风不良的公共场所和人多的地方，外出时需佩戴医用外科口罩。参与防疫工作的一线人员应佩戴 N95 口罩及医用手套，必要时穿防护服、佩戴护目镜，同时应做好自身的消毒工作。

(2)打喷嚏或咳嗽时，要用纸巾或肘弯处捂住口鼻；不要随地吐痰，应将口鼻分泌物用纸巾包好，弃于有盖垃圾箱内。在进行核酸检测的等待过程中，待检人员必须保持 1m 以上的间隔距离，勿触摸工作台及其他相关物品，采样后应立即戴好口罩并快速离开。

(3)勤洗手：外出回家后、咳嗽或打喷嚏后、用餐前后、便前便后、接触动物后，必须使用肥皂和流动水洗手。未洗手前，双手应避免接触眼、鼻、口等部位。

(4)注意环境卫生和室内通风：如居室周围有出现呼吸道症状的患者时，应增加通风换气的次数，寒冷季节开窗时间可适当缩短，要注意保暖。

(5)保持健康的生活方式，加强体育锻炼，注意休息，避免过度劳累，多吃蔬菜、水果，多喝水，增加机体免疫力。

(6)疫情流行期间，如果出现发热(腋下体温≥37.3℃)、乏力、干咳等症状，应自觉避免接触他人，佩戴好口罩后，尽快联系并到正规医院就诊，主动向医生描述旅居史、职业及接触史，并积极配合治疗。

要点提示

传染病是由各种病原体引起的能在人与人、动物与动物或人与动物之间相互传播的一类疾病。传染病流行的3个基本环节是传染源、传播途径及易感人群。

传染病的预防措施是控制传染源，切断传播途径，保护易感人群。计划免疫是根据某些特定传染病的疫情监测和人群免疫状况分析，按照规定的免疫程序，有计划、有组织地利用疫苗进行免疫接种，以提高人群的免疫水平，达到预防、控制乃至最终消灭相应传染病的目的。预防接种的实施过程及常见的反应和处理原则详见正文相关内容。

传染病分为甲、乙、丙3类，共40种。其中，甲类传染病包括2种，乙类传染病包括27种，丙类传染病包括11种。

掌握艾滋病、乙型肝炎、肺结核、新冠肺炎等常见传染病的感染途径、临床表现、社区管理及健康教育等内容。

思考题

(1)传染病的危险因素有哪些？

(2)我国现在要求儿童进行计划免疫接种的疾病有哪些？

(3)简述传染病社区管理的基本内容。

(4)艾滋病在临床上分为几期？各期有何特点？

(5)新冠肺炎的预防措施有哪些？

（王　侠　刘芳娥）

第九章　社区人群心理健康的护理

学习目标

(1)知识与技能：掌握心理健康的概念，心理精神疾病的分类与诊断，神经症和精神分裂症的治疗及护理。

(2)过程与方法：了解社区不同人群的心理特征及健康促进的特点；学会心理精神疾病患者的社区治疗和护理方法。

(3)情感与态度：具有对待心理精神疾病患者的耐心和责任心。

案例导入

患者，男，34 岁，已婚，工程师，因持续半年怀疑自身被毒害而入院。患病前，个性孤僻、多疑、沉默、敏感，平素健康，无重病史。其母患精神病 20 余年。半年前，患者在工作中与人发生学术争论，之后出现失眠、少食，便怀疑其单位领导与他作对，每次在单位进餐后均有头昏、手胀、喉塞等症状，怀疑是领导在食物中放毒，迫害于他。为寻找“解毒剂”，他翻阅了很多医学书籍，自行购买“海藻精”食用，自觉很有效，近 1 个月来，怀疑领导串通医务室医生用“中子射线”控制其思想和行为，有时听到“中子射线”与他对话，评论他“老实，知识丰富”，命令他“不许反抗”。走在街上，发觉处处有人跟踪他。到处求医，查肝功能、心电图，拍胸片，认为身体已被搞垮。近日连续写控告信，并去公安局要求保护。

体格检查未发现异常。精神检查：仪态端正，意识清楚，智力正常，回答切题，表情紧张，所谈多为上述内容，但进一步询问却说不出缘由，否认有病。该患者被诊断为精神分裂症偏执型。请问：

(1)对该患者的心理治疗措施有哪些?

(2)对该患者的社区护理措施有哪些?

社区心理卫生工作主要是以社区为单位，以人群为对象，提供系统且适宜的心理卫生服务。其主要目的是结合与统筹社区资源，满足社区人群心理卫生服务需求，协助社区人群解决生活适应问题，增进社区人群心理健康及精神疾病的防治与康复，进而提升社区居民的生活质量。

第一节　心理健康概述

健康是人的基本权利，也是个体生命存续和发展的基本保障，是实现人生幸福的基础。在不同的历史时期，人们对健康的含义也有不同的理解。

一、心理健康的概念与标准

1. 心理健康的概念

1946 年，第三届国际心理卫生大会曾为心理健康提出了一个定义，即“所谓心理健康，是指在身体、智能及情感上，在与他人的心理健康不相矛盾的范围内，将个人心境发展成最佳状态”。由此可见，心理健康是在正常发展的智能基础上所形成的一种表现出良好个性、处世能力和人际关系的心理特质结构，是人与人、人与环境相适应的一种完美心理状态。

综上所述，心理健康是指个体心理方面的良好状态，个体能够以积极有效的心理活动，平稳正常的心理状态，对当前和发展的内、外环境保持良好的适应功能。

2. 心理健康的标准

心理健康目前尚无统一的标准，一般可从个体的认知、情绪、人格、社会适应、人际关系等方面的表现和特点来判定，而且心理健康的标准在不断发展和变化。国内学者根据我国实际情况，提出了以下比较一致的心理健康标准。

(1)智力正常：此为人正常活动的最基本的心理条件，是心理健康的首要标准。智力是人的观察力、想象力、思维能力和实际活动能力的综合。智力低下者在社会适应、学习工作及生活中会遇到障碍，容易产生心理障碍；重度智力低下者，会丧失社会功能，甚至生活不能自理。

(2)情绪良好：稳定而良好的情绪状态可使人心情开朗、轻松安定、精力充沛，对生活充满乐趣和信心，对身体状态的自我感受良好、舒适；反之，就会导致心理失衡或心理危机，甚至精神错乱。

(3)人格完整：培养健全的人格是心理健康的最终目标。人格完整包括个体的气质、能力动机、兴趣和人生观各方面的平衡协调发展。健康的人格能够有意识地控制自己的生活，注重未来，在实践中充分发挥自己的潜能，并实现自己的价值。

(4)适应环境：健康的心理行为能顺应社会文化的进步趋势，有效地适应环境的变化。积极的处世态度能够与社会广泛接触，对社会现状有清晰的认识，以达到自我实现与社会奉献的协调统一。能够适应变化的社会环境是心理健康的重要基础。

(5)人际关系和谐：个体的心理健康主要是从人与人的交往中表现出来的。和谐的人际关系是心理健康不可缺少的条件和途径。健康的人际关系是乐于交往，待人真诚，态度积极，能够接受和理解他人的情感，善于表达自己的思想。

二、社区心理健康教育

社区心理健康教育对整个社会公共卫生事业起着重要的作用。

1. 心理健康教育的原则

为使心理健康教育工作顺利开展，并取得预期成效，应遵循以下基本原则：

(1)根据教育对象的心理发展特点和身心发展的规律，有针对性地实施心理健康教育。

(2)面向全体社区居民，通过普及心理健康知识、开展心理健康教育活动、提高社区居民对心理健康教育的认识，使社区居民心理素质逐步得到提高。

(3)关注心理上的个体差异，根据不同对象的不同需要，开展各种形式的心理健康教育和辅导，提高社区居民的心理健康水平。

(4)尊重教育对象，充分启发和调动受教育者的积极性。

(5)应将心理健康教育研究与心理咨询辅导有机结合起来。

2. 心理健康教育的内容与形式

(1)心理健康教育的内容：①根据社区居民的生理、心理特点，运用有关的心理教育方法和手段，对社区居民普及心理健康的基本知识，帮助居民建立心理调节方法，认识心理异常现象，初步建立心理健康的意识。②定期为社区居民开展心理健康讲座，培养其良好的心理素质，为社区居民做好心理咨询，提供心理干预热线，从而减少心理和行为问题的发生，促进居民身心全面和谐发展。

(2)健康教育的形式：可采用语言教育、形象教育、电话教育、文字教育及案例学习等形式。

3. 心理健康教育的评估

心理健康教育评估的内容有智力评估、人格评估、临床精神症状评估及社会学评估等，可采用访谈法、观察法及心理测验法等进行评估。

三、社区不同人群的心理特征及健康促进

1. 社区心理卫生工作的特点

社区心理卫生工作是在社区卫生行政部门的管理下进行的，是系统性及持续性服务，也是多学科结合的综合服务。其强调公众、家庭及患者本人的积极参与，要与基层保健机构及其他社会机构广泛联系，不仅对患者提供服务，还要对患者家属和某些教育者提供服务与咨询。

2. 儿童的心理特征及健康促进

儿童期是正常心理开始成长和发育的阶段。儿童可有说谎、盗窃等行为，且易患儿童期精神疾病，可能与儿童心理活动开始发育和精神发育还未达到成熟阶段，缺乏控制自己的行为和情绪的能力有关。父母对子女不可过于溺爱或过于严厉，更不可挫伤其自尊心，但也不要使其压抑。儿童可能有口吃、遗尿症、抽动症、偏食、分离性焦虑、神经性尿频等心理问题。对于精神发育迟缓、儿童多动症、神经症等患儿，要进行特殊教育、训练和治疗。

3. 青少年的心理特征及健康促进

青少年期处于青春发育阶段，内分泌生理改变突出，自主神经不稳定，情绪易波

动，易出现放纵、流浪、饮酒、吸烟和色情行为等，也易罹患精神分裂症、神经症等疾病。在此关键时期，父母、教师要进一步加强、重视对青少年的行为以及政治思想教育、道德品质、心理卫生保健和性相关知识的指导等。在方法上，应进行诱导、解释、说服、疏导等耐心教育，不可歧视和采用粗暴手段进行管教。

4. 中老年人的心理特征及健康促进

中年人一般处在人生的鼎盛时期，观察力、思维能力较强，但智力、体力、反应速度、记忆力有所下降，日常工作和生活压力大，易发生人际关系冲突，可出现紧张或焦虑、抑郁、神经症等。社区心理卫生者可为其开展心理咨询、个体心理治疗，以防止其发生精神疾病。

老年人躯体会出现生理衰退、功能衰退，当遭遇某些生活事件时、如丧偶、疾病等，常会感到孤独、悲观、失望等。此外，老年人的智力也逐渐下降，出现近事遗忘、思维贫乏，容易产生老年精神障碍，如老年性偏执症、老年期抑郁症、阿尔茨海默病等。

中老年人的心理健康促进要以预防为主，加强心理疏导，使其接受衰老的事实，享受生活，减少老年精神障碍的发生。

5. 残疾人的心理特征及健康促进

(1)残疾人的心理特征：①有强烈的自卑心理，常认为被瞧不起和低人一等，因而性格孤僻、胆怯，甚至意志消沉，丧失生活信心。②有较强的自尊心，由于生理缺陷，残疾人的情感更敏感、自尊心更强。③有严重的挫折心理，尤其是人为事故造成的残疾，受挫感强烈，有的甚至会因此而改变个人的性格。④有急切的获助心理。身残之后，往往在自卑之中产生自怜，希望获得人们的同情和帮助。

(2)残疾人的心理健康促进：①应大力宣传关注残疾人的重要性，充分发挥他们的积极性、主动性和创造性，使其聪明才智得到最大限度的发挥。②大力加强对残疾人的社会保障和政策扶持力度。③通过对残疾人的心理疏导与治疗，帮助残疾人消除心理疾病。④教育和引导残疾人应发扬“自尊、自信、自强、自立”精神，全面提高心理素质，积极参与社会生活，投身经济建设和社会发展，创造社会财富，努力为社会做出贡献。

第二节　社区常见心理精神疾病

在社区层面实施心理精神疾病的治疗与护理是社区精神医学的重要任务之一。社区精神医学的兴起是生物医学模式向生物-心理-社会医学模式转变的必然产物。

一、心理精神疾病的诊断与分类

1. 心理精神疾病的诊断步骤

心理精神疾病的诊断步骤为收集资料，分析资料，对问题做出诊断。在诊断过程中，要根据等级顺序进行：①确定患者是否有器质性疾病，只有在排除器质性疾病之后，才考虑功能性精神障碍。②依据是否有精神病的特征而区别精神病与非精神病。③要考虑人格因素和心理应激因素与疾病的关系。④要优先考虑常见病、多发病，然后再考虑精神疾病。

2. 心理精神疾病的分类

《中国精神疾病分类方案与诊断标准》第三版将心理异常主要分为10类，包括：①器质性精神障碍。②精神活性物质与非成瘾物质所致精神障碍。③精神分裂症和其他精神病性障碍。④心境障碍或情感性精神障碍。⑤癔症、严重应激障碍和适应障碍、神经症。⑥心理因素相关的生理障碍。⑦人格障碍、习惯和冲动控制障碍、性心理障碍。⑧精神发育迟滞、童年和少年期心理发育障碍。⑨童年和少年期多动障碍、品行障碍、情绪障碍。⑩其他精神障碍及心理卫生情况。

二、社区常见心理精神疾病的治疗与护理

(一)神经症

1. 神经症的分类

(1)焦虑症：以广泛性焦虑症(慢性焦虑症)和惊恐发作(急性焦虑症)为主要临床表现，常伴有头晕、胸闷、心悸、呼吸困难、口干、尿频、尿急、出汗、震颤和运动性不安等表现。其焦虑并非由实际威胁所引起，或其紧张、惊恐程度与现实情况不相称。

(2)抑郁症：指由社会心理因素引起的一种以持久的心境低落状态为特征的神经症，常伴有焦虑、躯体不适感和睡眠障碍，患者有治疗要求，但无明显的运动性抑制或精神症状，生活不受明显影响。

(3)强迫症：以反复持久的强迫观念或/和强迫动作为主要表现，特点是患者意识清晰，明知强迫内容不必要、无意义，明知是不合理的，但不能控制，也不能摆脱，从而使患者感到痛苦、焦虑。

(4)恐惧症：又称恐怖症或恐怖性神经症，是以恐怖症状为主要临床表现的神经症。所害怕的特定事物或处境是外在的，尽管当时并无危险。恐怖发作时，患者往往伴有显著的自主神经症状。患者极力回避所害怕的处境，知道害怕是过分的、不应该的或不合理的，但并不能防止恐怖的发作。

(5)疑病症：指对自身感觉或征象做出不切实际的病态解释，致使整个身心被由此产生的疑虑、烦恼和恐惧所占据的一种神经症。疑病症以对自身健康的过分关心和反复就医为特征，具体表现为患者担心自己患上或者已经患有某种严重的疾病，反复就医，因得不到相关证据的支持和医生的认可而感到烦恼和痛苦。

(6)神经衰弱：指由于某些长期存在的精神因素引起脑功能活动过度紧张，从而产生了精神活动能力的减弱。其主要临床特点是易于兴奋和疲劳，常伴有各种躯体不适感和睡眠障碍。多数患者病前具有某种易感素质或不良个性。

2. 神经症的社区治疗与护理

神经症属于心因性疾病，治疗原则为消除或减轻症状、帮助患者正确解决生活中的问题以及改善人际关系。神经症的治疗以心理治疗为主，必要时可辅以药物及其他

物理治疗。药物治疗可用苯二氮䓬类、三环类抗抑郁剂等药物；心理治疗方法有森田疗法、认知疗法、松弛疗法、系统脱敏疗法、催眠与暗示疗法、厌恶疗法、心理支持治疗等。

对神经症患者进行护理时，要与其建立良好的护患关系，以和善、真诚、理解、支持的态度对待患者；鼓励患者主动表达自己的情绪和不愉快的感受，减轻患者的内心痛苦，协助其识别和接受负性情绪及相关行为，按可控制或可接受的方式表达焦虑、激动等情绪；通过与患者的交谈和沟通，共同找出患者对生活事件的不良认知，改变患者歪曲的、不合理的、消极的信念或思想；和患者共同探讨与疾病有关的应激源及其应对方法，提供环境和机会让患者学习和训练新的应对技巧；加强患者控制紧张焦虑等负性情绪的技巧，帮助患者消除应激因素，使其相信有治愈的希望；协助患者获得社会支持，帮助患者认清现有的人际资源，扩大其社会交往的范围，使患者的情绪需求获得更多的满足，并可防止或减少患者使用躯体症状来表达情绪的倾向，同时协助患者及其家庭维持患者正常的角色行为。

（二）精神分裂症

1. 精神分裂症的分型

精神分裂症可分为偏执型、单纯型、青春型、紧张型、其他型。

(1)偏执型：又称妄想型。本型在精神分裂症中最为多见，发病年龄多在25～35岁，起病缓慢或亚急性起病，症状以妄想为主，关系妄想和被害妄想多见，次为夸大、自罪、影响、钟情和嫉妒妄想等。妄想可单独存在，也可伴有以幻听为主的幻觉。情感障碍表面上可不明显，智力通常不受影响。患者的注意力和意志往往增强，尤其以被害妄想者较为明显，警惕、多疑且敏感。在幻觉妄想的影响下，患者开始时保持沉默，以冷静眼光观察周围动静，以后疑惑心情逐渐加重，可发生积极的反抗。患者也可能感到已成为"众矢之的"，在自己无力反抗的心境下，可能采取消极的自伤或自杀行为，因而本型患者容易引起社会治安问题。本型精神分裂症病程缓慢，患者发病数年后或在相当长的时期内工作能力尚能保持，人格变化轻微。患者若隐瞒自己的表现或者强调理由时，往往不易早期发现，以致诊断困难。

(2)单纯型：常于青少年期起病，病情发展缓慢，初期常有头痛、失眠、记忆减退等类似神经衰弱的表现，但求医意愿不迫切，即使求医也容易被疏忽或误诊，直至经过一段时间后，病情发展明显时才引人注意。本型患者以精神活动逐渐减退为主要表现，情感逐渐淡漠，失去对家人及亲友的亲近感，学习或工作效率逐渐下降，行为变得孤僻、懒散、被动，甚至懒于自理日常生活；一般无幻觉和妄想，或虽有片断的或一过性的幻觉和妄想，但自动缓解者较少；治疗效果和预后差。

(3)青春型：多在青春期发病，起病较急，症状以精神活动活跃且杂乱多变为主，可表现为言语增多、联想散漫、幻觉丰富、内容生动、妄想荒谬或离奇古怪、人格解体、象征性思维、情感多变、行为幼稚、怪异或冲动等。本型患者病情发展较快，症状明显，内容荒谬，虽可缓解，但也易再发。

(4)紧张型：多在青春期或中年时发病，一般起病较急，可分为紧张性木僵、紧张性兴奋。本型患者以紧张性木僵和/或紧张性兴奋为主要表现，两种状态可单独发生，也可交替出现。本型的病程多呈发作性，预后较好。

(5)其他型：包括未定型、残留型、衰退型。

2. 精神分裂症的诊断

精神分裂症的诊断主要根据详细病史与精神症状，参考发病年龄、病期、病程等综合考虑。其诊断依据如下：①精神症状以思维障碍为主，同时有情感、感知觉和意志行为异常，以精神活动互不协调为特征；联想和思维内容混乱，情感淡漠，脱离现实；意识和智力正常，但缺乏自知力。②青年、中年时期发病。③病程长，常为 3 个月以上。④既往有类似发病，也可有某些精神缺陷或性格改变。⑤有类似的精神疾病家族史可供参考。⑥躯体及神经系统检查未发现器质性疾病的证据。

3. 精神分裂症的社区治疗与护理

精神分裂症的治疗以缓解急性精神症状和预防复发为主要目标，通常采用抗精神分裂症药物等躯体治疗辅以心理治疗的综合治疗措施。在症状明显阶段，以躯体治疗为主，尽快控制患者的精神症状。当症状开始缓解时，在坚持躯体治疗的同时，适时地加入心理治疗，解除患者的精神负担，鼓励其参加集体活动，促进其精神活动的社会康复；对慢性期患者，仍应持积极治疗的态度，同时加强患者与社会的联系，丰富患者的生活，防止发生功能衰退。精神分裂症的治疗方案包括以下几种。①抗精神病药物治疗：能有效控制急性和慢性精神症状，提高精神分裂症患者的临床缓解率，缓解期内坚持治疗者多可避免复发，在防止精神衰退治疗中常发挥积极作用，如氯丙嗪、舒必利、奋乃静、氟哌啶等。②电抽搐治疗：对紧张性兴奋和木僵、兴奋躁动、伤人、自伤和消极情绪严重者的疗效显著，症状控制后，应配合精神药物治疗。③胰岛素昏迷治疗：对妄想型和青春型精神分裂症疗效较好。④精神治疗：指广义的精神治疗，适用于妄想型和精神因素明显的恢复期患者，有利于慢性期患者的管理与康复。

精神分裂症患者的护理要有针对性，实施个性化的护理。护理评估主要包括健康史、生理功能、心理功能、社会功能。护士可以从患者的语言、表情、行为中获得直接资料，或者可以从患者的书信、日记、绘画作品中了解情况，也可以通过患者的家属、同事或朋友获得相关信息。根据护理评估，提出护理问题及具体目标。精神分裂症患者常用的护理措施包括安全护理(即病房的安全管理、病情的严密观察等)、生活护理及卫生护理。需要特别注意的是，心理护理过程中要熟练掌握护患沟通技巧。此外，要特别关注对患者自伤、自杀的评估，以及幻觉、妄想、兴奋、木僵等状态的护理，并及时做好预防及健康指导工作。

(三)阿尔茨海默病

1. 阿尔茨海默病的分类

阿尔茨海默病属于脑器质性病变所致的精神障碍，根据病因不同，可分为 3 类。

(1)脑变性疾病引起的痴呆：主要是老年痴呆综合征，目前尚无确切的治疗方法。因此，必须认识其早期症状，做到尽早发现、及时治疗。

(2)脑血管病引起的痴呆：发病机制不明，多为脑血管病变引起的脑供血障碍所致的痴呆，发病年龄多在50～60岁，以男性患者多见。

(3)混合性痴呆：指同时具有脑变性疾病引起的痴呆与脑血管病引起的痴呆症状。

2. 阿尔茨海默病的家庭护理要点

(1)给予情感支持：经常用抚摸动作和亲切的话语给予患者关心和爱护，谈话时语调要低，态度要和蔼，说话要清晰、缓慢，不要嘲笑患者和轻易否定患者的要求。

(2)防止意外发生：对于病情严重者，要做到24小时陪伴；对于轻症患者，在其活动最多的时候应做好看护，嘱患者不单独外出，以免迷路或走失，给患者口袋里放置写有其姓名、年龄、家庭住址、联系电话以及所患疾病的安全卡。

(3)安排好饮食：患者的饮食应丰富多样，定时定量，以高蛋白、低脂肪、高纤维素、易消化的软食为主。

(4)对晚期或重度痴呆患者的护理：嘱其加强生活锻炼，延缓痴呆的进展，可让患者做洗碗、扫地、买东西等简单的家务，建立新的条件反射；通过看电视、听音乐、看报纸、读杂志等方式，给予患者视听方面的外界刺激；经常有意识地让患者进行记忆、判断，以锻炼其大脑思维活动。对于有异常行为的患者，应使其反复进行强化训练。对进食困难者，要缓慢喂食，尽量避免发生呛咳或噎食；对于无法进食的患者，可给予鼻饲。此外，嘱患者的家人要经常督促和协助患者保持个人卫生，对重度患者，要做好其口腔、皮肤及会阴部的清洁护理，经常给卧床患者翻身、拍背、晒被褥，并每天定时通风等。

第三节　社区心理卫生服务

社区心理卫生服务是指在社区服务工作中，运用心理科学的理论和原则来保持与促进人们的心理健康，即通过讲究心理卫生，培养人们的健康心理，从而达到预防生理和心理两方面疾病的目的。

一、社区心理卫生工作的特点和服务内容

社区心理卫生工作具有覆盖面广、范围大的特点。其服务内容包括：①了解社区心理卫生保健需求，评估社区资源，协助社区建立心理卫生各项工作制度，提供有计划、系统的护理服务。②对社区精神疾病患者进行身心护理及相关治疗。③巡视和指导家庭及集体成员的治疗、康复。④对社区人群进行精神卫生方面的健康教育。⑤预防和控制社区精神疾病和精神卫生问题的发生。⑥协调社区精神卫生工作人员间的合作关系。⑦促进患者、家属与社区其他人员和机构的联络、沟通。⑧对社区环境、居家安全等提供相应的护理管理。⑨个案健康管理。⑩通过对社区精神卫生状况的调查评估、分析，开展社区精神卫生保健的科学研究工作。

二、心理危机及其干预

1. 心理危机的概念

心理危机由美国心理学家卡普林于1974年首次提出。心理危机是当个体面临突然

或重大生活遭遇时所出现的心理失衡状态。判定心理危机必须具备 3 个条件：①出现较大心理压力的生活事件。②不适感觉未达到精神病程度，不符合精神病的诊断。③依靠自身能力无法应付困境。此时，就需要对当事人的心理进行及时的危机干预，使其恢复到正常的心理状态。

2. 心理危机干预

心理危机干预是运用心理学的手段和技巧，对心理活动的方向、性质、强度和表现形态进行控制和调整，从而使人的心理状态和行为方式归于正常。心理危机干预的目的包括：①防止过激行为，如自伤、自杀或攻击行为的发生。②促进交流，鼓励当事者充分表达自己的思想和情感，增强当事者的自信心和鼓励其正确进行自我评价，提出适当的建议，促进问题的解决。③提供适当的医疗帮助，处理患者的晕厥、情感休克或激动状态。心理危机干预的最低目标是在心理上帮助患者解决危机，使其功能水平至少恢复到危机前的水平；最高目标是提高当事人的心理平衡能力，使其高于危机前的平衡状态。

三、自杀的预防

自杀是心理危机最严重的后果，对自杀进行干预显得尤为重要。对于自杀的干预，主要在于预防。

(一)自杀的三级预防

1. 一级预防

自杀的一级预防是指预防个体自杀倾向的发展。其主要措施有管理好农药、毒药、危险药品和其他危险物品，监控有自杀可能的高危人群，治疗自杀高危人群的精神疾病或躯体疾病，广泛宣传心理卫生知识，提高人群应对困难的技巧。

2. 二级预防

自杀的二级预防是指对处于自杀边缘的个体进行危机干预，通过心理咨询热线或面对面危机咨询服务，帮助有轻生念头的人摆脱困境，打消其自杀念头。

3. 三级预防

自杀的三级预防是指采取措施预防曾经有过自杀未遂的人再次发生自杀。

(二)对有自杀意念者的干预

自杀干预应包括对有自杀意念或决定自杀的人的干预，以及对一般人进行的自杀预防。对有自杀意念或决定自杀人的干预是一项技术性很强的严肃工作。危机干预、生命热线等是自杀干预的主要力量，心理咨询人员是协同力量，与求助者在感情上接近的人在自杀干预中起着关键的作用。

救助有自杀意念的人，一般采取以下自杀危机干预的方法与步骤。

1. 确定问题

从求助者的立场出发来探索和定义问题，可用积极倾听技术，既要注意求助者的语言信息，也注意其非语言信息。

2. 保证当事人的安全

评估求助者身体及心理危险程度、失去能动性的情况或严重性，以及求助者的内部事件和围绕求助者的情境。

3. 提供支持

让求助者认识到危机干预者是可靠的支持者。通过语言、声调和肢体动作，向求助者表达危机干预工作者对其是关心的、积极的、接受的。

4. 检查替代解决方法

帮助求助者探索其他可以利用的替代解决方法，促进求助者积极地搜索可以获得的环境支持、可利用的应对方式，以及积极的思维方式。

5. 做出计划

帮助求助者做出现实的短期计划，包括发现其他的资源和应付方式，确定求助者接受的行为步骤。

6. 获得承诺

帮助求助者向自己承诺采取确定的、积极的行动步骤。这些行动步骤必须是求助者自己的，从现实的角度是可以完成的或是可以接受的；与地方危机干预中心机构、心理治疗机构、安保部门联系，以便及时进行干预或转诊。

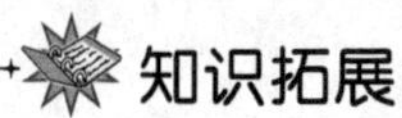

自杀危险性评估

及时评估自杀危险性是实行自杀干预的基本保证。以下迹象可视作自杀线索与呼救信号：①患者曾有过自我伤害或自杀未遂史。②患有重病且有失败的医疗经历。③精神病患者有自责、自罪、指令性幻听、强制性思维等病理现象存在。④近期发生亲人离世等重大生活事件，有严重的躯体和心理创伤。⑤在日记中流露对人生的悲观情绪。⑥向他人直接谈论“我对任何人都没有用”之类的悲观厌世内容。⑦有特别的行为或情绪特征改变。⑧长期有严重抑郁症，而情绪突然好转。⑨已经形成一个特别的自杀计划，并分配个人财产，向同学赠送个人心爱之物。⑩与有医学知识的人讨论自杀的方法，搜集有关自杀的资料。

要点提示

心理健康是指个体心理方面的良好状态，个体能够以积极有效的心理活动、平稳正常的心理状态，对当前和发展的内、外环境保持良好的适应功能。心理健康的标准包括智力正常、情绪良好、人格完整、适应环境及人际关系和谐。了解社区人群心理健康教育的原则、内容及实施方法。

学会常见心理精神疾病（如神经症、精神分裂症及阿尔茨海默病）的社区治疗与护理。

社区心理卫生工作具有覆盖面广、范围大的特点，因此只有社区卫生服务内容全面细致，才能做好社区心理卫生服务工作。

思考题

(1)什么是心理健康？简述心理健康的标准。

(2)简述神经症和精神分裂症的社区治疗及护理要点。

(3)简述阿尔茨海默病的社区治疗及护理要点。

（张飒乐）

第十章　社区健康教育与健康促进

学习目标

(1)知识与技能：能正确掌握社区健康教育和健康促进的概念，社区不同人群的健康教育主要内容与健康促进策略；了解促进健康及危害健康的相关行为，健康促进的基本内容和组织管理。

(2)过程与方法：通过社区护理的教学活动，学会社区特定人群健康教育计划的制订和实施方法。

(3)情感与态度：能运用健康教育与健康促进的理论与方法，配合社区卫生服务人员与社区相关部门开展社区健康教育及健康促进活动；具有团队协作精神及人际沟通能力。

案例导入

某社区为工厂家属区，社区总人口数为 8215 人，其中男性有 3486 人，女性有 4729 人，60 岁以上人口有 1026 人。厂区活动中心主要提供棋牌活动器材，社区内有露天体育锻炼场地，设施陈旧，部分居民反映晚间常举行各种活动，噪声太大，影响睡眠。社区居民主要疾病为慢性病，成年人高血压的患病率为 22%，冠心病的患病率为 11%，高脂血症的患病率为 18%，糖尿病的患病率为 11%。社区卫生服务中心为慢性病患者建立了健康档案，从而追踪管理慢性病患者。目前，累计规范管理高血压患者 907 人，糖尿病患者 504 人。社区卫生服务中心不定期举行讲座，宣传健康保健知识，发盐勺和油勺等，但居民反映很多人都不用。请问：

(1)该社区进行健康教育的目标人群主要有哪些？

(2)针对居民不使用盐勺和油勺的情况，社区护士可采用哪些健康教育形式与方法以加强效果？

健康教育和健康促进是解决公共卫生问题的重要手段，是全民素质教育的重要组成部分，也是帮助社区居民提高保健意识，改变不良行为的最佳方法。健康教育和健康促进对于减少和消除健康危害因素，预防和控制重大疾病和突发公共卫生事件，保护和促进人群健康，营造有益于健康的环境具有重要意义。社区护士通过对社区人群及家庭进行健康评估，找出存在的问题，提出有效措施，以维护和促进社区人群的健康。

第一节 健康与健康教育

一、健康及其影响因素

(一)健康的概念

健康是一种动态平衡，是指一个人在身体、精神和社会等方面都处于良好的状态。传统的健康观是“无病即健康”，现代人的健康观是整体健康，不是传统所指的身体没有病而已。1990 年，WHO 提出健康不仅包括了躯体健康、心理健康、社会适应良好，而且把道德修养纳入了健康的范畴，使健康的概念从单纯的躯体健康，逐步扩展到心理健康、社会健康及道德健康，即理想的健康状况不仅仅是没有疾病，还要具有活力、有良好的社会关系。

(二)健康观念

1. 个人的责任

健康教育可使人们认识到维护自身的健康是个人的责任，个人应自觉地重视自我保健，并培养良好的生活习惯。

2. 家庭的责任

以家庭为单位提供社区卫生服务是落实预防保健措施的关键。培养患者家庭成员对预防保健的良好依从性，有助于各项预防保健措施的实施。

3. 社区的责任

通过健康教育，明确社区各类管理人员的责任，提高管理人员对预防保健的重视程度，认识到社区及其本人工作的重要性，使他们积极主动地关心辖区居民的健康，配合、支持开展健康教育，组织有益于健康的活动。

(三)影响健康的因素

人类健康受多种因素的影响和制约，目前公认的影响健康的因素主要有行为和生活方式因素、生物遗传因素、环境因素、医疗卫生服务因素。

1. 行为和生活方式因素

行为和生活方式因素指人们长期受一定的社会、经济、文化、民族、家庭等因素影响而形成的一系列比较固定的生活习惯、生活制度和生活意识。不良的行为和生活方式可直接或间接给健康带来不利的影响，如神经衰弱、心血管疾病、糖尿病、肥胖症等均与行为和生活方式有关。

(1)行为因素：人类的行为是影响健康的重要因素。例如，吸烟与肺癌、慢性阻塞性肺疾病、缺血性心脏病及其他心血管疾病密切相关，酗酒、吸毒、婚外性行为等也严重危害着人类的健康。

(2)生活方式因素：生活方式和不良行为，如不合理饮食、性乱和滥用药物等可导致慢性非传染性疾病及性病迅速增加。

2. 生物遗传因素

生物遗传因素指人类在长期生物进化过程中所形成的遗传、成熟、老化及机体内部的复合因素。生物遗传因素可直接影响人类健康，对人类诸多疾病的发生、发展及分布具有决定性影响，如高血压、糖尿病的发生与遗传有关。

3. 环境因素

环境因素指围绕着人类空间及其直接或间接地影响人类生活的各种自然因素和社会因素之总和。因此，环境因素包括自然环境和社会环境两个方面。

(1)自然环境：又称物质环境，是指围绕人类周围的客观物质世界，如水、空气、土壤及其他生物等。自然环境是人类生存的必要条件。在自然环境中，影响人类健康的因素主要有生物因素、物理因素和化学因素。

(2)社会环境：又称非物质环境，是指人类在生产、生活和社会交往活动中相互间形成的生产关系、阶级关系和社会关系等。在社会环境中，有诸多的因素与人类健康有关，如社会制度、经济状况、人口状况、文化教育水平等，而社会制度在其中起决定性的作用。

4. 医疗卫生服务

医疗卫生服务指促进及维护人类健康的各类医疗、卫生活动，既包括医疗机构所提供的诊断、治疗服务，也包括卫生保健机构提供的各种预防保健服务。一个国家医疗卫生服务资源的拥有、分布及利用将对其人民的健康状况起重要的作用。

综上，影响健康的四个因素中，行为和生活方式起重要作用，其次为环境因素、卫生服务，遗传因素虽影响较小，但若出现遗传病，则不可逆转。这四个因素之间既彼此独立，又相互依存。

二、健康教育概述

(一)健康教育与社区健康教育的定义

1. 健康教育

健康教育是有计划、有组织、有系统的社会教育活动，可使人们自觉地采纳有益于健康的行为和生活方式，消除或减轻影响健康的危险因素，预防疾病，促进健康，提高生活质量，并对教育效果做出评价。健康教育的核心是教育人们树立健康意识，促使人们改变不健康的行为生活方式，养成良好的行为生活方式，以减少或消除影响健康的危险因素。健康教育可帮助人们了解哪些行为是影响健康的，并能自觉地选择有益于健康的行为生活方式。

2. 社区健康教育

社区健康教育是指以社区为单位，以社区人群为教育对象，以健康为中心的全民性教育，贯穿于人类生命的全过程，以促进社区居民健康为目标，进行的有组织、有计划的健康教育活动。社区健康教育的对象包括社区所有人群，即健康人群、高危人群和患病人群。其目的是帮助社区居民树立健康意识，及时发现自身、家庭和社区的健康问题，培养社区居民促进健康的行为和生活方式，提高个人、家庭及群体的保健能力和健康水平。

(二)社区健康教育的意义

健康是每一位公民的权利，全民健康是一个国家、民族富强的基石，维护健康是每位公民、家庭、社会义不容辞的责任。一个人的健康与其行为、生活方式、环境及如何利用卫生保健资源等密切相关。社区健康教育就是使每一个人、每一户家庭、每一个社区提高对维护健康的责任感，掌握建立健康的行为和生活方式、改善生活环境和充分利用卫生保健资源的方法，从而自觉地维护健康。因此，社区健康教育是提高全民健康水平的一项重要措施。

社区健康教育是健康促进与初级卫生保健的重要内容，是发展社区卫生服务的重要组成部分及主要服务方式，只有全民认识到健康的重要性，才能实现促进和维护全民健康的目标，而社区健康教育则是实现这一目标的最基本、最重要的方式和手段。因此，社区健康教育是确保健康促进、初级卫生保健、社区卫生服务工作顺利开展的重要保证。

(三)社区健康教育的对象

社区健康教育的对象是社区全体居民，包括健康人群、高危人群、患病人群、患者的家属及照顾者。

1. 健康人群

健康人群一般在社区居民中占的比例最大，由各个年龄段的人群组成。这类人群中，有些人可能对健康教育最缺乏需求，也许会认为疾病距离他们太遥远，对健康教育持忽视态度。对于健康人群，健康教育主要侧重于卫生保健知识，目的是帮助社区居民维持良好的生活方式，并保持健康、远离疾病，同时也提醒他们对一些常见疾病应提高警惕，不要忽略疾病的预防及早期诊断。

2. 高危人群

高危人群是指那些目前尚健康，但本身存在某些致病的生物因素或不良行为及生活习惯的人群。致病的生物因素包括：个体遗传因素，如有高血压、糖尿病、乳腺癌等疾病家族史；不良的行为及生活习惯，包括高盐、高糖及高脂饮食，以及吸烟、酗酒等。高危人群中可能会有一部分人对疾病过于恐怖，或因个体的某种家族病史而过分焦虑，甚至疑虑重重；还可能会有一部分人对自己的不良行为或生活习惯不以为然，把健康教育看作老生常谈，甚至是小题大做、故弄玄虚。针对高危人群，健康教育应侧重于预防性健康教育，从而帮助他们掌握一些自我保健的技能，如乳腺癌的自我检查及一些疾病的早期自我监测等；或帮助他们自觉地纠正不良的行为及生活习惯，积极地消除致病隐患。

3. 患病人群

患病人群包括各种急、慢性疾病的患者。这类人群可根据其疾病的分期而分为四种患者，即临床期患者、恢复期患者、残障期患者及临终患者。

临床期患者、恢复期患者、残障期患者一般对健康教育比较感兴趣，他们均不同程度地渴望早日摆脱疾病、恢复健康。因此，对于这三种患者，健康教育应侧重于对康复知识的教育，以帮助他们积极地配合治疗，自觉地进行康复锻炼，从而减少残障，加速康复。

对于临终患者的健康教育实质是死亡教育，其目的是帮助他们正确面对死亡，以减少对死亡的恐惧，尽可能轻松地度过人生的最后阶段。

4. 患者的家属及照顾者

患者的家属及照顾者与患者接触的时间最长。他们中的部分人往往因长期护理而产生心理和躯体上的疲惫，甚至厌倦。因此，对他们进行健康教育是十分必要的。对于这类人群，健康教育应侧重于疾病知识、自我监测技能及家庭护理技能的教育。其目的一方面可提高他们对家庭护理重要性的认识，坚定其持续治疗和护理的信念，指导他们掌握家庭护理的基本技能，从而科学地护理、照顾患者；另一方面是指导他们掌握自我保健的知识和技能，以便在照顾患者的同时可维持和促进自身的身心健康。

第二节 健康教育的理论与方法

在开展社区健康教育前，教育者和社区护士应先了解一些健康理论，以便有效地设计并实施社区健康教育。以往健康教育仅为单纯的卫生宣传，后来出现了如何使人们行为发生改变的“知识、态度、习惯模式”。随着教育手段的进步、健康问题的变化，又出现了健康信念模式、健康促进模式、格林模式等。

一、健康教育的理论

(一)知-信-行模式

知、信、行是知识、信念与态度、行为的简称。该模式认为，卫生保健知识和信息是建立积极、正确的信念与态度，进而改变健康相关行为的基础，而信念和态度是行为改变的动力。只有当人们了解了有关的健康知识，建立起积极、正确的信念与态度，才有可能主动地形成有益于健康的行为，转变危害健康的行为。

“知”是知识的学习，是改变行为的基础，通过学习改变原有认知，消除过去观念的影响，并获得进一步的知识和技能。“信”是人们对自己生活中应遵循的原则的信仰，通常与感情、意志一起支配人的行动，是改变行为的动力。信念的形成往往在通过对知识进行思考后发生，信念的转变在知、信、行中是关键。“行”是具体的行动，是将已经掌握并且信仰的知识付诸行动，也是最终要达到的目标。

人们从接受知识到改变行为是一个非常复杂的过程，知、信、行三者之间存在因果关系，但并不一定是导致行为反应发生的必然性。很多因素可能影响知识到行为的顺利转化。在促使人们健康行为的形成、改变危害健康行为的实践中，只有全面掌握知、信、行转变的复杂过程，才能及时、有效地消除或减弱不利影响，促进形成有利环境，进而达到改变行为的目的。

(二)健康信念模式

健康信念模式(HBM)是由3位社会心理学家于1952年提出的，建立在需要和动机理论、认知理论和价值期望理论的基础上，关注人对健康的态度和信念，重视影响信念的内外因素。HBM是第一个解释和预测健康行为的理论。

该模式认为，信念是人们采纳有利于健康行为的基础和动力，强调个体的心理过程，即期望思维、推理、信念等对行为的主导作用。健康信念是人们接受劝导，改变不良行为，采纳健康行为的关键。它解释了人们是否采取健康行为的主要原因。健康信念模式由七部分组成。

1. 对患病可能性的认识

对患病可能性的认识即人们对自己现存或潜在的健康问题，可能患某种疾病的认识，对医生诊断的信任和再次患病可能性的认识等。

2. 对疾病严重性的认识

对疾病严重性的认识即人们对假设患病对其身体带来危害的严重程度的认识，包括对疾病严重后果(如死亡、伤残、疼痛)的认识，以及对疾病引起的社会后果(如家庭生活、工作、社会关系)的认识。

3. 对采取行为所受益的认识

对采取行为所受益的认识即人们对自己将采取某种有利于健康的行为后所获得利益的认识，如戒烟可降低肺癌的患病率，按时服降压药可预防脑出血。患者只有认识到获得的利益，才能采取行动。

4. 对采取行为所付出代价的认识

对采取行为所付出代价的认识即人们对自己将采取某种行为后所付出代价的认识，如运动需要花费时间、戒烟会产生戒断症状、低盐饮食会食之乏味等。

5. 对采取行为的具体措施的认识

对采取行为的具体措施的认识即人们对自己采取某种行为的具体措施的认识，如对节食与运动控制体重的认识、按时服降压药预防高血压的认识。

6. 对采取行为自信心的认识

对采取行为自信心的认识即人们对自己是否有能力采取某种行为自信心的认识，如有信心和决心戒烟、戒酒、坚持运动等。

7. 其他影响因素

其他影响因素包括人们自身的年龄、性别、种族、性格、文化程度等因素。

(三)健康促进模式

健康促进模式是以健康信念为基础，对健康信念模式进行了进一步的补充和完善。此模式解释了健康生活方式及健康促进行为可能产生的条件，提出健康促进行为主要取决于以下3个因素。

1. 自我感知因素

自我感知因素包括人们对健康的理解、对健康重要性的认识、对自我健康控制能力的认识、对采取某种建康促进行为后所带来利弊的认识等。

2. 影响因素

影响因素包括个体的年龄、性别、种族、性格、文化程度、经济收入、对该疾病的认识等。

3. 采取健康行为的可能因素

个体可能采取的健康行为依赖于本人对健康的渴望程度、健康教育的效果、媒体对健康促进的宣传等。

(四)格林模式

格林模式由美国健康教育学家劳伦斯·格林主创，是世界上应用最广、最具权威性的模式。

格林模式具有两个特点：一是从结果入手的程序，即用演绎的方法进行推理思考，从最终的结果追溯到最初的起因，先问“为什么”，再问“如何去进行”，避免以主观猜测代替一系列的需求诊断；二是考虑了影响健康的多重因素，显示出一切个人和群体行为与环境变革的努力必须是多元的，因此健康教育与健康促进计划的设计也应该是多层面的。

格林模式具有从结果入手的程序特点，从最终的结果追溯到最初的起因，并在健康教育计划设计前对产生结果的重要影响因素做出诊断。根据该模式的思维方法，健康教育计划设计可分为 9 个基本步骤。

步骤 1：社会诊断。通过客观的科学方法，对目标人群的人口特征、生活环境及其生活质量进行评估。

步骤 2：流行病学诊断。通过流行病学调查，评估目标人群存在的主要健康问题。

步骤 3：行为与环境诊断。系统分析上一步骤所确定的健康问题或计划目标有关的行为和环境因素。

步骤 4：教育与组织诊断。明确特定的健康行为后，分析其影响因素，依据各种因素的重要程度及资源情况确定优先目标，制订健康教育的干预重点。影响健康行为的三类因素包括：①倾向因素，通常先于行为，是产生某种行为的动机、愿望，或诱发产生某种行为的因素。②促成因素，指促使某种行为动机或愿望得以实现的因素，包括个人技能、医疗资源、法律政策等可促使行为和环境改变的各种因素。③强化因素，存在于行为发生之后，是对行为积极或消极的反馈，主要来自社会支持，同伴影响，以及领导、亲属和医护人员的劝告与态度，也包括人们对行为后果的感受。

步骤 5：管理与政策诊断。对制订和执行计划的组织和管理能力的评估，以及在计划执行中资源、政策、人员能力等对执行计划可能产生的影响的判断。

步骤 6 至步骤 9：实施与评价阶段。在完成计划设计后，通过有效的实施，使计划中的预期目标得以实现，获得预期的效果。评价是全面检测、控制、保证计划方案设计先进、实施成功，并取得应有效果的关键性措施，贯穿于计划设计和实施计划的全过程。

二、健康教育的程序

社区健康教育是有计划、有组织、有目的的教育活动，进行健康教育要有周密的组织和计划。健康教育的程序与护理程序基本相似，大致分为 5 个步骤，即健康教育需求评估、确定健康教育诊断、制订健康教育计划、实施健康教育计划、评价健康教育的过程和效果。

(一)社区健康教育需求评估

社区健康教育需求评估是指社区健康教育者或社区护士通过各种方式收集有关健康教育对象的资料，为开展健康教育提供依据，是健康教育工作的第一步。

1. 评估的内容

健康教育评估的内容可以从 6 个方面收集资料。

(1)生理状况：包括健康教育对象的身体状况及生物遗传因素。

(2)心理状况：包括健康教育对象的学习愿望、态度及心理压力等。

(3)生活方式：包括健康教育对象的吸烟、酗酒、饮食、睡眠、性生活、锻炼等情况。

(4)学习能力：包括健康教育对象的文化程度、学习经历、学习特点及学习方式等。

(5)生活、学习及社会环境：包括健康教育对象的职业、经济收入、住房状况、交通设施、学习条件及自然环境等。

(6)医疗卫生服务：包括医疗卫生机构的地理位置，健康教育对象享受基本医疗卫生服务的状况，立法情况，当地卫生政策等。

2. 评估的方法

社区护士应根据不同的教育对象采取不同的评估方式。常用的评估方法有直接评估法和间接评估法。

(1)直接评估法：包括面谈、问卷、观察等方法。

(2)间接评估法：包括询问亲朋好友、查阅有关档案资料和流行病学调查等方法。

(二)社区健康教育诊断/问题

诊断就是确定问题。社区健康教育诊断是社区健康教育者或社区护士通过对健康评估收集的资料进行分析、归纳、推理和判断，确定健康教育诊断或提出健康问题，为确定教育目标做好准备。社区健康教育诊断一般分 6 个步骤进行。

1. 找出教育对象现存或潜在的健康问题

教育者根据收集的资料，找出教育对象现存的和可能出现的健康问题。例如，对社区群体资料收集后，发现中年男性存在高血压、高脂血症、肥胖、糖尿病、心脑血管疾病等健康问题。

2. 分析健康问题对教育对象的健康所构成的威胁程度

教育者应将找出的健康问题按其严重程度加以排列。例如，在社区老年男性发病率中，心脏病排在第一位，脑血栓形成排在第二位，糖尿病排在第三位等。

3. 筛选能通过健康教育解决或改善的健康问题

教育者在列出的所有健康问题中，排除由生物遗传因素所导致的健康问题，从而确定可通过健康教育而改善的健康问题。例如，心脏病除遗传性的心脏病外，均可以通过健康教育加以预防或改善其病情。

4. 分析开展健康教育所具备的人力及物力

根据社区内及教育者本身所具备开展健康教育的各种物力资源及能力分析，从而选择所能开展的健康教育项目，应当根据实际情况量力而行。

5. 找出与健康问题相关的行为因素、环境因素和促进行为改变的相关因素

教育者应对教育对象及其环境进行认真分析，从而找出与健康问题相关的行为因素、环境因素和促进行为改变的相关因素。例如，心脏病的相关因素有高血压、高脂血症、肥胖、性格暴躁、工作压力大、缺乏运动、饮食不合理等。患者本人有改变现状的信心和决心，以及家人的关心和支持。

6. 确定健康教育的优先项目

优先项目是指真实地反映社区群众最关心的健康问题，以及反映各种特殊人群存在的特殊健康问题，通过干预能获得最佳效果的项目。

在确定健康教育的优先项目时，存在的几个主要健康问题的优先原则如下。

(1)重要性：主要看疾病或健康问题的频度和危害程度，通过分析社区人群中发病率、病残率、死亡率以及疾病或健康问题造成的经济负担、社会负担、康复成本等来确定其重要性。

(2)可行性：分析社会以及政策对疾病或健康问题干预的支持力度和有利条件，包括领导的支持，社会相关部门的配合，人力、物力、技术支持的条件，特别是经济资源的支持，以及健康教育是否会得到社区人群，尤其是干预对象的支持和赞同。

(3)有效性：评价疾病或健康问题是否能够通过健康教育手段得到解决。干预实施后，是否会收到明显的效果和社会效益。

根据上述健康教育诊断，提出社区要解决的主要健康问题或行为问题，再结合社区资源、现有卫生服务条件、各级卫生人员分布状况、各种疾病影响程度等方面的情况进行综合考虑，制订出社区健康教育计划。

(三)社区健康教育计划

完成对社区健康教育需求评估及诊断后，可制订健康教育计划。制订健康教育计划时要以教育对象为中心，教育对象也要参与计划的制订。

1. 制订健康教育的目标

目标是健康教育计划活动的总方向，是具体的、可测量的，即执行计划后预期要达到的理想结果。

2. 制订指标

指标是为实现总体计划目标而设计的具体的、可量化的指标。健康教育计划指标通常包括 3 个方面的内容，即教育指标、行为指标和健康指标。

(1)教育指标：指目标人群的知识、技能、态度和信念的改善情况，是反映健康教育计划近期干预效果的指标。例如，执行健康教育计划 1 年后，该社区 40 岁以上居民高血压防治知识的知晓率由目前的 10%上升到 60%。

(2)行为指标：指健康教育计划实施后，干预对象不良行为的改变率和健康行为生活方式的形成率，是反映计划中期效果的指标。例如，执行本计划 2 年后，该社区 16 岁以上男性居民吸烟率下降了 2%。

(3)健康指标：指通过健康教育计划的实施，教育对象健康状况改善情况的生理学和心理学指标。例如，干预 5 年后，社区高血压、脑卒中发病率的降低，健康水平和生活质量的提高，平均期望寿命的提高等。

3. 确定教育干预策略

确定健康教育目标后，就要制订干预策略，包括教育方法、教育内容、教育材料、时间安排，以及教育人员的组织和培训、评价等。

(1)确定教育方法：健康教育是通过卫生知识的传播、保健方法和技术的应用指导等过程来实现的。根据干预手段和目的的不同，教育方法可分为信息传播、行为干预和社区组织方法等。不论采取哪种方法，都要以教育对象方便接受、能够长期坚持为目标。例如，社区预防高血压的方法，首先利用社区宣传栏、电视宣传、发放宣传单等方法进行高血压的危害和如何控制血压(信息传播)的宣传，然后社区护士进入家庭对患者的饮食搭配、运动方法进行指导，使高血压患者按要求自觉改变原不良饮食和生活习惯，社区组织集体运动或一些活动，患者之间定期进行交流，从而使控制高血压计划顺利进行，达到目标要求。

(2)确定教育内容：教育内容应针对受教育者的知识水平、接受能力、项目的目的和要求来确定，其内容应具备科学性、针对性、通俗性和实用性。

(3)确定教育材料：主要有视听材料和印刷材料两大类。视听材料有幻灯片、光盘等；印刷材料有书籍、报纸、杂志、小册子、传单等。

(4)确定组织机构与执行人员：搞好培训是执行计划的组织保证。建立具有多层次、多部门、多渠道的组织领导机构，这些机构以健康教育专业人员为主体，吸收政府各部门、基层组织、各级医药卫生部门、大众传播部门、学校等参加，确保计划目标的实现。

(5)确定项目活动的日程和场所：安排活动时间表，包括活动的内容、方法、时间、地点、参加人员、主持人、各项目的负责人和需要的材料等。

(6)质量控制与评价方案：设计阶段就要考虑评价问题，需对质量控制与评价的活动、指标、方法、工具、时间、负责人等做出明确的规定。

(7)项目经费预算：根据项目的活动，分别测算出每项活动的开支类别(即所需费用)，列出整个项目的预算。

(8)书写健康教育计划书：完成上述 7 个步骤后，即可撰写健康教育计划书。健康教育计划书的内容包括摘要、引言、问题的提出或必要性的评估、目的和目标、方法、效果评价、预算、参考资料等。

(四)社区健康教育的实施

按照计划的设计要求，有组织地实施社区健康教育活动，应做好以下5项工作。

1. 建立实施组织

组织的设立是健康教育实施的首要条件，它的建立与完善可从根本上保证健康教育计划的实施，包括确立领导机构、执行机构、组织间的协同与合作、政策支持等。

2. 制订实施时间表

实施时间表可按时间顺序列出各项实施的工作内容、工作地点、具体负责人、经费预算、特殊需求等。

3. 实施人员培训

通过培训，实施人员可熟悉计划的目的、意义、程序，掌握相关专业识和技能，学习健康教育的工作方法等。

4. 物质准备

健康教育材料、物质设备是健康教育实施的物质基础，选用合适的传播材料可明显提高信息传播的效果，如办公用品、音像设备、医疗仪器、交通工具等。

5. 实施的质量控制

实施质量控制可及时监控计划实施的过程和结果，发现和解决实施工作中存在的问题，保证健康教育的顺利进行。

(五)社区健康教育的评价

评价不仅在计划实施结束后进行，而且贯穿于计划实施的全过程。通过评价控制计划实施质量，是确保计划实施成功的关键性措施，也是评价项目计划是否成功及是否达到预期效果的重要手段。常用的评价方法有家庭访视、问卷调查、座谈会、直接观察、卫生知识小测验等。

1. 评价的目的

(1)保证计划执行的质量。

(2)科学地了解计划的价值。

(3)向项目(计划)的资金提供者阐明计划实施所取得的结果，以取得资金提供者和领导对健康教育工作的支持。

(4)提高专业人员开展健康教育的理论水平和实践能力。

2. 评价的方式

(1)形成评价：指在计划执行前或执行早期对计划内容所做的评价，包括为制订干预计划所做的需求评估以及为计划设计和执行提供所需的基础材料。

(2)过程评价：指对健康教育程序的每一个步骤加以评价，贯穿于计划执行的全过程。通过监测、评价教育步骤的各项活动，判断健康教育是否按计划执行，计划实施是否取得预期效果，以便及时发现计划执行中的问题。

(3)效果评价：是针对健康教育项目活动的作用和效果进行的评估。

(4)总结评价：是综合形成评价、过程评价、效果评价以及各方面资料所做的总结性概括。综合性指标更能全面地反映计划的成败。总结评价从计划的成本到效益，对各项活动的完成情况做出判断，以期做出该计划有必要重复、扩大或终止的决定。

三、健康教育的内容与形式

(一)健康教育的内容

1. 传播医学科普知识

传播医学科普知识是健康教育的重要内容，是改变人们知识结构、行为态度的基础，能使人们建立科学的健康观，维护身心健康。

2. 健康教育的干预性措施

开展健康教育要针对主要卫生问题和不良生活方式采取干预性措施，如为降低心脑血管疾病的发生，应对吸烟、酗酒、高脂饮食、缺乏运动等不健康生活方式进行干预。

3. 增强群体健康意识

明确社会责任，传播卫生知识，增强人们的健康意识，使他们自觉养成健康的生活方式，关心卫生事业，遵守有关的政策法规，从而促进卫生事业的发展，尤其是儿童和青少年，是健康教育中一个最大、最易受影响、最具可塑性的群体。

(二)健康教育的形式

健康教育应选择适当的形式，以便达到迅速普及和良好的效果。

1. 按计划组织的讲课形式

讲授的内容应浅显易懂，不用专业术语；课堂气氛要活跃；讲授者能够观察到人们迫切需要了解的问题，使他们对授课内容感兴趣，并能积极参与。

2. 自由的形式

自由的形式可作为集中教育的补充，或可针对某些特殊人群进行教育，如对高血压患者的运动指导，帮助他们掌握运动的目的、运动适宜的时间、运动的方式、运动的强度、出现运动的不适情况应如何处理等。

第三节　健康促进计划与实施

健康促进是 1986 年 11 月 21 日世界卫生组织在加拿大的渥太华召开的第一届国际健康促进大会上首先提出的，是指运用行政的或组织的手段，广泛协调社会各相关部门以及社区、家庭和个人，使其履行各自对健康的责任，共同维护和促进健康的一种社会行为和社会战略。

一、健康促进的概念

关于健康促进的确切定义，目前最受公认的是《渥太华宪章》：“健康促进是促使人们维护和改善他们自身健康的过程。”而世界卫生组织前总干事布伦特兰在 2000 年的第五届全球健康促进大会上则做了更为清晰的解释：“健康促进就是要使人们尽一切可能让他们的精神和身体保持在最优状态，宗旨是使人们知道如何保持健康，在健康的生活方式下生活，并有能力做出健康的选择。”WHO把“健康促进”定义为一个增强人们控制和改善自身健康能力的过程，要求各个国家采取一种合适的策略，增进人们与自然和社会环境之间的协调，平衡个体对健康的选择与社会责任之间的关系。

二、社区健康促进概述

社区健康促进是指通过健康教育和环境支持改变个体和群体行为、生活方式与社会影响，降低本地区人群的发病率和死亡率，为提高社区居民生活质量和文明素质所进行的活动。社区健康促进的要素包括健康教育以及一切能够促使行为、环境向有益于健康改变的政策、组织、经济等支持系统。

社区健康促进是推进初级卫生保健和实现“健康为人人”全球战略的关键要素。社区健康促进的内涵体现在以下几个方面。

(1)社区健康促进的工作主体不仅仅是社区卫生服务机构及其他卫生部门，还包括政府的相关部门。WHO指出：“未来的健康工作更多的是依靠非卫生部门，应由全社会的所有领域和部门共同承担。”

(2)社区健康促进涉及整体人群健康和生活的各个方面，而非仅限于疾病的预防。

(3)社区健康促进直接作用于影响社区居民健康的因素，包括生物遗传因素、环境因素、生活方式因素以及卫生服务体系的完善等。

(4)社区健康促进是跨学科、跨部门综合运用多种手段来增进社区群众的健康。其方法包括传播、教育、立法、财政、组织改变、社区开发以及社区群众自发地维护和促进健康的活动。

(5)社区健康促进强调社区群众积极地参与健康促进活动的全过程。

(6)社区健康促进是建立在大众健康生态学基础上，强调健康、环境和发展三者合一的活动。

三、健康促进计划与实施

由于健康促进是当代卫生政策的核心功能，因此已成为新时期卫生体制改革的重点之一，并作为干预社区群众的健康相关行为和生活方式的主要手段，在社区卫生工作中发挥着越来越重要的作用。

我国健康促进的计划与实施主要是在各级政府的领导下进行的，具有自身的特色。当前，国家正在积极推行医疗卫生体制改革，大力发展社区卫生服务，城市初级卫生保健计划正在实施。同时，国家针对社区特殊人群的健康状况，推出了相应的计划。例如，针对学生的营养问题，实施“中小学生豆奶计划”“学生营养餐计划”，并提出“政府主导，企业参与，学校组织、家长自愿”的原则；为降低婴幼儿死亡率，国家先后推行了各项卫生防疫计划。

要点提示

影响健康的主要因素有行为和生活方式因素、生物遗传因素、环境因素、医疗卫生服务因素。

社区健康教育的对象是社区全体居民，包括健康人群、高危人群、患病人群、患者家属及照顾者。

健康教育的理论有知-信-行模式、健康信念模式、健康促进模式、格林模式。

社区健康教育的评估内容包括生理状况，心理状况，生活方式，学习能力，生活、学习及社会环境，医疗卫生服务。

思考题

(1)社区健康教育的工作内容包括哪些？

(2)简述确认优先社区健康教育问题的基本原则。

(3)健康教育与健康促进有哪些区别？

(4)健康促进的工作任务是什么？

（王　侠）

第十一章　社区康复护理

学习目标

(1)知识与技能：能正确说出康复护理的基本概念和原则。

(2)过程与方法：能正确运用社区康复护理常用技术为社区残疾人提供康复护理服务。

(3)情感与态度：具有尊重患者、保护患者安全的意识。

案例导入

某社区卫生服务中心为辖区居民提供预防、治疗、保健、康复、健康教育、计划生育指导、中医技术等多位一体的社区卫生服务，服务总户数 14969 户，户籍人口 33498 人。其中，65 岁及以上老年人口 2983 人，高血压患者 2879 人，糖尿病患者 693 人，残疾 136 人。请问：

(1)社区康复的对象有哪些人群？

(2)社区康复的目标和特点是什么？

(3)社区康复护理的内容有哪些？

随着社会的发展，康复医学已深入医学的各个学科，并贯穿于健康管理的全过程，对提高患者的生活质量起着重要的作用。社区康复是医院康复治疗的延续，依靠社区资源，采用简单、有效、易行的措施，使病、伤、残人员在社区内继续得到康复服务。据统计，我国目前仅有 16.7％的康复需求患者能得到康复服务，预计至 2030 年，我国慢性病的患病率将高达 65.7％，其中 80％的慢性病患者需要康复治疗。从目前来看，我国现有康复人员、康复设备等远不能满足人们对康复医疗的需求，康复医疗资源总量不足，分布不均，地区间差异较大，故加强推动社区康复力量可有效地解决目前所存在的问题。

第一节　康复与康复护理概述

社区康复护理是对病、伤、残者的生理、心理、社会各个层面进行护理干预的过程。社区康复作为构建基层综合医疗服务网络的重要环节之一，具有投入低、服务覆盖广、可操作性强、方便基层群众、持续康复效果好等特点，是普及康复服务的一种很好的形式，也是基层医疗最终发展的趋势。

一、康复的概念及内涵

(一)康复的概念

康复是指综合协调地应用各种措施，消除或减轻病、伤、残对个体生理、心理、社会功能的影响，使个体在生理、心理和社会功能方面达到和保持最佳状态，从而改变病、伤、残者的生活，增强其自理能力，使其重返社会，提高生存质量的过程。有些病、伤、残对个体的病理变化无法彻底消除，有些局部或系统功能无法完全恢复，但经过康复治疗后，个体仍然可以带着某些功能障碍过着有意义的生活，从而达到个体的最佳生存状态。

(二)康复的内涵

1. 康复的对象

康复的对象包括病、伤、残者。“病”是指患有各种先天性和后天性疾病的患者；“伤”是指各类战伤、工伤以及其他各类突发事件引起的创伤，如地震、交通事故等；“残”是指各类先天和后天因素导致的残疾。根据全国第二次残疾人抽样调查结果，我国残疾人总数为 8296 万，占人口总数的 6.34%，涉及至少 2.6 亿家庭人口，其中近 6000 万残疾人需要康复，占残疾人总数的 72.28%。在现代社会，康复对象还包括老年人和处于亚健康状态的群体。

2. 康复的范畴

康复的范畴包括医学、社会、教育、职业等方面。康复概念的提出和框架的形成，奠定了医学康复、社会康复、教育康复、职业康复的基础。

3. 康复的目的

康复的目的是使个体在生理、心理和社会功能方面达到或保持一种最佳状态。虽然现代医学不可能解决所有病、伤、残对个体的不利影响，无法彻底消除或完全恢复，但经过积极康复治疗后，个体仍然可以带着某些功能障碍而过着有意义的生活，达到“与病、伤、残共存”的状态。

二、康复护理的概念及内涵

(一)康复护理的概念

康复护理是护理学和康复医学结合所产生的一门专科护理技术，是在康复计划的实施过程中，由康复师和治疗师等康复专业人员对康复对象进行基础护理和实施各种康复护理专门技术，以预防继发性残疾，减轻残疾的影响，使患者达到最大限度的功能改善和重返社会。

(二)康复护理的内涵

1. 康复护理的对象

康复护理的对象是需要接受康复的人群。近年来，随着康复知识向临床专科的普及和推广，以及老年病和慢性病患者的增多，康复护理已经从仅服务于医院康复医学科的住院和门诊治疗的患者拓展到医院相关临床科室或社区的患者，并强调康复护理的早期介入和全程介入。

2. 康复护理的范畴

康复护理涉及护理与康复 2 个专业，是为了适应康复治疗的需要，从基础护理中发展起来的一门专科护理技术。康复护理的内容既要体现基础护理的内涵，又要突出康复护理的特色。

3. 康复护理的目的

康复护理与整体康复的目的一致，但由于现阶段的康复护理主要是在机构内康复和一些条件比较成熟的社区康复，因此，狭义上康复护理的目的主要与医学康复的目的一致，即根据患者功能障碍的程度，尽可能促进或改善其各方面的功能，预防或改善继发性的功能障碍，最大限度地提高或恢复患者的生活自理能力，使其重返家庭、回归社会，最终提高其生存质量。

三、康复护理的原则

1. 预防继发性功能障碍

预防继发性功能障碍是康复护理的首要原则，贯穿于康复护理的始终。

2. 掌握自我护理方法

掌握自我护理方法是康复护理的核心要素。只有加强自我护理，才能使康复护理从传统护理中的“替代”护理转变为康复护理中的“主动”护理，体现康复护理的特色。

3. 重视心理支持

重视心理支持是康复护理发挥作用的保障。只有经常鼓励病、伤、残者，使他们能正确面对各种功能障碍、积极参与康复治疗，才可以确保康复治疗的成效。

4. 提倡团队协作

提倡团队协作是康复护理正常运作的必要环节。康复科与临床其他专科最大的区别是有各种治疗师参与治疗，医生、护士、各种治疗师组成了一个治疗团队，相互之间的协调和合作是康复治疗的可靠保障。

四、常用康复护理技术

(1)康复护士需要了解与康复密切相关的康复技术：如物理治疗技术、作业治疗技术、言语治疗技术、康复工程技术、传统疗法等。

(2)康复护士需要提供的技术：如患者体位的摆放、呼吸训练与管理、吞咽训练、肠道护理及心理护理等。

第二节　社区康复护理的内容与技术

社区康复是病、伤、残者融入社会的一种社区发展战略，通过患者自身、家庭、组织以及社区、卫生教育、职业、社会和其他服务机构的共同努力，充分发挥患者的潜能，达到使其能重返社会的康复目标。

一、社区康复概述

社区康复是指在社区内利用和依靠社区的人力资源，根据社区内康复对象的康复需求，由康复对象及其家属参与的康复。社区康复的对象是居住在社区内的所有病、伤、残者，老年人及亚健康群体。社区康复以社区为区域，根据社区经济发展状况和可利用的康复资源，为社区内康复对象提供康复服务。

(一)社区康复的目标

社区康复可使病、伤、残者以及慢性病、老年病患者的身心功能得到改善，日常生活活动能力能够自理，积极参与社区活动，并能享受与健康人均等的机会(包括入学和就业的机会)。例如，学龄残疾儿童能够上学，青壮年病、伤、残者在力所能及的范围内能够就业，病、伤、残者能融入社会，不受歧视、孤立和隔离，并能得到必要的方便条件和支持。社区康复的最终目标是提高病、伤、残者的生存质量。

(二)社区康复的特点

1. 采取社区适宜的康复技术

与机构康复不同，社区康复所采取的康复技术是那些经过机构内康复检验过的、成熟且有效的技术，操作简单易行，大多不需要特别的设备，康复对象可以自己使用智能化设备。例如，慢性腰腿痛的腰背肌锻炼，偏瘫患者的肢体训练，脑外伤患者的认知训练等。

2. 强调康复对象及其家属的参与和互动

在社区康复中，康复对象及其家属需要主动参与，而不是被动接受，主要包括参与康复计划的制订和实施，尤其是那些需要患者主动参与的功能性活动，以及改善日常生活自理能力的训练。康复对象及其家属的主动参与更加重要。

3. 发挥政府在社区康复管理中的作用

社区康复发展的根本动力在于社区自身，社区应自始至终全面介入社区康复管理中，将社区康复纳入社区发展规划中，并提供经费支持。

二、社区康复护理的内容

(一)提供病、伤、残的预防与宣教

1. 普及残疾预防知识

社区护士可依靠社区的力量，落实各项有关残疾预防的措施，如做好优生优育工作，对适龄儿童进行相应的预防接种，开展环境卫生、营养卫生、精神卫生、保健咨询、安全防护、卫生宣传及教育等工作。以上工作一般都要与卫生院、社区医院的初级卫生保健工作结合进行。

2. 参与残疾普查

社区护士可依靠社区的力量，开展社区内残疾调查，查出本社区的病、伤、残人

员及其分布情况，并做好登记，进行残疾总数、分类、残疾原因等的统计分析，为制订残疾预防和康复计划提供资料；开展康复咨询活动，发放普及读物，传授残疾预防知识和康复训练方法，增强个人残疾预防和康复的自我意识和群体意识。

(二)提供非医疗服务

1. 教育康复

帮助残疾儿童解决上学问题，或组织社区内残疾儿童的特殊教育学习班。

2. 职业康复

对社区内还有一定劳动能力、有就业潜力的青壮年病、伤、残者提供就业咨询和辅导，或介绍他们到区、县、市的职业辅导和培训中心进行就业前的评估和训练；对个别病、伤、残者，指导其自谋生计的本领和方法。对于社区内病、伤、残者的就业，如有可能，应尽量安排在社区开办的工厂、车间、商店、公司等单位，解决就业问题。

3. 社会康复

建设和维护社区无障碍环境，依靠社区的力量，组织病、伤、残者与正常人在一起的文娱体育和社会活动，以及组织病、伤、残者自己的文体活动。

(三)提供各种康复服务

1. 提供康复咨询和心理支持

社区应当为社区内的康复对象提供有关的功能评定、康复治疗、康复护理、家庭康复病床服务等，帮助病、伤、残者树立康复信心，积极配合康复治疗。

2. 实施康复治疗

在家庭和/或社区康复站，对那些需要进行康复的对象制订具体的康复计划，实施必要的、可行的具体康复方案，评估康复治疗效果。

3. 协助与上级医院的转介服务

转介服务是一种双向康复服务。一方面，对那些经过机构内康复、病情稳定的康复对象，及时向社区转介，在社区内接受进一步或后续的康复；另一方面，某些在社区康复中难以解决的问题或经过社区康复治疗效果不理想的对象，适时向上级医院康复科或康复医院转诊。转介服务是社区康复可持续发展的保障。

4. 提供慢性病独立生活指导

社区护士应协助病、伤、残者建立“独立生活互助中心”“脑卒中康复之家”或“糖尿病之友”等组织机构，提供有关独立生活的咨询和服务，如有关经济、法律、权益的咨询和维护，有关病、伤、残者用品用具的购置、使用和维修服务，独立生活技能咨询和指导等。

5. 提供社区康复护理

社区康复护理是针对不同疾病恢复阶段的需要，指导病、伤、残者及其家属根据不同病情和性质，采取必要的安全护理措施，对常见的压疮，以及呼吸系统、泌尿系统、骨与关节系统的并发症进行相应的护理，对坠床、摔伤、骨折、脱臼等意外伤害要防患于未然，最大限度地减少和避免患者的痛苦，预防并发症和避免致残因素。

三、社区康复护理技术

(一)体位摆放

体位摆放在临床上通常是指患者根据治疗、护理以及康复的需要所采取并能保持的身体姿势和位置。在康复护理中，护士应根据疾病的特点，协助并指导患者摆放正确、舒适的体位。康复护理中常用的体位摆放技术有良肢位、功能位、烧伤患者抗挛缩体位的摆放等。

体位摆放的目的是预防或减轻痉挛或畸形的出现，使躯干和肢体保持在功能状态，定时更换体位有助于预防并发症的发生。体位的摆放是康复护理工作中的重要部分，护士应根据疾病的种类以及疾病的发展阶段协助并指导患者采取正确的体位。常用的体位如下。

1. 脑损伤患者的良肢位摆放

在急性期时，大部分脑损伤患者的患侧肢体呈弛缓状态。急性期过后，患者逐渐进入痉挛阶段。大部分患者的患侧上肢以屈肌痉挛占优势，患侧下肢以伸肌痉挛占优势。长时间的痉挛会造成关节挛缩、关节半脱位和关节周围软组织损伤等并发症。早期实施良肢位的摆放，可有效预防各种并发症的发生，为后期的康复打下良好的基础。

(1)患侧卧位(图 11－1)：即患侧肢体在下方，健侧肢体在上方的侧卧位。患侧卧位对偏瘫患者的康复来说是最重要的体位，又称第一体位或首选体位。该体位可以伸展患侧肢体、减轻或缓解痉挛，使瘫痪关节韧带受到一定压力，同时利于自由活动健侧肢体。

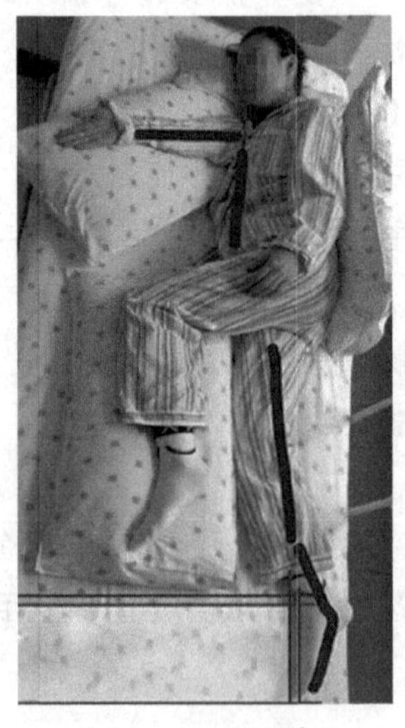

图 11－1　患侧卧位

(2)健侧卧位(图 11－2)：即健侧肢体在下方，患侧肢体在上方的侧卧位。此体位避免了患侧肩关节的直接受压，减少了患侧肩关节的损伤，但是限制了健侧肢体的主动活动。

(3)仰卧位(图 11－3)：即面朝上的卧位。这种体位容易受紧张性颈反射的影响，极易激发异常反射活动，从而强化了患者上肢的屈肌痉挛和下肢的伸肌痉挛。因此，应尽量缩短仰卧位的时间，或与其他体位交替使用。

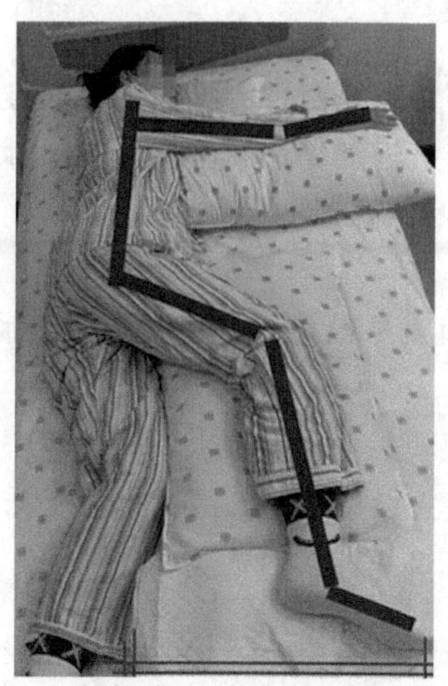

图 11－2 健侧卧位

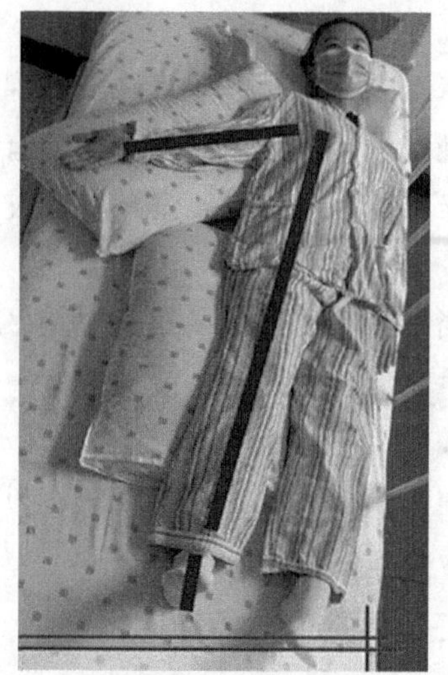

图 11－3 仰卧位

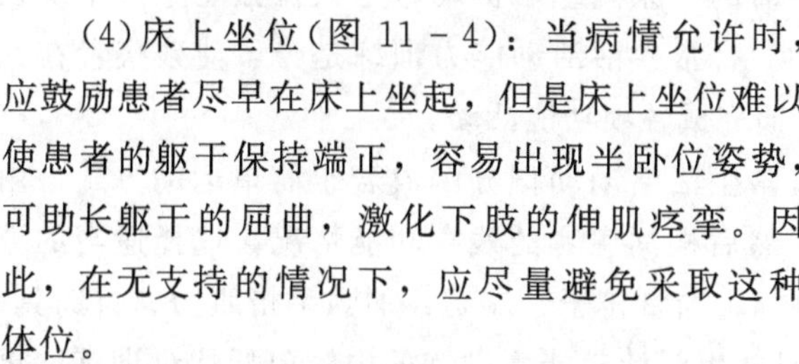

(4)床上坐位(图 11－4)：当病情允许时，应鼓励患者尽早在床上坐起，但是床上坐位难以使患者的躯干保持端正，容易出现半卧位姿势，可助长躯干的屈曲，激化下肢的伸肌痉挛。因此，在无支持的情况下，应尽量避免采取这种体位。

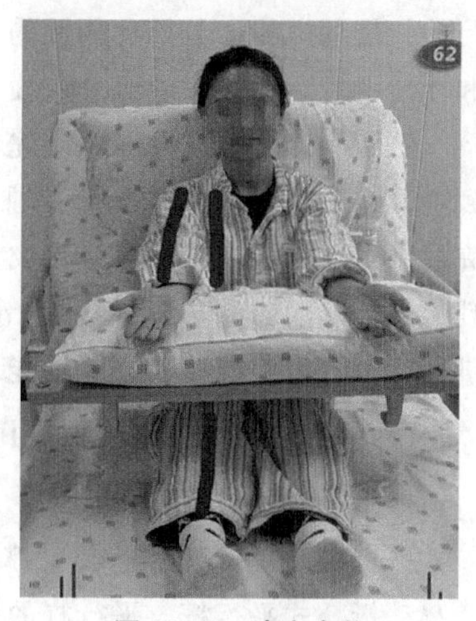

图 11－4 床上坐位

2. 骨关节疾病患者的功能位摆放

功能位有利于肢体恢复日常生活活动，如梳洗、进食、行走等，即使发生挛缩或僵直，只要做出最小的努力，即可获得最基本的功能。在临床上，常采用绷带、石膏、矫形支具、系列夹板等将肢体固定于功能位。

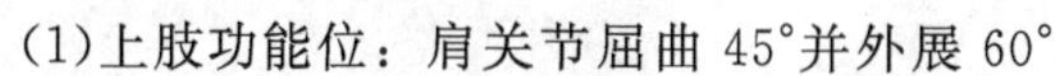

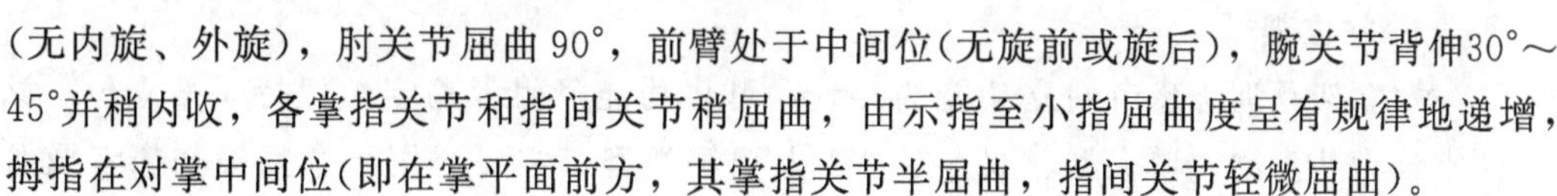

(1)上肢功能位：肩关节屈曲 45°并外展 60°(无内旋、外旋)，肘关节屈曲 90°，前臂处于中间位(无旋前或旋后)，腕关节背伸30°～45°并稍内收，各掌指关节和指间关节稍屈曲，由示指至小指屈曲度呈有规律地递增，拇指在对掌中间位(即在掌平面前方，其掌指关节半屈曲，指间关节轻微屈曲)。

(2)下肢功能位：下肢髋伸直，无内旋及外旋，膝稍屈曲 20°～30°，踝处于 90°中间位。

3. 烧伤患者的抗挛缩体位

在烧伤的急性期，正确的体位摆放可减轻水肿，维持关节活动度，防止挛缩和畸形，以及使受损伤的功能获得代偿。烧伤患者多采取长期屈曲和内收的舒适体位，极易导致肢体挛缩畸形。抗挛缩体位原则上取伸展和外展位，但不同烧伤部位的体位摆放也有差异，也可使用矫形器进行协助。

(二)体位转换训练

1. 床上翻身

床上翻身主要包括主动翻身训练和被动翻身训练两种方式。主动翻身训练是最基本的翻身训练，常用的方法主要有伸肘摆动向患侧翻身和向健侧翻身两种；被动翻身训练又可分为被动向健侧翻身和被动向患侧翻身两种。

2. 床上横向移动

当患者完成床上横向移动有困难时，护理人员也可以一手放于患者膝关节上方，另一手抬起患者臀部，帮助其向一侧移动。

3. 半坐位及坐位平衡训练

由于长期卧床患者坐起时，可能会发生直立性低血压，因此坐位平衡训练宜先从半坐位开始，可先抬高床头 30°，待患者耐受后，再逐步过渡到坐位。

(三)日常生活活动能力训练

日常生活活动能力(ADL)是人们在日常生活中为完成衣、食、住、行，以及保持个人卫生整洁和独立的社会活动所必需的一系列基本活动，是人在独立生活中反复进行的、最基本的、最具有共性的活动。日常生活活动能力训练是为了使残疾者在家庭和社会中尽量不依赖或部分依赖他人而完成各项功能活动。

日常生活活动能力训练应先将日常生活活动动作分解成若干简单运动方式，由易到难，结合护理特点进行床旁训练；然后根据患者的残存功能情况，选择适当的方法完成每个动作。训练要以能完成为目标，如拿筷子、端碗，加强手指肌力、自助具(为残疾者特制的辅助工具、器皿)等。日常生活活动能力训练的内容包括饮食训练、更衣训练、个人卫生训练、排泄功能训练、移动训练、轮椅训练等。

(四)常用康复器械及其应用

1. 平行杠

平行杠是患者利用上肢支撑体重进行站立、步行等训练的康复训练设备，常见的为移动折叠式平行杆。平行杠的主要用途包括站立训练、步行训练、肌力训练、关节活动度训练及辅助训练。

2. 站立架

站立架是训练患者站立功能的装置，可将功能障碍者稳定地保持于站立位。站立架常分为儿童型、单人型、双人型、四人型等类型，主要适用于脊髓损伤患者及脑瘫患儿。

3. 肋木

肋木是靠墙壁安装的具有一组横杆的平面框架，既可单独使用，也可前后双侧使用。其主要用途包括纠正姿势、防止畸形，以及进行肌力和耐力训练、关节活动度训练、辅助训练等。

4. 砂磨台

砂磨台是供患者模仿木工磨砂作业以训练上肢功能的台子。磨砂台的主体是一块木板，可在倾斜的台板上滑动，不同磨砂台的区别在于手柄的形状和位置不同，供患者根据不同的需要选用。砂磨台主要适用于关节活动度受限、协调性功能障碍者。

5. 辅助步行训练器

辅助步行训练器是室内外辅助步行的工具，通过增加上肢支撑面积，利用座椅减轻下肢支撑力量，以提高辅助步行的效果。辅助步行训练器主要适用于神经、骨关节功能损伤者。

6. 偏瘫康复器

偏瘫康复器是利用健侧肢体对患侧肢体进行被动性训练的设备，可以增加患者的关节活动度，主要适用于偏瘫患者。

第三节　社区常见病、伤、残者的康复护理

很多需要康复医疗的患者，一般急性期在综合性医院接受治疗，情况稳定出院后，大多只能回家休养，很难在大型医院或专门的康复机构中完成全部的康复治疗，因此社区及家庭的后续康复服务十分重要。

一、脑血管意外患者的社区康复护理

脑血管意外又称脑卒中、中风，以突然发病、迅速出现局限性或弥散性脑功能缺损为临床特征，为一组器质性脑损伤导致的脑血管疾病。开展社区脑血管意外康复护理对改善患者的功能障碍、提高患者自理能力、帮助其最大限度地回归社会具有重要的意义。

(一)常见功能障碍

脑血管意外患者由于病变性质、部位、大小等不同，可能单独发生一种或同时发生多种障碍。偏瘫和失语是脑血管意外患者最常见的功能障碍。

1. 运动功能障碍

运动功能障碍是最常见的功能障碍之一，常表现为偏瘫，是致残的重要原因。其功能恢复一般经过软瘫期、痉挛期、相对恢复期和后遗症期。

2. 感觉功能障碍

约65%的脑血管意外患者有不同程度的感觉功能障碍，主要有痛觉、温度觉、触觉、本体觉和图形觉的减退或消失。

3. 共济障碍

共济障碍是四肢协调动作和行走时的身体平衡发生障碍，又称共济失调。

4. 认知功能障碍

认知功能属于大脑皮质的高级活动范围，包括感觉、知觉、记忆、注意、识别、理解和智能等。约有35%的脑血管意外患者会发生认知功能障碍，主要表现为注意力、

定向力、计算力、处理问题能力等水平下降。认知功能障碍损害的程度不仅对脑血管意外患者预后有明显的影响，而且还可影响患者的康复训练过程。

5. 言语功能障碍

40%～50%的脑血管意外患者会发生言语功能障碍，包括失语症、构音障碍和言语失用症。

6. 摄食和吞咽能力障碍

脑血管意外患者由于运动功能障碍，口腔周围肌群协调能力、摄食和吞咽运动控制失调，因此可表现为流口水、喝水呛咳、食物在口腔中难以下咽。

7. 日常生活活动能力障碍

脑血管意外患者由于运动功能、感觉功能、认知功能等多种功能障碍并存，因此常导致日常活动能力下降或丧失。

8. 心理障碍

脑血管意外患者由于脑组织受损，因此常可导致情绪障碍、行为障碍、躯体化不适主诉增多、社会适应不良和日常生活无规律等心理问题。

9. 其他

脑血管意外患者可因面神经功能障碍而出现额纹消失、口角歪斜及鼻唇沟变浅等表情肌运动障碍，亦可影响发音和饮食，还可能出现大小便功能障碍和自主神经功能障碍的相关表现。

(二)康复护理评定

对脑血管意外患者进行康复护理，应定期进行详细的康复护理评定，依据脑血管意外患者的各种功能障碍及其程度，制订康复护理方案。

1. 脑损伤严重程度评定

目前常用格拉斯哥昏迷量表(GCS)和言语表达来判定患者脑损伤的严重程度。GCS 评分≤8 分，为重度脑损伤，呈昏迷状态；GCS 评分在 9～12 分，为中度脑损伤；GCS 评分在 13～14 分，为轻度脑损伤；GCS 评分在 15 分，为意识清楚。

2. 运动功能评定

目前常用 Brunnstrom 运动功能评定法、上田敏评定法、Fugl - Meyer 评定法等方法对运动模式、肌张力、肌肉协调能力等进行评定。

3. 平衡功能评定

(1)三级平衡检测法：此为临床上经常使用平衡功能评定的方法。一级平衡：即静态平衡，被测试者在不需要帮助的情况下能维持所要求的体位；二级平衡：即自动动态平衡，被测试者能维持所要求的体位，并能在一定范围内主动移动身体重心后仍能维持原来的体位；三级平衡：即他动动态平衡，被测试者在受到外力干扰而移动身体重心后仍能恢复并维持原来体位。

(2)Berg 平衡评定量表：此为脑血管意外康复临床与研究中最常用的量表，共有 14 项检测内容：坐—站；无支撑站立；足着地，无支撑坐位；站—坐；床—椅转移；无支撑闭眼站立；双足并拢，无支撑站立；上肢向前伸；从地面拾物；转身向后看；转体 360°；用足交替踏台阶；双足前后位，无支撑站立；单腿站立。每项评分为 0～4

分，满分为 56 分，得分高者表明平衡功能好，得分低者表明平衡功能差，低于 40 分表明有摔倒的危险。

4. 日常生活活动能力评定

日常生活活动能力评定是从实用的角度出发，对患者独立生活能力及残损状况进行测定，评定患者日常生活基本功能的定量及定性指标，常用 Barthel 指数进行评定。

5. 生存质量(QOL)评定

根据世界卫生组织的标准，生存质量的评定至少应包括 6 个方面，即身体功能、心理状况、独立能力、社会关系、生活环境、宗教信仰与精神寄托。常见的生存质量评定方法包括访谈法、自我报告、观察法及量表评定法。

6. 其他功能障碍的评定

其他功能障碍的评定包括感觉功能评定、认知功能评定、失语症评定、构音障碍评定和心理评定等。

(三)康复护理措施

1. 软瘫期的康复护理

软瘫期是指发病 1～3 周内(脑出血 2～3 周，脑梗死 1 周左右)，患者意识清楚或有轻度意识障碍，生命体征平稳，但患肢肌力、肌张力低下，腱反射减弱或消失。在不影响临床抢救、不造成患者病情恶化的前提下，应及时介入康复护理措施，以预防并发症及继发性损害的发生。护理以良肢位、被动运动、主动运动、按摩为主。

2. 痉挛期的康复护理

在软瘫期发生 2～3 周后，肢体开始出现痉挛并逐渐加重，且持续 3 个月左右。此期的康复护理目标是通过抗痉挛姿势的摆放来预防痉挛模式和控制异常的运动模式，促进分离运动恢复，加强偏瘫肢体的主动活动，并与日常生活活动相结合。

3. 恢复期的康复护理

此期一般是指发病后的 4～6 个月。患者肢体的肌肉痉挛基本消失，分离运动平衡，协调性良好，但速度较慢。因此，此期的康复护理目标是进一步进行选择性主动运动和运动速度的恢复，掌握日常生活活动技能，提高生活质量。

4. 后遗症期的康复护理

脑损害导致的功能障碍及受损的功能在相当长的时间内不会有明显改善，此时便进入了后遗症期。后遗症期一般指在发病后的 1～2 年，主要表现为偏瘫侧上肢运动控制能力差、手功能障碍、失语、构音障碍、运动姿势异常等。此期康复护理的目标为指导患者继续训练和利用残余功能，使用健侧肢体代偿部分患侧肢体的功能，同时指导家属尽可能改善患者的周围环境，以实现患者最大程度的生活自理。

(四)社区康复管理

1. 健康教育

不良生活习惯和行为方式是脑血管意外的重要致病原因，通过加强早期干预，使社区人群了解脑血管病的危险因素，改变原来的不良生活习惯与行为，可以降低脑血管意外的发病率。社区护士可采用专题讲座、宣传手册和板报等多种方式，在社区开展脑血管疾病预防的健康教育。此为脑血管意外的一级预防。

2. 高危人群的干预

高血压是脑血管疾病最重要的危险因素，控制血压是预防脑血管意外的重要措施之一。此外，冠心病、糖尿病、吸烟和高脂血症等也是脑血管疾病的高危因素。社区护士可通过定期监测体重、血压、血脂、血糖等指标对社区居民进行筛查，以早期发现高危人群和可疑人群，做到早发现、早诊断、早治疗。此为脑血管意外的二级预防。

3. 患者随访与指导

对社区脑血管意外患者建立个人健康档案和家庭档案，通过定期随访，指导患者积极治疗和进行康复训练，帮助其树立战胜疾病的信心，以便尽可能减少后遗症和并发症的发生。例如，定期评估患者功能状态、精神状况和用药情况，与患者及其家属共同制订康复计划，指导他们掌握常用康复护理技术，鼓励患者家属支持并配合患者的康复治疗，预防复发，提高患者的生活质量等。此为脑血管意外的三级预防。

二、脊髓损伤患者的社区康复护理

脊髓损伤是由于外伤或疾病等因素引起的脊髓结构和功能的损害，导致损伤水平以下运动、感觉和自主神经功能障碍。

脊髓损伤按病因可分为两类。一类为外伤性脊髓损伤，占90%，如道路交通事故、坠落和暴力导致的创伤等；另一类为非外伤性脊髓损伤，包括先天性病因及获得性病因，先天性病因有脊柱侧弯、脊柱裂等，获得性病因有感染、肿瘤等。许多与脊髓损伤相关的结果不是由病症本身造成的，而是由于缺乏足够的医疗保健和康复服务，以及由于身体条件、社会和政策环境方面的障碍，使脊髓损伤者无法参与社区生活。随着医学科学的进步，脊髓损伤患者的存活时间延长，提高脊髓损伤患者的生活质量已成为医护人员关注的新问题。康复护理不仅是急性期的及早介入，更成为患者恢复期的主要医疗手段。

(一)主要功能障碍

脊髓损伤部位及损伤程度不同，可导致不同的功能障碍。

1. 运动功能障碍

运动功能障碍主要表现为肌力、肌张力和反射的改变。

2. 感觉功能障碍

感觉功能障碍主要表现为脊髓损伤平面以下感觉(痛温觉、触压觉及本体觉)的减退、消失或感觉异常。感觉障碍呈不完全性丧失，病变范围和部位差异明显的，称为不完全性损伤，损伤平面以上可有痛觉过敏；损伤平面以下感觉完全丧失，包括肛门周围的黏膜感觉丧失，称为完全性损伤。

3. 括约肌功能障碍

脊髓损伤水平不同，膀胱功能损伤程度也不同。通常将脊髓损伤后的神经源性膀胱分为两类：一类为痉挛性或反射性膀胱，是指膀胱充盈时自动反射会触发其排空；另一类为无力性或非反射性膀胱，是指膀胱对刺激无反射或反射减弱，患者对膀胱充盈无感知，易出现膀胱壁过度扩张或延伸，造成尿液反流至输尿管和肾。

除了膀胱功能受损外，患者也可能出现肛门括约肌功能障碍。因结肠反射缺乏，肠蠕动减慢，导致排便困难，称为神经源性大肠功能障碍；排便反射被破坏，发生大便失禁的，称为弛缓性大肠。

4. 自主神经功能障碍

自主神经功能障碍患者常表现为排汗功能和血管运动功能障碍，出现高热、心动过缓、体位性低血压、皮肤脱屑及水肿、角化过度等。

5. 并发症

脊髓损伤的并发症有泌尿系统感染、异位骨化、深静脉血栓、关节挛缩、压疮及疼痛等。

(二)康复护理评定

脊髓功能的全面及正确评定，对选择康复治疗方法、制订康复护理方案和评定疗效具有重要的意义。

1. 感觉功能评定

(1)感觉评分：采用美国脊髓损伤学会(ASIA)的感觉功能评定量表进行评定，检查身体两侧 C_2～S_5 共 28 个节段关键感觉点的痛觉和轻触觉。感觉正常得 2 分，感觉异常得 1 分，感觉消失得 0 分，NT 表示无法检查；每侧、每点、每种感觉最高为 2 分，一侧感觉最高为 4 分，左、右两侧共 112 分，两种感觉得分之和最高可达 224 分。分数越高，表示感觉越接近正常。

(2)感觉平面的确定：感觉平面是指身体两侧具有正常感觉功能的最低脊髓节段，可根据上述感觉节段的评分确定感觉平面。

2. 运动功能评定

(1)美国脊髓损伤学会采用的运动评分法：检查身体两侧各自 10 个肌节的关键肌，检查顺序为从上到下，评定标准采用徒手肌力测定(MMT)，通常采用 6 级分级法。每条肌肉所得分与测得的肌力级别相同，从 1～5 分不等。例如，测得肌力为 1 级，则评 1 分；肌力为 5 级，则评 5 分；最高分(左、右两侧各 50 分)共 100 分。评分越高，表示肌肉功能越好。

(2)运动平面的确定：指身体两侧具有正常运动功能的最低节段。由于邻近节段对同一肌肉的重叠支配，如果某一节段支配的关键肌肌力为 3 级，而下一肌节的关键肌肌力为 0 级，上一个关键肌肌力基本正常，则可判断损伤在该节段。

3. 神经损伤平面的评定

神经平面是指身体双侧有正常感觉、运动功能的最低脊髓节段，是通过对两侧感觉平面和运动平面的检查来确定的。由于脊髓节段与脊椎节段在解剖位置上并不一致，因此损伤水平的确定主要以运动损伤为依据，但在 C_1～C_4、T_2～L_1 及 S_2～S_5 脊髓运动损伤平面难以确定，则以感觉损伤平面来确定诊断。因身体两侧的损伤水平可能不一致，故评定时要分别检查两侧运动和感觉损伤平面，并分别记录。

4. 损伤程度的评定

根据美国脊髓损伤学会损伤分级，损伤是否完全性的评定以最低骶节(S_1、S_2)有无残留功能为准。骶部感觉功能包括刺激肛门皮肤与黏膜交界处有反应或刺激肛门深部有反应存在；骶部运动功能指肛门指诊外括约肌有自主收缩功能。当发生完全性脊髓损伤时，既无感觉功能，也无运动功能，可有部分保留区，但不超过3个节段。当发生不完全性脊髓损伤时，即在骶段S_4、S_5区有感觉或运动功能保留，还必须具备两点，一是肛门括约肌有自主收缩，二是运动平面以下有3个节段以上有运动功能保留。

5. 心理、社会功能评定

脊髓损伤患者因有不同程度的功能障碍，故可能会产生严重的心理负担及社会压力。可采用相应的量表评定患者及其家属的焦虑、抑郁状态及社会支持程度。

6. 日常生活活动能力评定

对于截瘫患者，可用改良Barthel指数进行评定；对于四肢瘫患者，可用四肢瘫功能指数(QIF)进行评定。

(三)康复护理措施

1. 急性期的康复护理

患者伤后住院期间，临床抢救告一段落，生命体征和病情基本平稳，脊柱稳定一段时间后，即可在医院开始进行康复训练。康复训练的内容以床边训练为主，目的是及时处理并发症，预防肌肉萎缩、骨质疏松等失用综合征的发生，为以后的康复治疗提供条件。主要的康复护理训练有良肢位训练、关节被动运动、体位变换、呼吸及排痰训练、排泄处理等。

2. 恢复期的康复护理

社区护士应配合治疗师，指导患者独立完成功能训练。

(1)功能训练的护理：根据脊髓损伤患者损伤及恢复水平的不同，可逐步开展功能训练。训练前，社区护士应协助患者排空大小便，有尿管者应妥善固定，向患者解释、讲解、演示并协助患者完成训练；训练后，应及时评价，如发现患者有不适，应及时与医生联系，调整训练计划。

(2)日常生活活动能力训练的护理：指导和协助患者进行床上活动、进餐、洗漱、更衣、排泄等日常生活活动。

(3)假肢、矫形器和辅助器具使用的护理：社区护士在治疗师的指导下，应熟悉或掌握假肢、矫形器和辅助器具的性能、使用方法和注意事项，监督和保护患者完成特定动作，发现问题应及时给予处理和纠正。

3. 并发症的护理

(1)下肢深静脉血栓：发生率为40%～100%，但有肢体局部温度升高等典型表现的只占15%左右。社区护士为预防下肢深静脉血栓的发生，应指导患者：①每天进行下肢被动运动，如以踝关节为中心，做足的上、下运动，幅度不超过30°；若血栓已形成，则应禁止剧烈活动，以防止因血栓脱落引起脑栓塞而猝死。②起床活动时，应使用弹力绷带或穿弹力袜，适度压迫浅静脉，以促进血液回流。③定期测量肢体周径，观察有无肿胀及皮肤温度升高。

(2)异位骨化：指在软组织中形成骨组织，发生率为16%～58%，好发于膝关节、肩关节及脊柱。异位骨化一般于伤后1～4个月后发生，损伤水平以下常有局部炎症反应和全身低热，护理中应注意在关节被动运动时不宜过度用力、过度屈伸和按压。

(四)社区康复管理

1. 健康教育

社区护士应加强对社区居民进行脊髓损伤预防与院前急救的健康教育，以降低损伤风险和院前急救过程中造成的二次损伤概率；可通过多种宣传途径，使居民了解脊髓损伤的严重后果，积极预防车祸、滑倒跌伤、运动损伤以及暴力等致伤因素，掌握可疑脊髓损伤患者的移动、测定和搬运等院前急救方法。

2. 高危人群的干预

社区护士应对从事高危行业的人群(如运动员、司机、高空作业人员等)进行安全教育和急救知识培训，以积极防范事故发生；对有结核病、肿瘤、畸形等脊柱、脊髓病变的患者，应加强干预，鼓励其积极治疗，以防止相关病变造成的脊髓损伤。

3. 患者随访

对社区脊髓损伤的患者，社区护士应为其建立个人档案和家庭档案，定期进行随访，指导患者家属对居家环境进行改造，以利于截瘫患者的康复训练和日常生活，如安装呼叫器、进行地面防滑和无障碍处理、安装防摔及防撞装置等；定期对患者的功能障碍进行评估，并进行功能训练指导，传授康复训练技术与自我护理技巧，鼓励患者树立战胜疾病的信心等。

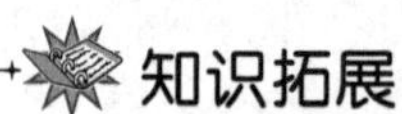

残疾的发生率

1. 全球的残疾发生率

按照联合国统计，全球残疾人数约占总人口数的10%，欧洲一些发达国家残疾人的比例高达19%～20%。随着现代化、社会工业化进程的发展，发达国家由于脑血管疾病、交通意外等原因造成的残疾人数也不断增加。因此，残疾问题已成为摆在各国面前的一项重要议题。

2. 我国的残疾发生率

中华人民共和国成立以来，进行了两次大规模的残疾人抽样调查。1987年，第一次调查的残疾人数为5164万，占全国总人口数的5.49%；2006年，据第二次全国残疾人人口普查数据调查推算，全国各类残疾人总数为8296万，占全国总人口数的6.34%。按照人口学的预测，全国每年新增残疾人大约200万人，残疾人口发生率在未来的10～15年依然会处于高增长的态势。

要点提示

常用的康复护理技术包括两大类。一类是作为康复护士需要了解的与康复密切相关的康复技术，如物理治疗、作业治疗、言语治疗、康复工程、传统疗法等；另一类是作为康复护士需要提供的技术，如体位的摆放、呼吸训练与管理、吞咽训练、肠道护理及心理护理等。

社区康复是指在社区内利用和依靠社区的人力资源，根据社区内康复对象的康复需求，由康复对象及其家属参与的康复。

思考题

(1)社区康复特点及内容有哪些？

(2)常用社区康复护理技术有哪些？

(3)脑血管意外患者的社区康复护理措施有哪些？

(4)简述脊髓损伤患者的社区康复护理措施。

（王　莉　张美霞）

第十二章　社区环境卫生与健康

学习目标

(1)知识与技能：能正确掌握社区环境、社区环境污染的概念，熟悉社区生活环境和社会环境对健康的影响，以及社区护士在社区环境卫生工作中的作用。

(2)过程与方法：学会利用环境与健康的关系对社区人群进行健康教育与健康促进。

(3)情感与态度：社区护士应具有保护环境的意识，同时帮助社区居民提高对环境与健康的认识。

案例导入

洛杉矶是美国西南海岸的一座城市，随着加利福尼亚金矿的发现，人口剧增，各种车辆也急剧增加，仅汽车就增加了数百万辆，城市交通时常堵塞，变成了拥堵不堪的汽车城。到了20世纪40年代初期，每年的5月至8月，在强烈阳光照射下，城市上空常常弥漫着浅蓝色的烟雾，整座城市的空气浑浊不堪。浅蓝色烟雾主要对上呼吸道及眼睛有刺激作用，可使眼睛出现充血、红肿、疼痛，还可导致上呼吸道呛咳以及胸闷、呼吸困难等表现。这种浅蓝色烟雾被称为光化学烟雾，因最早发生在洛杉矶市，故又被称为洛杉矶型光化学烟雾。请问：

(1)该烟雾事件形成的主要原因是什么？

(2)该烟雾事件对健康的主要危害有哪些？

(3)预防该烟雾事件发生的主要措施有哪些？

社区人群的健康与其生活环境息息相关，重视社区环境卫生是保障居民健康的重要环节。目前，社区环境污染对社区人群的健康造成了威胁和伤害，社区卫生工作者需要了解社区环境卫生的相关知识，明确自身在社区环境卫生工作中的角色和任务，以便最大限度地保护环境和改善环境污染，创造并维护有益于社区人群身心健康的物质和社会条件，减少与环境有关的致病因素。

第一节　社区环境与环境污染

社区环境是社区人群赖以生存的基本条件，不仅为人们提供空气、水、食物等方面的物质基础，同时还提供影响人们智力、道德、社会和精神等方面发展的社会环境因素。社区环境的基本概念和知识能够为社区护士从事有关环境方面的社区护理提供理论基础。

一、社区环境

(一)社区环境的概念

社区环境是一个非常复杂的系统，是客观存在于人类机体以外的各种社区条件的总称，由社区内各种物质因素和非物质因素组成。

(二)社区环境的分类

1. 社区物质环境

社区物质环境是指存在于社区人群周围的客观物质，包括空气、水、阳光、生物以及居住条件等，根据物质属性不同，可将其分为物理、化学、生物 3 个方面。物理环境指除人类本身以外的影响人类和生物的所有物理要素，如空气、光、湿度、温度、噪声等。化学环境指由土壤、水体、空气等组成因素所产生的化学性质，给生物的生活带来一定影响的环境。生物环境指环境因素中的其他生物，是相对于由物理、化学环境因素所构成的非生物环境而言的。

2. 社区社会环境

社区社会环境是社区人群在物质环境的基础上，在生产、生活和社会交往过程中相互间形成的生产关系和社会关系，是一种非物质形态的环境条件。社区社会环境包括社会制度、经济状况、宗教信仰、风俗习惯、生活方式及公共体系等。社区人群的生存环境是由社区物质环境和社会环境相互作用形成的。社区社会环境不仅可直接影响人体健康，还可通过影响社区物质环境和人的心理而间接影响人类健康。

二、社区环境污染

(一)社区环境污染的概念

社区环境污染是指由于社区人群在生产、生活和一切社会活动中将大量的有害物质排入环境中，破坏了社区生态系统的平衡和环境的功能，对社区人群健康产生直接或间接影响的现象。

(二)社区环境污染的来源

社区环境污染主要来源于大气污染、水体污染、土壤污染、放射性污染和噪声污染。按照污染物的性质不同，社区环境污染可分为生物污染、化学污染和物理污染。其中，化学污染占所有污染的 80%～90%。

1. 生物污染

生物污染包括各种病原微生物和寄生虫卵等，如细菌、真菌、病菌、花粉和尘螨，主要来自于生活垃圾、家用电器、现代化办公设备、室内花卉、宠物、室内装饰与摆设。

2. 化学污染

化学污染包括各种有害气体，如一氧化碳、氮氧化合物、烃类和铅化合物；建筑材料、装饰材料等产生的污染；重金属、有机磷农药等。

3. 物理污染

物理污染包括交通运输工具产生的噪声与振动、紫外线、室内电器设备的电磁辐射、电离辐射等。

(三)社区环境污染对人群健康的危害

环境污染物或环境污染因素在一定强度和时间的作用下，可对人体产生不同程度的损伤，在社区人群中可引发急性危害、慢性危害及远期危害，严重时可导致公害病的发生。

1. 急性危害

环境污染物在短时间内大量进入环境，可使暴露人群在较短时间内出现不良反应、急性中毒甚至死亡，称为急性危害。例如，英国伦敦曾发生过煤烟型烟雾事件，美国洛杉矶曾发生过光化学型烟雾事件等。

2. 慢性危害

环境中有害物质以低浓度、长时间反复作用于机体所产生的危害，称为慢性危害。慢性危害的产生与污染物的暴露剂量、暴露时间、化学污染物的生物半减期和化学特性、机体的反应特性等有关。慢性危害可引起慢性疾病，如无机氟的长期暴露可造成骨骼系统和牙釉质的损害。此外，慢性危害还可引起持续性蓄积危害，如铅、镉、汞等重金属及其化合物的蓄积。

3. 远期危害

某些环境污染物可使人体遗传物质发生变化，成为某些先天性疾病、肿瘤、畸胎等发生的原因，由于此危害在数年、数十年甚至下一代才显现，因此被称为远期危害，如致癌、致畸和致突变的“三致”作用。

第二节　社区生活环境与健康

生活环境是由人类生活的空间以及空间内关系到人类生存的各种要素构成的，这些要素包括空气、水、食物等。生活环境是人类生存的基础，一旦受到污染，将直接影响人类的生活质量，可危害健康、导致疾病，甚至影响人的寿命。

一、空气环境与健康

(一)空气物理性状与健康

1. 太阳辐射

太阳以电磁波的形式向宇宙辐射能量，按照太阳辐射的波长不同，将其分为可见光、紫外线和红外线。可见光中的红光可使人兴奋，蓝光、绿光有镇静作用，黄光因柔和而使人具有舒适感。紫外线具有抗佝偻病及杀菌作用，但过量照射可致雪盲和电光性眼炎、皮肤老化、白内障和皮肤癌。红外线因热效应可促进代谢，有消炎镇痛作用，用于慢性皮肤病、神经痛、冻伤等疾病的治疗，但过量照射可引起热射病、红外线白内障以及皮肤、角膜、视网膜灼伤等。

2. 气象因素

适宜的气象条件可使身体感到舒适，气温骤降可诱发心脑血管疾病。传染病的季节性与气温、空气湿度、气流等气象因素密切相关。气流可反映空气的稳定性，是影响空气污染物扩散的重要因素。

3. 空气离子化

空气中的氧气、氮气、二氧化碳得失电子分别成为负离子与正离子的过程，称为空气离子化。对健康有重要意义的是氧分子结合自由电子而形成负离子，即负氧离子。负氧离子可调节中枢神经系统功能，具有改善睡眠、镇静、镇痛、降低血压、减慢呼吸、提高注意力与工作效率等作用。

4. 噪声

凡是干扰人们休息、学习和工作的声音，即人们不需要的，听起来使人厌烦的声音，统称为噪声。噪声主要来自交通运输、生产和生活活动，可干扰正常生活和工作，影响睡眠，甚至导致噪声性耳聋。

(二)空气化学性污染与健康

1. 生产性污染

生产性污染主要指燃料燃烧和工业生产过程中产生的废气，以及农业生产中化肥的施用、农药的喷洒和秸秆的焚烧造成的大气污染。

2. 交通性污染

交通性污染主要指飞机、汽车、火车、轮船和摩托车等交通运输工具排放的污染物，已成为大气污染的重要来源。

3. 生活性污染

采暖锅炉以煤或石油产品为燃料，是采暖季节大气污染的重要原因。生活炉灶使用的燃料有煤、液化石油气、煤气和天然气，如果烟囱高度低或无烟囱，可造成大量污染物低空排放。

4. 其他污染

地面尘土飞扬或土壤及固体废弃物被大风刮起，水体和土壤中的挥发性化合物也易进入大气；意外事件，如工厂爆炸、火灾、核泄漏等，均能严重污染大气。

(三)空气卫生管理

我国制定的《环境空气质量标准》(GB3095—2012)已于2016年1月1日起实施，将环境空气功能区分为自然保护区、风景游览和其他需要特殊保护的一类区，以及居住区、商业交通居民混合区、文化区、工业区和农村地区的二类区，按功能分区进行分类管理。

《中华人民共和国环境保护法》和《中华人民共和国大气污染防治法》作为大气保护的基本法律，为保障社区居民健康提供了法律保证；加强大气卫生监测与监督管理，严格执行大气污染排放标准，以预防和控制大气污染的发生；加强环境科学技术研究，采用先进的空气污染综合防治技术，改革工艺，节能减排，合理规划布局，进行城市功能分区；同时，开展环境教育，提高全民环境保护意识。

二、水环境与健康

(一)水与人体健康

水是构成机体的重要成分，是一切生命过程必需的基本物质。人们的日常生活需要大量的水。水对于清洁卫生、防止疾病传播、促进健康具有重要意义。水也可能成为传染病传播的媒介物，某些地方病和传染病可以水为媒介，在生产和生活过程中通过接触疫水或饮用被污染的水造成流行。

(二)水污染的来源

1. 工业废水

工业废水是世界范围内水污染的主要原因。工业废水的特点是水质和水量因生产品种、工艺和生产规模等的不同而有很大差别。

2. 生活污水

生活污水是人们日常生活的洗涤废水和粪尿污水等，水中含有大量有机物(如纤维素、淀粉、糖类、脂肪、蛋白质等)及微生物(如肠道病原菌、病毒、寄生虫卵等)。

3. 农业污水

农业污水指农牧业生产排出的污水及降水或灌溉水流过农田或经农田渗漏排出的水。农业中使用氮、磷、钾肥引起的水质富营养化，高残留、高毒性农药引起的水质污染，逐渐形成了农业污水对水体的污染。

4. 其他

工业生产过程中产生的固体废弃物、城市垃圾等日益增多，这些废物中常含有大量易溶于水的无机物、有机物及致病微生物等，受雨水淋洗后，进入地表径流，从而可造成水体污染。

(三)水污染对健康的危害

随着工业进步和社会发展，水污染日趋严重，成了世界性的头号环境治理难题。水污染不仅破坏生态，也会对人体健康产生多种多样的危害。水污染中的生物性污染主要引起介水传染病，通过饮用或接触受病原体污染的水，或食用受这种水污染的食物而传播疾病，如霍乱、伤寒、痢疾、甲型肝炎等肠道传染病；物理性污染包括悬浮物影响水的感官性状，热污染影响水生物的生长与水的净化，放射性污染导致内照射损伤；化学性污染指有害化学物质污染水体后，通过饮水或食物链转化进入人体引起急、慢性中毒和癌症，而水俣病就是慢性中毒的典型事例。

知识拓展

水俣病

1956 年，在日本水俣湾地区的人群中出现了一种奇怪的疾病，患病之人主要表现为口齿不清、步履蹒跚、手足麻痹、视觉丧失、震颤，甚至精神失常、惊叫、角弓反张，直至死亡。1991 年，日本环境厅公布的患者为 2248 人，其中 1004 人死亡。经调查，日本熊本县水俣镇一家氮肥厂将含汞的废水排入水俣湾后，在甲烷菌作用下，汞转化为甲基汞，而甲基汞在海水、底泥和鱼类中富集，并经食物链逐级转移，浓度越来越高。当地居民长期吃含有高浓度甲基汞的鱼后，导致慢性甲基汞中毒。因本病最初病因不名，故以当地地名进行命名，称为水俣病。

(四)水的卫生管理

自 2012 年 7 月 1 日起，我国全面实施新修订的《生活饮用水卫生标准》，执行《生活饮用水卫生标准》是保证饮用水安全的重要措施之一。

1. 生活饮用水水质卫生要求

生活饮用水指供人生活的饮水和生活用水。《生活饮用水卫生标准》规定生活饮用水的水质应符合下列基本要求，保证用户饮水安全：①不得含有病原微生物。②化学物质不得危害人体健康。③放射性物质不得危害人体健康。④感官性状良好。生活饮用水应经消毒处理，必须达到基本卫生要求。

2. 饮用水净化和消毒

生活饮用水的水源水不论取自何处，饮用前都必须经过净化和消毒，达到《生活饮用水卫生标准》的要求。水净化的目的是去除杂质，改善感官性状；净化的过程包括沉淀与过滤。净化可去除大部分微生物，但为保证饮用水不发生生物性疾病，还必须经过消毒处理。水消毒处理最常用的方法是氯化消毒，而二氧化氯作为消毒剂，其使用越来越广泛，该方法经济、简便，能有效杀灭细菌类病原微生物，并对肝炎病毒有很好的杀灭作用。

3. 水污染的防治措施

《中华人民共和国水污染防治法》从一般规定、工业水污染防治、城镇水污染防治、农业和农村水污染防治、船舶水污染防治、饮用水水源和其他特殊水体保护等多个方面，明确规定了水污染的防治措施及要求。任何单位和个人都必须严格执行，依照排污标准排放，环保局与监测站要加强监督管理，对违反规定的单位和个人追究法律责任。

三、食品安全与健康

食品安全是指食物的种植、养殖、加工、包装、储藏、运输、销售、消费等一系列活动符合国家强制标准和要求，不存在可能损害人体健康、导致死亡的有毒有害物质或危及后代的隐患。

(一)食品营养与健康

食物中含有蛋白质、脂类、碳水化合物、无机盐、维生素、水和膳食纤维等营养素，是人类生存和发展必须依赖的能源及物质基础。

1. 营养平衡对健康的促进作用

合理营养是人体健康的基础。食物中含有的能量和营养素均能满足人体营养需要，食物经烹调加工后利于消化吸收，且膳食制度合理，称为合理营养；由此所提供的膳食，称为平衡膳食。合理营养可以维持人体的正常生理功能，促进健康及生长发育，提高机体的劳动能力、抵抗力及免疫力，有利于某些疾病的预防及治疗。

2. 营养失衡导致的健康隐患

当食物中的某种营养素不足或过多，或比例不当时，机体会出现营养失衡，导致营养缺乏、营养过剩或某些慢性疾病的发生。营养素缺乏会造成机体免疫力下降、智商减低、儿童夭折等。此外，营养素缺乏还会影响儿童的学习能力以及成年后的劳动生产能力。人体营养过剩，摄入的能量超过了活动消耗量，会引起人体超重乃至肥胖。研究证实，肥胖与多种慢性疾病相关，如冠心病、高血压、脑卒中、骨关节炎等。

(二)食品卫生与健康

“民以食为天，食以安为先”，食品卫生与安全问题是关系到人类健康和民生的重大问题，已成为全球的公共卫生问题。

1. 影响食品卫生质量的主要因素

影响食品卫生质量的主要因素包括食品的生物性污染、化学性污染和物理性污染，滥用食品添加剂与非法添加物，食品中天然存在的有害物质(如大豆中存在的蛋白酶抑制剂)，食品加工、储藏过程中产生的有害物质(如酿酒中产生的甲醇等有害成分)。

2. 食品常见污染物及其危害

黄曲霉素污染食品可引起急性重型肝炎，甚至可引起死亡，慢性中毒可导致肝硬化，且具有致肝癌作用。食品中农药残留或食品受到农药污染，常可引起急、慢性中毒。有毒重金属污染食物进入人体，因蓄积可引起慢性中毒，如镉、汞污染食品可分别导致骨痛病与水俣病。N-亚硝基化合物与人类的多种肿瘤有关，如胃癌、食管癌、结肠癌、肝癌等。多环芳烃污染食品后有较强的致癌性，可导致胃癌、肺癌、皮肤癌和消化道肿瘤的发生。

(三)食品安全管理与对策

目前，食品安全已成为衡量人民生活质量、社会管理水平和国家法制建设的重要内容。因此，保障食品安全的意义重大。

1. 食品卫生要求

《中华人民共和国食品卫生法》对食品提出了具体的卫生要求。食品应无毒、无害，符合应有的营养要求，感官性状良好；食品中不得加入药物，若添加食品添加剂，须按规定加入；食品容器、包装材料和食品用具必须符合卫生要求。另外，还具体规定了不合格的食品，如感官性状异常、含有毒有害物质或被污染、超过保质期的食品等。

2. 食品安全保障措施

食品安全质量监管体系的构建和完善是保障食品安全的强有力措施。要以符合我国国情、满足市场经济发展需求为出发点，严格规范我国食品生产企业的生产、加工、销售等行为，同时加强对进口产品的监管，以保障监管涉及食品安全的各个环节。首先，根据现有技术手段建立食品安全监测系统，以强化对可能发生的食品污染问题进行及时的预警和控制，防止被污染食品流入市场。其次，灵活应用现代科技技术，如基因芯片、互联网技术等，以提高对于食品食源性疾病检测、溯源的能力，进而对食品的生物性污染进行及时有效的控制，保障食品质量安全。

第三节　社区社会环境与健康

社会环境包括一系列与社会生产力和生产关系有密切关系的因素，即以生产力发展水平为基础的经济状况、社会保障、环境、人口、教育和科学技术等，以及以生产关系为基础的社会制度、法律关系、社会关系、卫生保健、社会文明等。

一、社会因素与健康

(一)社会制度与健康

社会制度是居民健康的根本保证，起着决定性的作用。我国是社会主义国家，国家保证人民享受必需的生活资料和基本医疗卫生服务，人民生活水平和健康水平不断提高，实现了“人人享有卫生保健”目标，一些主要健康指标已接近发达国家的水平。

社会制度决定卫生政策。中华人民共和国成立之初制定的卫生工作方针明确了社会主义制度条件下卫生工作的方向。随着卫生工作的改革与世界卫生保健策略的发展，我国始终继承和保持了为人民健康服务的基本方针，取得了举世瞩目的成绩，消除了烈性传染病，营养不良性疾病得到了根本控制，人口总死亡率和婴儿死亡率显著降低，居民人均寿命大幅度提高。

(二)社会经济与健康

社会经济既是人类社会发展的主体形式，更是人类赖以生存和保持健康的物质条件。经济发展对健康影响具有双重性。经济发展可提高居民物质生活水平，为人们提供衣、食、住、行等基本物质基础，提供充足的食物和安全饮用水，从而有利于居民健康状况和生活质量的提高。经济发展还有利于社会保障体系的完善，增加卫生保健的投入，改善医疗保健条件，通过预防、医疗、社区护理、康复和健康教育等服务，提高人口质量及人群健康水平。

同时，经济发展对人群健康也有负面影响。经济发展可导致环境污染和生态破坏，增加人群接触各种有毒有害物质的机会，导致多种急、慢性危害。社会经济的发展还使人们的生活方式发生显著变化，丰富的物质生活使肥胖、高血压、冠心病、糖尿病等与行为和生活方式有关的疾病呈明显上升趋势。此外，生活节奏加快、就业压力、紧张的工作和激烈的竞争使心理紧张因素增加，身心疾病及精神疾病有所增多。

(三)社会文化与健康

社会文化渗透到人们社会生活的各个领域，对人们的社会生活及整个社会的运行产生了深刻的影响。文化因素作为精神财富，可长期影响人的思想意识、观念及行为。因此，社会文化对健康的影响能持续于人的整个生命过程，甚至影响其后代。

教育、道德规范、风俗习惯、宗教信仰等文化现象不仅影响个体的健康，也对整个人群的健康产生影响，其广泛程度远大于生物和自然因素。科技进步、生产与生活知识等通过作用于人类生活环境和劳动条件而影响人群健康；教育、民族与地区风俗、伦理道德等通过作用于人类的行为生活方式而影响人群健康；文学艺术、宗教信仰、思想意识等通过作用于人的心理和精神生活而影响人群健康。

二、行为生活方式与健康

行为指人类在内、外因素的共同作用下产生的外部活动。个体行为具有明显的差异，不同的个体为了满足自身需要，在心理动机的支配下有着不同的行为，这些行为可对健康产生不同的影响。

(一)促进健康行为

促进健康行为是个体或群体表现出的客观上促进或有利于自身和他人健康的行为，包括合理营养、适量运动、休息与睡眠等日常生活行为，远离污染源等避开有害环境行为，戒烟、戒酒等戒除不良嗜好的行为，驾车使用安全带等预警行为，定期体检、按时预防接种、主动求医、遵医嘱等医疗保健行为。

(二)危害健康行为

危害健康行为是个体或群体在偏离个人、他人、社会的期望的方向上表现的一组行为，包括不良生活方式与习惯、致病行为模式、不良疾病行为以及违反社会法律、道德的危害健康行为。常见慢性疾病的发生及预后大多与生活方式、行为习惯密切相关，是威胁人群健康的主要问题。我国居民常见的不良生活习惯包括吸烟、酗酒、不良饮食、缺乏运动、滥用药品等。压力、生活动机、自身性格等心理因素也会影响生活方式。此外，生活不规律也会影响居民健康，如生活节奏快、作息时间不规律、睡眠时间少等。

第四节　社区环境卫生工作

社区环境卫生对社区人群的健康产生重要影响。社区卫生工作者需要了解环境卫生工作的具体内容，并明确自身在其中扮演的角色和任务，以便通过社区环境卫生工作最大限度地保护环境和改善环境污染，创造并维护有益于社区人群身心健康的物质和社会条件，减少与环境有关的致病因素。

一、社区护士在社区环境卫生中的职责

社区环境卫生工作的内容较多，需要政府、专业技术机构、研究机构等多部门通力合作才能保证其质量。

(一)加强人群健康检测

社区护士应对社区居民的健康状况进行动态观察与监测，尤其是社区中的易感人群，如婴幼儿、老年人、过敏体质人群等。在疾病高发季节，需要对患者进行全面照护。

(二)参与社区环境卫生的监督与管理

社区护士可通过对社区环境的评估，了解社区的环境现状，分析社区潜在或现存的环境问题，并及时报告给相关的上级部门。此外，社区护士有责任监督管理社区居民遵守环境保护法律法规条例，加强食品卫生监督、垃圾分类处理，指导居民养成良好的卫生习惯。

(三)配合有关部门进行环境监测

社区护士应熟知《中华人民共和国大气污染防治法》，掌握社区居住空气质量的变化，了解大气污染的主要来源，配合相关部门进行环境监测工作；同时要积极发现社区环境中对居民健康有影响的因素，并采取相应的措施控制环境污染。通过水质监测、环境绿化、污染源的处理等措施减少各种有害于环境的因素，对水源、大气、土壤等采取保护措施。

(四)参与社区的规划和建设工作

社区护士作为社区人群的健康管理者，应积极参与到社区的规划与建设工作中，以开展护理工作。社区护士可与社区其他卫生工作者合作，进行环境污染对人体近期、远期危害的研究工作，或通过现场调查及实验性研究，开展环境卫生标准的研究。

二、社区环境卫生教育

为了使人们清楚地认识经济、社会、政治和生态的相互依赖关系，使社区的每个人都能获得保护和改善环境所需的知识、价值、态度和技能，从而建立个人、群体和社会对待环境的新的行为模式，社区护士必须做好环境卫生教育的相关工作。

(一)环境卫生教育的内容

1. 传授基本的环境知识

社区护士可运用多种教学方法、手段传授环境保护相关知识，如生态平衡、能源分布与消耗、资源保护与节约、污染的起因及危害、生活垃圾的分类与处置等，帮助人们正确认识人在环境中的角色和作用。

2. 提升环境保护意识

社区护士应向社区居民宣传环境保护工作方针政策和法律法规，使他们树立科学发展和环保法制观念，以提高人群的环境保护意识。社区护士可通过警示性教育，使

社区居民充分认识和关心所面临的环境问题，主动参与、解决环境问题，加强环境保护意识。

3. 培养环境价值观

培养环境价值观是环境卫生教育的首要任务。环境卫生教育可使受教育者正确把握人与自然的关系，不再将环境视为取之不尽、用之不竭的资源，以正确的态度谋求人与环境的和谐发展。人们只有自发地去保护环境、节约资源，才能把有限的资源转换为无限的可持续利用资源。

4. 掌握基本的环境保护技能

环境卫生教育可使社区居民掌握一般的环境保护技能，如垃圾分类、一次性用品的使用等，并运用于实际生活，力所能及地解决所面临的环境问题，或将问题消灭在萌芽状态。

(二)环境卫生教育的原则

1. 对象广泛

保护环境是人类的共同责任，社区中不同年龄、不同职业的人群都应接受环境卫生教育。社区护士应将系统的环境知识大众化，以提高全社会人群的环境保护意识。

2. 内容综合

环境卫生教育必须涉及多方面的内容，如环境法律、环境伦理、环境知识、环境价值、环境技能等。目前的环境卫生教育应该突出环境伦理教育，把道德规范延伸到处理人与自然环境的关系中。

3. 教育连续

环境卫生教育是一个连续的终身教育，也是一种能对瞬息万变的世界中的各种变化做出反应的教育。环境卫生教育应从学前教育开始，贯穿于正规和非正规教育的各个阶段。

4. 形式多样

环境卫生教育的复杂性和综合性决定了教育方式的多样性，可在不同层次人群中安排不同形式的环境卫生教育活动，如专题报告、环保知识竞赛、环保征文、实地考察等，以便有效提高全民的环境保护意识。

要点提示

社区环境是一个非常复杂的系统，是客观存在于人类机体以外的社区各种条件的总称，由社区区域内各种物质因素和非物质因素组成。社区环境污染会破坏社区生态系统的平衡和环境的功能，对人群健康产生直接或间接影响。

生活环境是由人类生活的空间及空间内关系到人类生存的各种要素所构成的。这些要素包括空气、水、食物等，一旦受到污染，将直接影响人类的健康。

社会因素(制度、经济、文化)、行为生活方式等社会环境因素会对人类健康产生影响。

社区护士应在防控社区环境污染中发挥作用，包括加强人群健康检测、参与社区环境卫生的监督与管理、配合有关部门进行环境监测、参与社区的规划和建设工作、提供环境健康教育等。

思考题

“绿水青山就是金山银山”，社区环境好，社区居民的健康就多了一道保障。卫生工作中，社区护士在防控社区环境污染时的相关职责有哪些？

（马　星）

第十三章 三级预防与突发公共卫生事件的处置

学习目标

(1)知识与技能：掌握疾病的三级预防；熟悉突发公共卫生事件的概念，社区急性事件，社区急性事件的处置原则与程序。

(2)过程与方法：能运用社区急性事件的处理原则与程序正确处理社区内突发急性事件。

(3)理解与应用：具有应变突发公共卫生事件、社区急性事件的能力。

案例导入

王先生和妻子过年回老家探望家中的父母，并为二老准备了一份神秘大礼——健康存折。这份特殊的存折存的是健康体检项目。孩子这么有孝心，二老别提有多高兴了。老年人容易发生心血管疾病和其他一些慢性病，简单的健康体检可以让老人更清楚地了解自己的身体状况，并通过检查指标评估出常见疾病的患病风险，进而早发现、早预防、早诊断、早治疗。体检可以早期发现亚健康状态和潜在的疾病，早期进行调整和治疗，对提高疗效、缩短治疗时间、减少医疗费用、提高生命质量有着十分重要的意义。每个人都应该重视自己的身体，主动进行健康管理，在健康体检上的投资是最经济实惠的办法。请问：

(1)哪些人群最需要进行健康体检？

(2)健康体检属于何种预防级别？

疾病的三级预防、突发公共卫生事件的管理与处理、社区急性事件应急处理都是以促进健康、保护健康、恢复健康为目的的公共卫生策略与措施，是社区护士重要的工作职责之一。

第一节 三级预防概述

三级预防是以人群为对象，以健康为目标，以消除影响健康的危险因素为主要内容，以促进健康、保护健康、恢复健康为目的的公共卫生策略与措施。针对人们不同的健康水平采取相应的预防保健措施，以避免或延迟疾病的发生，阻止疾病恶化，限制残疾和促进康复。这涵盖了促进预防、治疗和康复三种连续性、阶梯性的预防措施，因而称为三级预防。

一、一级预防

一级预防又称病因预防，以健康人群为主要对象，在疾病尚未发生时，针对致病因素或危险因素采取措施，以保持或提高个体、家庭和社区的总体健康水平，从而避免疾病或推迟疾病的发生，是最积极有效的社会预防措施。一级预防包括针对个体健康的措施以及针对人群健康的社会和环境措施。

1. 针对个体健康的措施

针对个体健康的措施包括健康教育、有组织的预防接种、做好婚前检查和禁止近亲结婚、注意妊娠妇女和儿童的卫生保健，以及对某些疾病的高危个体服用药物预防疾病的发生等措施。

2. 针对人群健康的社会和环境措施

针对人群健康的社会和环境措施包括制订和执行各种与健康有关的法律、公共规章制度和有益于健康的公共政策，以及利用各种媒体开展公共健康教育，提高公众的公共卫生健康意识和自控能力，防止致病因素危害公众的健康，如加强环境监测，开展生产防护，加强食品卫生的执法监督，修建公共体育场所，禁止公共场所吸烟等措施。

开展一级预防常采取双向策略，即把对整个人群的普遍预防和对高危人群的重点预防结合起来，二者相互补充，可以提高预防效率。WHO 提出的人类健康的“四大基石”，即合理膳食、适量运动、戒烟限酒、心理平衡，就是一级预防的基本原则。

二、二级预防

二级预防又称临床前期预防、“三早”预防或“五早”预防，是在疾病的潜伏期(临床前期)为了阻止或减缓疾病的发展、促使疾病好转或痊愈而采取的早期发现、早期诊断、早期治疗的“三早”预防措施。对于传染病，除采取“三早”预防措施外，还应采取早期报告、早期隔离的措施，以切断或减少其传播，即做到“五早”预防。

1. 早期发现

早期发现主要有普查、筛选、定期健康检查、群众自我检查、高危人群的重点项目检查和设立专科门诊等方法。

2. 早期诊断

在早期发现的基础上，通过提高医务人员的诊断水平，尽早明确诊断。

3. 早期治疗

疾病一经诊断，应及时治疗，以利于疾病的转归。早期治疗措施包括早期用药、合理用药、心理治疗、做好护理工作等。

三、三级预防

三级预防又称临床期预防，是在疾病的临床期(又称发病期)，针对确诊的患者采取及时、有效的治疗和功能康复措施。其目的是防止伤残或死亡，促进功能恢复，力争病而不残、残而不废，提高患者的生存质量，延长其寿命，降低病死率。

总之，三级预防措施应贯穿于疾病的全过程。对于不同类型的疾病，三级预防策略的侧重点有所不同。一级预防主要适用于病因较明显的疾病预防；二级预防主要是对病因不甚明确的疾病采取的措施；当疾病已不可逆转时，主要靠三级预防。

第二节　突发公共卫生事件的报告及处理

随着近年来全球突发公共卫生事件增多，突发公共卫生事件的应急处理已成为人们关注的焦点。突发公共卫生事件会严重威胁人民身体健康和生命安全，影响经济发展及社会稳定，也引起了各级政府和社会各界的广泛关注。如何及时有效地应对突发公共卫生事件，已成为政府和卫生部门的一大课题。

一、突发公共卫生事件概述

突发公共卫生事件是指突然发生，造成或可能造成社会公众健康严重损害的重大传染病疫情、群体性不明原因疾病、重大食物中毒和职业中毒，以及其他严重影响公众健康的事件。广义上，传染病疫情、食物中毒和职业中毒、预防接种或预防服药后出现的群体异常反应、群体性医院感染、危险化学品泄漏等事件，均属于突发公共卫生事件。判断一个已经发生的事件是否为突发公共卫生事件，要看其是否具备突发性、群体性，以及该事件是否已经对社会公众健康造成了严重损害，或者从其发展趋势上看，是否属于可能对公众健康造成严重影响的事件。突发公共卫生事件通常伴随着健康安全隐患，不仅会危害人们的身心健康，也会影响社会的稳定。

(一)突发公共卫生事件的特点

1. 突发性

突发公共卫生事件的时间和地点具有不可预见性，很难及时做出准确的预测和识别，如自然灾害引起的重大疫情、公共场所的恐怖暴力事件等。但是，如果监测系统敏感且健全，更多的突发公共卫生事件则有可能预警和预见，可以有计划地进行应对，并将其危害降低到最小。

2. 危害性

突发公共卫生事件不仅对人们的身心健康造成极大伤害，还会严重影响自然环境、社会经济和政治，如 2014 年 4 月发生在重庆江北区某企业的氯气罐泄漏事件，造成了 7 人死亡、15 万人被疏散的严重后果。

3. 群体性

突发公共卫生事件危害的不只是特定的个体，而是具有公共卫生属性的不特定的社会群体。例如，2003 年我国爆发的严重急性呼吸综合征疫情，累计报告临床诊断病例 5000 余例。

4. 频发性

各种自然灾害的频发伴人为灾害增多。例如，抗生素滥用以及病原微生物的变异导致了一些新发传染病、不明原因疾病的频繁发生，有毒有害物质滥用和管理不善导致了化学污染和中毒，放射事故以及人为恐怖袭击事件也在全球范围内有所增长。

5. 多样性

突发公共卫生事件的成因多样，包括生物病原体所致疾病、食物中毒、不明原因引起的群体性疾病、有毒有害因素污染造成的群体中毒、急性职业中毒、各种自然灾害，以及生物、化学和核辐射事故等多种类型。

6. 国际化

随着国际交往的日益增多，公共卫生事件呈现国际化的特点。例如，2014 年西非埃博拉疫情爆发，随后迅速扩展到几内亚、利比里亚、塞拉利昂等周边国家，并可能通过商业航空旅行等途径进一步引发国际传播。

(二)突发公共卫生事件的分类与分级

1. 突发公共卫生事件的分类

根据国务院制定并颁布实施的《突发公共卫生事件应急条例》，以及卫生部印发的《国家救灾防病与突发公共卫生事件信息报告管理规范》和《全国卫生部门卫生应急管理工作规范(试行)》等规定，按照突发公共卫生事件的原因，可将突发公共卫生事件分为以下几种类型。

(1)生物病原体所致疾病：指病毒、细菌、寄生虫等所致的传染病区域性爆发和流行，预防接种出现的群体性异常反应，群体性的院内感染等。

(2)群体性不明原因的疾病：指在短时间内，某个相对集中的区域内同时或者相继出现多个共同临床表现的患者，病例不断增加，范围不断扩大，又暂时不能明确诊断的疾病。

(3)重大食物和职业中毒：指由于食物和职业的原因而发生的人数众多或者伤亡较重的中毒事件。

(4)毒害因素污染导致的群体性中毒：指由水污染、空气污染、放射污染等所致范围较广的群体中毒事件。

(5)其他严重影响公众健康的事件：指地震、洪涝、干旱等自然灾害，以及生物、化学、核辐射等恐怖事件造成的人员伤亡和疾病流行等事件。例如，2011 年 3 月日本因地震及强烈海啸致使福岛核电站发生爆炸，造成的灾难性辐射泄漏事件。

2. 突发公共卫生事件的分级

根据突发公共卫生事件的性质、危害程度、涉及范围、政治和社会影响程度，将突发公共卫生事件划分为 4 级：特别重大(Ⅰ级)、重大(Ⅱ级)、较大(Ⅲ级)、一般(Ⅳ级)，分别用红色、橙色、黄色和蓝色表示。

(1)特别重大突发公共卫生事件(Ⅰ级)：指在很大的区域内已经发生大范围的扩散和传播，或者可能发生大范围扩散或传播，原因不清或虽然原因清楚，但影响人数巨大且已影响社会稳定，甚至发生大量死亡的突发公共卫生事件。

(2)重大突发公共卫生事件(Ⅱ级)：指在较大区域内已经发生大范围扩散或传播，或者可能发生大范围扩散或传播，原因不清或原因虽然清楚，但影响人数很多，甚至发生较多死亡的突发公共卫生事件。

(3)较大突发公共卫生事件(Ⅲ级)：指在较大区域内已经发生较大范围扩散或传播，或者有可能发生较大范围扩散或传播，原因不清或原因虽然清楚，但影响人数较多，甚至发生少数死亡的突发公共卫生事件。

(4)一般突发公共卫生事件(Ⅳ级)：指在局部地区尚未发生大范围扩散或传播，或者不可能发生大范围扩散或传播，原因清楚且未发生死亡的突发公共卫生事件。

二、突发公共卫生事件的应急管理

突发公共卫生事件的应急管理指在突发公共卫生事件发生前、后采取相应的检测、预测、预警、储备等应急准备以及现场处置等措施，及时对产生突发公共卫生事件的可能因素进行预防和对已经出现的突发公共卫生事件进行控制，同时对受害人群实施紧急的医疗卫生救援，以减少对人民群众生命安全和对社会政治、经济的危害。我国2003年颁布的《突发公共卫生事件应急条例》，标志着我国突发公共卫生事件应急处理工作纳入法制化管理，突发公共卫生事件应急处理机制进一步完善。

(一)突发公共卫生事件应急管理原则

1. 预防为主，常抓不懈

要提高全社会对突发公共卫生事件的防范意识，落实各项防范措施，做好人员、技术、物资和设备的应急储备工作。对各类可能引发突发公共卫生事件的情况，要及时进行分析、预警，做到早发现、早报告、早处理。

2. 统一领导，分级负责

根据突发公共卫生事件的范围、性质和危害程度，对突发公共卫生事件实行分级管理。各级人民政府负责突发公共卫生事件应急处理的统一领导和指挥，各有关部门按照预案规定，在各自的职责范围内做好突发公共卫生事件应急处理的有关工作。

3. 反应及时，措施果断

地方各级人民政府和卫生行政部门要按照相关法律、法规和规章的规定，完善突发公共卫生事件的应急体系，建立健全系统、规范的突发公共卫生事件应急处理工作制度，对突发公共卫生事件和可能发生的公共卫生事件做出快速反应，及时、有效地开展监测、报告和处理工作。

4. 依靠科学，加强合作

突发公共卫生事件应急工作要充分尊重和依靠科学，要重视开展防范和加强突发公共卫生事件的科研和培训，为突发公共卫生事件应急处理提供科技保障。各有关部门和单位要通力合作、资源共享，有效应对突发公共卫生事件；要广泛组织、动员公众参与突发公共卫生事件的应急处理。

(二)社区应急组织机构

社区应急组织机构可以指导和规范社区各类突发公共卫生事件的应急处理工作，

提高卫生应急能力，做好辖区内突发公共卫生事件预防控制与医疗救治工作，最大限度地减少突发公共卫生事件造成的危害，保障人民群众的身心健康与生命安全。社区应急组织机构可包括社区应急指挥机构、社区应急处理日常管理机构、社区卫生应急技术机构和社区其他相关机构。

(三)突发公共卫生事件的监测

开展突发公共卫生事件监测预警工作对阐明已知疾病流行状况、发现新的疾病、明确未知疾病的病因、帮助政府决策和有针对性地对公众进行防范突发公共卫生事件的宣传，及时控制突发公共卫生事件的发生和发展有着重要的意义。

国家建立统一的突发公共卫生事件检测、预警与报告网络体系，各级医疗、疾病预防控制、卫生监督和出入境检疫机构负责开展突发公共卫生事件的日常监测工作。

省级人民政府卫生行政部门要按照国家统一规定和要求，结合实际，组织开展重点传染病和突发公共卫生事件的主动监测。

国务院卫生行政部门和地方各级人民政府卫生行政部门要加强对监测工作的管理和监督，保证监测质量。

(四)突发公共卫生事件的预警

各级人民政府卫生行政部门根据医疗机构、疾病预防控制机构、卫生监督机构提供的监测信息，按照公共卫生事件的发生、发展规律和特点，及时分析其对公众身心健康的危害程度及可能的发展趋势，及时做出预警。

(五)突发公共卫生事件的报告

突发公共卫生事件的报告是保障突发公共卫生事件监测系统有效运行的主要手段，也是各级政府和卫生行政部门及时依据突发公共卫生事件信息、提高处置速度和效能的保证。

任何单位和个人都有权向国务院卫生行政部门和地方各级人民政府及其有关部门报告突发公共卫生事件及其隐患，也有权向上级政府部门举报有关部门、单位及个人不履行事件应急处理职责，或者不按规定履行职责的情况。

县级以上各级人民政府卫生行政部门指定的突发公共卫生事件监测机构、各级各类医疗机构、卫生行政部门、县级以上地方人民政府和检验检疫机构、食品药品监督管理机构、保护监测机构、教育机构等有关单位为突发公共卫生事件的责任报告单位。执行任务的各类医疗卫生机构的医疗卫生人员、个体开业医生为突发公共卫生事件的责任报告人。

突发公共卫生事件责任报告单位要按照有关规定及时、准确地逐级报告突发公共事件及其处置情况。

(六)突发公共卫生事件的应急处理

1. 应急处理

突发公共卫生事件发生后所采取的应急处理流程主要包括以下几个方面。

(1)启动突发公共卫生事件应急预案。

(2)设立突发公共卫生事件应急处理指挥部。

(3)制定突发事件应急报告制度和举报制度。

(4)采取控制事件扩散蔓延的紧急措施。

(5)组成强有力的突发事件控制队伍。

(6)开展针对突发公共卫生事件的科学研究。

(7)保障相关医疗物资和其他物资的供给。

突发化学中毒事件发生后，当地政府及其卫生行政部门应根据《国家突发公共卫生事件应急预案》《国家突发公共事件医疗卫生救援应急预案》和国家有关法律法规，立即组织流行病学调查人员和实验室检验人员到达现场调查核实。必要时，经省级专家咨询评估小组的科学分析、检验检测与评估，预警预测、确认识别和初步判断该事件的性质、规模及分类后，由当地政府及其卫生行政部门决定是否启动应急预案和实行相应级别的医疗卫生应急救援救治，并根据需要组织公共卫生和临床医疗应急抢救队伍赶赴化学中毒现场实施应急救援。

2. 针对性措施

应针对突发公共卫生事件的不同级别，采取针对性措施。

(1)特别重大突发公共卫生事件：需要同时报请国务院或国家级卫生行政部门和有关部门予以指导和督办，具体由省级人民政府组织实施应急医疗救治和现场预防控制。

(2)重大突发公共卫生事件：由省级人民政府组织实施应急医疗救治和现场预防控制。省级人民政府根据省级卫生行政部门的建议和突发公共卫生事件应急处理的需要，成立省级突发公共卫生事件应急指挥部，开展突发公共卫生事件的医疗应急、信息发布、宣传教育、科研攻关、国际交流与合作、应急物资与设备的调集、后勤保障，以及应急医疗救治和现场预防控制工作的督导检查等。突发事件发生地人民政府要按照省级人民政府或省级人民政府有关部门的统一部署，组织协调当地有关力量开展突发公共卫生事件应急医疗救治的现场预防控制工作。

(3)较大和一般突发公共卫生事件：由省级以下各级人民政府负责组织实施，如果突发公共卫生事件超出本级应急处置能力的，地方各级人民政府需要报请上级人民政府提供技术指导和支持。

三、突发公共卫生事件的预防措施

突发公共卫生事件的预防措施指在没有突发公共卫生事件的情况下所采取的预防或应对突发公共卫生事件的措施。根据我国《突发公共卫生事件应急条例》，突发公共卫生事件的预防措施主要包括以下几个方面。

(1)建立统一的突发事件预防控制体系。

(2)制定突发公共卫生事件应急预案。

(3)加强突发公共卫生事件应急处理专业队伍的建设和培训。

(4)建立突发公共卫生事件应急救治系统。

(5)做好应对突发公共卫生事件的物资储备。

(6)对公众开展突发公共卫生事件应急知识的教育，增强社会对突发公共卫生事件的应对能力。

第三节 社区救护及防治措施

社区救护是指对在社区内发生的各种急症，遭受各种意外伤害及中毒等情况的患者采取紧急救护措施，包括现场急救及监护转院。社区医护人员常常比医院急救人员更加接近现场，也会更早地接触各类急症患者，因此，及时采取有效救护措施，对于提高社区急症患者的抢救率、提高患者的生存概率和生命质量有着重要的意义。

一、社区急性事件

社区中常见的急性事件包括高热、疼痛、出血、休克、昏迷、呼吸困难等急性病症，还包括容易受到意外事故袭击的危险人群(如老年人、儿童)中发生的跌伤、骨折、中毒、溺水、烧伤、电击伤、外伤等，以及一些慢性疾病的急性发作(如心绞痛、癫痫等)，因可危及生命，故常常也被列为社区急性事件。

(一)社区急性事件的特点

1. 病种多

社区人群中疾病种类多样，涉及临床各个专科，其中心脑血管急症患者和外伤患者是社区救护的主要对象。

2. 对象广

在社区范围内活动的所有人，包括在通常情况下被认为健康的年轻人，都有可能发生各种意外伤害与急症。其中，婴幼儿、老年人、慢性病患者是最常见社区救护的服务对象。

3. 病情险

尽管发生在社区范围内的急性事件相对较少，但其一旦发生，如不及时处理，则可能给患者带来较大的伤害，甚至危及生命。一些气道阻塞、溺水、电击伤以及心跳、呼吸暂停的患者，很多则因为得不到及时的现场救护而导致死亡。

4. 责任重

社区医疗机构虽有其独特的优势(如环境及人员较熟悉，距离近，到达出事现场的时间较早，必要时还能调动社区其他人员协助工作)，但也存在社区医疗机构人员少、专科性不强和设备不完善等劣势。因此，在社区急性事件的救治中，医护人员责任更加重大。社区护士要扬长避短，最大限度地及时救治患者，做好初步急救工作，避免病情恶化，以保证患者后续的治疗。

(二)社区急性事件的预防措施

对于社区急性事件的预防，要求社区护士通过社区评估，发现各种危害健康的危险因素，对社区人群进行各种预防急症的健康教育，普及应对社区急性事件的预防和处理措施。

1. 社区及周边环境评估

社区护士应仔细评估社区及周边环境(如交通状况、周边餐饮状况等)以及各种可能与社区护理工作有联系的机构、场所的详细信息(如就近的医院、公安部门、社区活动中心等)；重视现存问题的同时，应关注潜在危险因素，如小区内垃圾处置问题对居民健康的影响、社区广场舞所致的噪声污染等，其中的有些问题可请相关部门协助进行干预。

2. 社区居民健康评估

社区救护应了解社区居民的人口社会学资料，包括人口总数、性别、年龄、职业、疾病谱等方面；建立居民健康档案，重点关注慢性病患者、空巢老人、高龄产妇、学龄前儿童等，应详细登记其家庭住址、联系电话等信息，以便发生紧急情况时能及早到达现场开展紧急救护工作。

3. 开展针对性的宣传教育

(1)针对不同的人群进行宣传教育：针对老年人反应较迟缓、行动不便、易发生跌倒及碰伤等意外情况，社区护士要建议老年人及其家人在屋内老年人活动的场所(如床边、厕所、浴室等)安装扶手，经常走动的通道不堆放障碍物，外出时应注意台阶和门槛。针对婴幼儿无安全意识、顽皮好动的性格，社区护士要提醒其家长可能造成意外伤害的各种危险因素，如应将药品、剪刀、开水等危险物品放置于高处，防止婴幼儿触摸家用电器的电源插头、做各种危险攀爬动作及吞咽细小物品等。针对慢性病患者，要加强相关疾病知识的宣讲，教会患者疾病自我检测及自我护理的方法，强调随身携带药品和联系紧急卡片的重要性。

(2)针对不同季节进行预防宣传：许多疾病有明显的季节性，社区护士要针对疾病的好发季节进行防病治病的宣传工作。例如，春季容易发生传染疾病，夏季容易发生腹泻、食物中毒，秋、冬季节容易发生呼吸道感染、皮肤瘙痒症、脑血栓。

(3)针对不同灾害进行安全知识宣教：近年来，我国自然灾害时有发生(如地震、洪水、沙尘暴、干旱、泥石流等)，人为灾害增多(如火灾、人为踩踏事件等)，社区护士应向社区居民提供相关信息，指导居民正确认识灾害，加强各种灾害安全健康教育。

二、社区急性事件的处置原则与程序

(一)社区救护原则

1. 先复苏，后固定

如有呼吸、心搏骤停并伴骨折的患者，应先采取胸外按压和人工呼吸等心肺复苏术，待心跳和呼吸恢复后，再进行骨折部位的固定。

2. 先止血，后包扎

如有开放性伤口伴大出血的患者，应先采取指压、止血带等方法有效止血，再消毒并包扎伤口。

3. 先重伤，后轻伤

如遇大批患者，应根据病情的轻重缓急，优先抢救危重患者，再抢救病情较轻的患者。

4. 先救治，后运送

如遇急症患者，应把握黄金抢救时间，通过有效救护措施，维持患者生命体征的平稳，再送上级医院治疗。在转运途中，要密切观察患者病情变化，必要时采取有效抢救措施。

(二)社区救护程序

1. 评判病情

检查气道是否通畅，有无自主呼吸及颈动脉搏动，瞳孔大小有无改变；评估患者意识、肢体感觉和运动情况等。

2. 消除病因

根据现场情况，及时消除可能致病的主要因素，如发生煤气中毒者，应先将其安全地从中毒环境内抢救出来，迅速转移到清新空气中。

3. 心肺复苏

判断患者若出现呼吸、心搏骤停，应立即为其实施心肺复苏术。

4. 请求援助

利用现场人群或可支配人员拨打急救电话，与急救中心取得联系；准确报告患者的姓名、性别、年龄、发病时间、地点和具体症状，以及当前的处理措施和自己的联系方式。

5. 给氧和输液

根据患者病情，及时给予氧气吸入，建立静脉通道。

6. 协助转运

经过受伤现场的基本处理后，应将患者迅速、平稳地转运到医院，以便进一步治疗。社区护士应选择恰当的转运工具，避免在转运过程中发生二次伤害，并与专业人员做好交接工作。

知识拓展

黄金抢救时间

在正常室温下，心脏骤停 3 秒后人就会因脑缺氧而感到头晕，10～20 秒后会出现意识丧失，30～45 秒后瞳孔会散大，1 分钟后会出现呼吸停止及大小便失禁，4 分钟后脑细胞就会发生不可逆转的损害。一般心脏骤停患者最佳的黄金抢救时间为 4 分钟，如果 4 分钟之内得不到有效救治，患者随即进入生物学死亡阶段，生还的希望很渺茫。

要点提示

三级预防是以人群为对象，以健康为目标，以消除影响健康的危险因素为主要内容，以促进健康、保护健康、恢复健康为目的的公共卫生策略与措施。

突发公共卫生事件是指突然发生，造成或者可能造成社会公众健康严重损害的重大传染病疫情、群体性不明原因疾病、重大食物中毒和职业中毒以及其他严重影响公众健康的事件。突发公共卫生事件具有突发性、危害性、群体性、频发性、多样性及国际化的特点。

社区救护是指对在社区内发生各种急症、遭受各种意外伤害及中毒等情况的患者采取的紧急救护措施，包括现场急救及监护转院。社区救护程序包括评判病情、消除病因、心肺复苏、请求援助、给氧和输液、协助转运。

思考题

2021 年 7 月 19 日 21 时，郑州市气象局发布暴雨红色预警信号；20 日上午，气象局连续发布暴雨红色预警信号；7 月 21 日 3 时，河南省防汛抗旱指挥部决定将防汛应急响应级别由Ⅱ级提升为Ⅰ级。此次暴雨导致河南省农作物大面积受灾，大量房屋倒塌损坏，遇难失踪 300 余人。一方有难，八方支援，从祖国各地赶来的救援人员帮助河南共渡难关。

请思考：

(1)社区救护的原则是什么？

(2)如何针对现场实行救护管理？

（张飒乐）

第十四章　社区护理中的人际关系与沟通技巧

学习目标

(1)知识与技能：调控护患关系对社区护士的要求，沟通的过程与方式，社区护士的沟通技巧。

(2)过程与方法：调控社区护士与患者家属关系的注意事项，沟通的影响因素，社区护士的入户技巧。

(3)情感与态度：能运用人际关系基本理论处理护理工作中的各种人际关系，通过正确运用人际沟通的技巧进行社区护患间有效的沟通。

案例导入

王爷爷，75岁，因病情需要，每天到社区医院进行静脉输液，由于年龄大、皮肤松弛，每次静脉穿刺时都感到很紧张。社区护士小李帮王爷爷扎好止血带后，一边拍打其手背，一边抱怨着，“你的血管长得很不好，待会儿我给你把针扎好后，你千万不要乱动，不然又要肿了。”请问：

(1)通过社区护士小李的谈话，你认为护士应该具备哪些沟通技巧？

(2)在社区护理工作中，进行有效的沟通应注意哪些事项？

社区护士与患者及其家属之间的人际关系是社区护理的基础。通过这种关系，患者可以改变不利于身心健康的行为，同时学习有关的保健知识及技巧。社区护士可以有效地应用沟通技巧，建立良好的护患关系，提高社区人群健康方面的应对能力。

第一节　社区护理中的人际关系

人际关系有广义和狭义之分。广义的人际关系是指社会中所有人与人之间的关系以及人与人之间关系的一切方面，包括经济关系、政治关系、法律关系等；而狭义的人际关系是指在社会实践中个体为了满足自身生存与发展的需要，通过一定的交往媒介与他人建立并发展起来的以心理关系为主的一种显性的社会关系。

一、社区护患关系概述

当患者因为健康问题而寻求社区护士的健康服务时，社区护士与患者之间便形成了一种专业性的人际关系。这种人际关系是护理人员在帮助患者满足需要的过程中形成的帮助与被帮助的关系，是社区护理人际关系的主体。

(一)社区护患关系的特征

社区护士与患者人际关系的特征主要体现在以下几个方面。

1. 独特性

社区护患关系的独特性表现为特定的时间、地点和特定的人物(即社区及其人群)。

2. 时间性

社区护士与患者的人际关系是相对固定而长期的关系。社区护士为患者提供持续性服务，如慢性病的定期随访和护理、残疾人的康复护理等，需要社区护士为护理对象提供长期不间断的服务，这是社区护理区别于临床护理的重要特征。

3. 目的性

社区护士与患者人际关系的目标是评估患者健康问题、拟定护理诊断与执行适当处理的途径，最终促进患者的健康。

(二)社区护患关系的分期

社区护患关系是一种特殊的人际关系，一般可分为以下 3 期。

1. 熟悉期

由社区护士首次接触患者，认识患者，介绍自己，并与患者设立共同努力的目标，到彼此接纳对方是一个独特的个体的时期，称为熟悉期。本期社区护士的主要任务是与患者建立一种信任、理解及开放的氛围。此外，社区护士还可通过收集资料，发现患者健康方面的问题，制订护理计划。

2. 工作期

工作期的主要任务是为患者制订护理计划，采取具体行动为患者解决问题。在护理工作中，社区护士应尊重患者，注意随时与患者进行沟通交流，取得患者的密切配合，鼓励其积极参与，使患者有充分发挥自己潜能的机会；增进患者的自主性，使其在接受良好护理的同时获得健康保健知识和自理能力。

3. 结束期

社区护士帮助患者解决了健康问题，满足了患者的身心需要，达到了护理目标的要求，护患关系即进入了结束期。社区护理与临床护理不同点是，患者虽然恢复了健康，但如何保持健康、提高健康水平的后续工作仍是社区护理的重要工作内容。

二、社区护患关系的调控

(一)社区护士与患者关系的调控

社区护士与患者建立良好的关系是开展有效护理活动的基础，调控护患关系对社区护士的具体要求如下。

1. 高度的责任心

社区护士应具有较高的慎独修养，对待患者要像对待自己的亲人一样，工作一丝不苟、认真负责。

2. 尊重的态度

社区护士所接触的对象来自不同的社会阶层，有着不同的地位、信仰和习惯。社区护士对所有患者都应一视同仁、平等相待，尊重他们应有的权利，为其提供安全、支持、和谐的护理环境。

3. 真诚的关心

社区护士在与患者的互动关系中应以真诚的态度对待对方，理解患者的痛苦和感受，设身处地地为患者着想，使患者感到温暖和支持，缩短彼此间的心理距离。

4. 提高专业水平

社区护士应不断地汲取新理论、新知识、新技能，提高自己的专业水平和沟通能力，适时地运用语言和非语言交流技巧与患者进行沟通，以满足不同护理对象的健康需求。

5. 健康的生活方式

社区护士作为健康的维护者和促进者，其本身就是一个角色榜样。社区护士不仅要有健康的体魄，还要有稳定的心理状态和正常的情感反应，这是为患者提供优质护理的保证，也是取得患者及其家属信任的基础。

6. 适当的自我暴露

社区护士在与患者的交往中，可适当地暴露自己的思想和情感以及对某些问题的看法等。这样不仅可缩短与患者之间的距离，增强患者对社区护士的信任感，还可消除患者因患病而产生的孤独、焦虑等情感方面的压力，有利于建立良好的社区护患关系。

7. 运用同理心

同理心是感情进入的过程，即设身处地地站在对方的位置，并通过认真的倾听和提问，确切地理解对方的感受。因此，同理心是沟通内心世界的情感纽带，也是建立良好社区护患关系的基础。

(二)社区护士与患者家属关系的调控

社区护士与患者家属的关系是社区护理人际关系不可缺少的一部分，因为家属在提高患者治疗效果、促进患者康复中起着重要的作用。

1. 患者家属的角色改变

疾病总会给家庭带来一定影响，家庭成员所承担的角色也会有相应的改变。

(1)患者原有家庭角色功能的替代者：患者患病以前在家庭中的角色及角色功能是相对固定的，患病以后，这些角色功能将部分或全部由其他家庭成员替代。

(2)家庭治疗康复环境的营造者：家属应掌握一定的护理知识和技能，为患者创造一个安静、整洁、舒适和安全的治疗及休养环境，以利于患者早日恢复健康。

(3)生活的照顾者和心理的支持者：由于疾病，患者的自理能力会受到一定的影响，家属应增加对其生活的照顾和关心。此外，患者还容易产生焦虑、恐惧、抑郁等心理问题，需要家属给予排解和安慰。

(4)患者护理计划制订及实施的参与者：整体护理需要患者的积极配合与参与，但如果是婴幼儿、意识障碍或精神病患者，其参与能力受限时，就需要患者家属的积极参与。

2. 调控社区护士与患者家属关系的注意事项

(1)介绍患者情况：患者家属迫切需要了解患者的病情及相关信息，社区护士应主动介绍患者的病情、治疗措施及预后，使他们能消除或减轻紧张的心理，增加对社区护士的信任，从而愿意积极主动配合社区医护人员的治疗和护理。

(2)提供心理支持：由于角色的变化，正常生活秩序被打乱，以及长期照顾患者的劳累和经济问题等，患者家属常会出现压抑、焦虑等心理问题。因此，社区护士应注意患者家属情绪的变化，给予其鼓励和疏导，帮助其减轻心理压力。

(3)提供健康咨询：当患者家属向护士咨询各种健康问题时，社区护士应根据自己的知识、经验和了解的情况，耐心地为其解答，并利用各种机会向其宣教相关的卫生保健知识。

(4)给予护理指导：社区护士应了解患者患病后家庭成员角色功能的调整情况，了解其存在的问题并给予指导，并让其家属积极地参与到整体护理中来，更好地照顾和支持患者。

此外，社区护理中的人际关系还包括社区护士与其他社区医务人员的关系等。在处理相互关系时，只有遵循互相配合、互相尊重、平等合作的原则，才能建立协作、信任的医护关系，充分发挥团队效应，提高医疗和护理质量。

第二节　社区护理中的沟通技巧

沟通是遵循一系列共同规则，将信息从一个人传递到另一个人的过程。有效的沟通应是接受者所收到的信息与发出者所表达的信息正好相同。沟通不仅仅是分享事实，其本质是一种理解与被理解的内在需求。

一、沟通的基本要素

1. 信息

信息是指信息发出者传达的思想、观点、意见、感情、态度和指令等。信息具有一定的内容及意义，可能还带有背景因素的色彩及信息发出者的风格。信息通过一定的符号(如面部表情、语言等)来表示，这些符号又按一定的规则(如语法规则)组织，这种有组织并能表达一定内容意义的符号称为代码。

2. 沟通的触发体

沟通的触发体指能触发个体进行沟通的所有刺激或理由，包括各种生理、心理、精神或物质环境等因素，有时又将其称为信息背景。一个信息的产生，常会有一个信息背景，包括信息发出者过去的经历、对目前环境的感受、对信息发出后产生后果的预测等。

3. 信息发出者和信息接收者

信息发出者又称为信息源，是将信息编码并传递的人。信息发出者把观点和情感转换成语言或非语言的符号，并将其组成信息的认知过程，称为编码。信息编码的方式受信息发出者个人的生活背景、教育程度、价值观、抽象推理能力等因素的影响。

信息接收者是接收信息以及将信息解码的人。信息接收者理解及感受信息发出者所发出信息的过程，称为译码。由于传递的信息受到信息发出者背景因素的影响，信息接收者在译码时需要考虑信息发出者的背景资料，以便准确地理解信息。此外，信息接收者受其教育程度、抽象推论能力、价值观、生活背景的影响，对信息可能有不同的理解及诠释。

信息接收者译码的准确性在很大程度上取决于沟通双方在知识、经历以及社会文化背景方面的相似度。如果译码后的信息含义与信息发出者表达的意义一致，则沟通有效。反之，如果信息接收者错误地解释了信息发出者传递的信息，将会导致无效的沟通。

4. 传递途径

传递途径也称信道，是指信息由一个人传递到另一个人所通过的渠道，是通过视觉、听觉、嗅觉、味觉、触觉传递和接收信息的手段或媒介。沟通的途径要适合于传递的信息，应有助于使信息发出者表达的信息更清晰。在社区人际交往中，信息往往通过多种渠道传递，信息发出者在传递信息时使用的沟通途径越多，人们越容易正确地理解信息的内容。

5. 反馈

反馈是由信息接收者返回到信息发出者的信息，也称为反映。反馈可以是语言的、非语言的，或者两者兼有。反馈有利于了解信息是否准确地传递给信息接收者，以及信息的意义是否被准确地理解。因此，在沟通过程中，信息发出者应时刻注意寻求信息接收者的反馈，以确认自己发出的信息是否被信息接收者准确地接收。

6. 人际变量

人际变量是影响信息发出者和信息接收者双方的因素，包括感知、教育和生长发育水平、社会文化、价值观和信念、情绪、性别、角色和关系以及身体健康状况等。如同样的信息内容向两个不同的个体发送，很有可能出现不同的解释。

7. 环境

环境是信息发出者与信息接收者相互作用的场所。为了获得有效的沟通，沟通的环境应该满足参与者对物理或情感上舒适及安全的需求。噪声、温度过高或过低、存在使人分心的事以及缺乏隐私的空间，都可能使人产生混淆、紧张和不适。

二、沟通的基本方式

按照沟通的方式不同，人际沟通可分为语言性沟通及非语言性沟通。

(一)语言性沟通

1. 概念

使用语言、文字或符号进行的沟通，称为语言性沟通。语言是把思想组织成为有意义的符号工具及手段。只有当信息发出者与信息接收者清楚地理解了信息的内容时，语言才有效。

2. 类型

(1)书面语言：以文字及符号为传递信息的工具，即写出的字，如报告、信件、文件、书本、报纸等。书面沟通不受时空限制，传播范围广，具有标准性及权威性，并便于保存，以便查阅或核查。

(2)口头语言：以语言为传递信息的工具，即说出的话，包括交谈、演讲、汇报、电话、讨论等形式。口头语言具备信息传递快速、反馈及时、灵活性大、适应面广及可信度较高等优点。口头语言沟通是所有沟通形式中最直接的方式。

(3)类语言：指伴随沟通所产生的声音，包括音质、音域及音调的控制、嘴型的控制，以及发音的清浊、节奏、共鸣、语速、语调、语气等的使用。类语言可以影响沟通过程中人的兴趣及注意力，且不同的类语言可以表达不同的情感及态度。

(二)非语言性沟通

1. 概念

不使用词语，而是通过身体语言传递信息的沟通形式，伴随着语言沟通而存在的一些非语言的表达方式和情况，称为非语言性沟通。非语言性沟通包括面部表情、目光的接触、手势、身体的姿势、气味、着装、沉默，以及空间、时间和物体的使用等。

2. 类型

(1)环境的安排：环境包括物理环境及人文环境。物理环境包括建筑结构、空间的布置、光线、噪声的控制等；人文环境包括是否需要有他人在场，环境是否符合沟通者的社会文化背景，能否满足隐私的需求等。环境的安排及选择可体现出信息发出者对沟通的重视程度。

(2)空间距离及空间位置：美国精神病学家和系谱专家罗伯特·索默认为，每个人都有一个心理上的个体空间，这种空间像一个无形的“气泡”，是个人为自己所划分出的心理领地，一旦领地被他人触犯或占领，就会产生非常不舒服的感觉，因此与他人沟通时要有意识地控制、调节彼此之间的距离，根据对方的年龄、性别、人格特征、文化教养以及与对方所处的沟通层次，选择合适的人际距离。同时，在沟通中也应注意，个体在人际沟通中所选择的空间位置会以无声的语言表达其社会地位、心理感受、态度、人际关系、希望承担的角色及义务等。例如，在乘坐电梯时，个体会根据同乘电梯人的年龄、性别以及彼此的人际关系等来选择站立的位置。

(3)仪表：包括一个人的修饰及着装等，可以向他人显示其社会地位、身体健康状况、婚姻状况、职业、文化、自我概念及宗教信仰等信息。当沟通的双方见面时，外表会首先被对方关注，仪表可以影响沟通双方对彼此的感知、第一印象及接受程度。

(4)面部表情：通过面部肌肉的协调运动来表达情感状态或对信息的反应。面部表情是非语言沟通中最丰富的表达，人类的面部表情主要可以分为8类，即感兴趣—兴奋、高兴—喜欢、惊奇—惊讶、伤心—痛苦、害怕—恐惧、害羞—羞涩、轻蔑—厌恶、生气—愤怒。面部表情是一种共同的语言，尽管人们来自不同国家、具有不同文化背景，但是面部表情所表达的感受和态度却是相似的。面部表情所传递的信息可以是对真实情感的展现，可以与真实的情感相矛盾，也可以是对真实情感的掩饰。

(5)目光的接触：通常发出的是希望交流的信号，表示尊重对方以及希望听对方讲述。目光的接触是人际间最传神的非语言表现，主要用于表达感情、控制及建立沟通者之间的关系。缺乏目光的接触，则表示焦虑、厌倦、有戒心、缺乏自信或其他信息。此外，目光接触的水平影响沟通交流的结果，最理想的情况是双方面对面、眼睛在同一水平面上的接触。

(6)身体的姿势：包括手势及其他身体姿势，体现了一个人沟通时特定的态度及当时所包含的特定意义，可以反映出态度、情绪、自我概念和健康状况。此外，手势可以用来强调或澄清语言信息，有时手势和其他非语言行为结合起来可以替代语言信息。

(7)触摸：是人际沟通时最亲密的动作，可以传递关心、牵挂、体贴、理解、安慰支持等情感。触摸是一种无声的安慰，是一种很有效的沟通方式。但是，触摸也是一种非常个体化的行为，对不同的人具有不同的含义。触摸受性别、年龄、文化及社会因素的影响，是一种容易被误解的非语言表达方式。因此，在运用触摸进行沟通时，应注意对方的文化及社会背景，清楚自己触摸的意义，有选择地、谨慎地使用。

三、社区人际沟通的主要障碍

人际沟通是信息在两个或两个以上个体之间的传递过程。很多因素可能对沟通造成阻碍，既可能来源于环境，也可能来源于信息发出者或接收者。

1. 信息发出者

(1)缺乏沟通动机：表现为不愿意沟通或很勉强地进行沟通。例如，沟通的双方在交谈过程中怕暴露隐私，对自己的情况不愿意详细介绍，仅能提供一些分散的信息，从而造成双方沟通的阻碍。

(2)缺乏沟通技能：不知道如何确定必要的信息、编码、选择合适的沟通渠道以及排除各种干扰等。例如，一次传递的信息量超载，发出信息后不注重反馈以及编码不当等。

2. 信息接收者

(1)对信息不感兴趣：有许多信息，信息发出者认为很有必要，但信息接收者并不认同。这种认识上的差异，使接收者被动地接收信息，一般不会得到满意的沟通效果。此外，如信息接收者认为信息发出者怀有敌意，对信息发出者不信任，或信息接收者存在紧张、恐惧心理，也会影响双方的有效沟通。

(2)缺乏处理信息的能力：有些信息接收者由于某种原因，如听觉障碍或其他原因，不能接收信息，或不知如何寻找适当的沟通渠道来接收信息，接收了信息也不知道如何解码或解码不当，以致不能理解信息的真正含义，影响了沟通的效果。

3. 传递途径

传递途径引起的沟通障碍包括途径选择错误、方法无吸引力、工具失灵、外界干扰太大等。例如，噪声较大时，运用语言方式进行交流，会受到干扰，从而影响双方的沟通效果。

4. 环境

沟通双方所处环境的光线、温度、安全性及私密性等不佳，不能满足参与者对物理环境舒适及安全的需求，也可对沟通的效果造成影响。例如，在公共场所交谈时，若涉及隐私问题，可能由于私密性不佳，会影响双方的沟通效果。

四、社区护士沟通的技巧

(一)倾听

倾听不仅是给予礼貌的注视和频频点头，而且是非常复杂的活动。尽管人类进行简单思考的速度为150毫秒，而一般人说话的速度约为130字/分，但是想要完全听明白他人的话语，仍需要集中注意力，同时对听到的信息进行快速的整理和分析。积极、有效的倾听有助于激发对方的谈话欲望，收集更多重要的信息，加深彼此的理解，进而获得友谊和信任。

1. 倾听的概念

倾听是信息接收者集中注意力将信息发出者所传递的所有信息(包括语言和非语言信息)进行分类、整理、评价及证实，以使信息接收者能够较好地了解信息发出者所说话语的真正意思，即信息接收者不仅倾听信息发出者说什么，还应根据他所表现的非语言行为来正确解释他所说的话。

2. 倾听过程的元素

(1)听到：听是声波传到耳膜引起振动后经听觉神经传送到大脑的过程。听到是一个生理过程，可受到很多因素的影响，包括倾听者的听觉水平及背景噪声等。

(2)专注：指集中注意力，不受其他声音以及进入视野的其他事物的干扰，从而能听清他人所说的话和看清他人所展示的非语言行为。在倾听过程中，倾听者并不是专注于每一个听到的信息，而是有选择地滤掉一些信息，愿望、需求、欲望和兴趣等会决定倾听者的选择焦点。

(3)理解：指倾听者弄清楚说话者所传递信息的意思的过程。沟通学者常用倾听忠诚度形容倾听者所理解的意思和说话者试图传达的意思之间的匹配程度。

(4)回应：指倾听者对说话者所表达的语言和非语言信息的反馈。在积极的倾听过程中，倾听者对说话者给予清楚的反馈，将有助于说话者重新评价自己的沟通。

(5)记忆：指倾听者记住所接收信息的一种能力。如果倾听者无法记住听到的信息，将枉费其对倾听做出的努力，也会影响双方后续的沟通。

(二)同理他人

1. 同理的概念

同理是指侦察和确认他人的情绪状态，并给予适当的反馈。也就是说，同理是设身处地以对方的立场去体会其心境的心理历程。

2. 同理他人的过程

(1)侦察和确认阶段：这是同理的第一个阶段，指识别和确认他人的感受。侦察和确认阶段主要强调的是知觉技巧，要求能够根据对方的语言和非语言线索来确认其情绪状态。

(2)适当的反应阶段：同理的第二个阶段强调适当的反应。适当的反应需要运用良好的沟通技巧让对方知道：①了解对方所发生的事情。②了解对方的心理感受。③愿意听对方继续讲下去。④愿意给予对方安慰和帮助。同理他人技巧的使用会让对方觉得你虽然不是他(她)，但你懂他(她)的心，了解他(她)的意思，知道他(她)的感受。当一个人具有同理心时，会让与其沟通的人有一种真正被理解的感觉。

(三)自我暴露

个体通过自我暴露可以让他人了解自己，从而有利于发展亲密关系。

1. 自我暴露的概念

自我暴露是指个体在自愿的情形下，将纯属个人的、重要的、真实的内心所隐藏的一切向他人吐露的历程。在人际关系中，自我暴露是必要的历程，通过自我暴露，向对方传递信任，展现愿意与对方更深入交往的诚意。自我暴露的过程通常渐进而缓慢，但随着自我暴露的增多，人际关系也更趋亲密、稳固。

2.“周哈里窗”模式

心理学家鲁夫特与英格汉提出了“周哈里窗”模式，用来探讨自我暴露与人际关系间的关联。“周哈里窗”展示了关于自我认知、行为举止和他人对自己的认知之间在有意识或无意识的前提下形成的差异，因此把人的内在分成 4 个部分，即开放的自我、盲目的自我、隐藏的自我、未知的自我。

(1)开放的自我：即自己知道，他人也知道的部分。有一些外表的特征，大家一目了然，如性别、身高、长相等，属于开放的自我。另外，有一些个人资料，经过自我介绍，他人也会有所认识，如过去的经历、现在的心情、未来的计划等，也属于开放的自我范畴。每个人的开放的自我会因对象、因时、因地而改变，如对于好朋友，开放的自我会增大；对于陌生人，开放的自我会缩小。开放的自我的大小即表示自我暴露的程度。

(2)盲目的自我：指自己不知道，而他人知道的部分。例如，每个人都有一些口头禅、小动作或心理防御机制，自己平常并不知觉，他人却看在眼里。

(3)隐藏的自我：指自己心知肚明，他人却被蒙在鼓里的部分，包括一些人们想表露却尚未表露的态度(如不喜欢某种食物的味道)，以及人们刻意隐瞒的动机、想法或已经发生的事实(如伤心的往事)。

(4)未知的自我：指自己不知道，他人也不知道的部分。例如，个人的某些才能最初并未显露，直到某个机缘巧合时才显露出这一才能。

五、社区护士的入户技巧

入户是社区卫生服务的一道“特色菜”，是任何设备先进的大医院所无法具备的优势。社区中行动不便的老人、长期卧床慢性病患者的客观需求等是入户的基础，而访视的技巧则是入户成功与否的保证。

1. 初次入户

为了保证顺利入户，社区护士初次上门时最好由居委会或楼长带领，事先一定要做好居委会和楼长们的工作，讲明社区卫生服务方便群众、利国利民的重要意义。第一次接触若能给服务对象一个良好的印象，对今后的工作很有好处，可先谈几句家常话，然后再步入正题，可从居民的居家环境特点，如养花、养鱼、字画等找到共同点，从他们感兴趣的问题谈起，并适度认同，支持对方的观点，缩短护患距离。

2. 要有明确的目的性

入户不是随便串门，要开门见山说明来意，应尽量避免闲聊，既要和居民沟通好，还要保证工作效率。

3. 准备工作要周到

入户访视不但可以了解社区居民的健康需求，密切医患关系，也是难得的宣传机会。入户前的准备工作一定要周到。若有宣传材料，一定要写明社区卫生服务站的服务项目，以及医护人员的姓名、联系电话等，以便在有限的时间内向居民传递尽可能多的信息。

4. 护理人员的着装应整洁、规范

入户不同于医院工作场所，是在居民家中，如果护理人员衣冠不整，会令住户非常反感。

5. 谈吐要得体

为了节约时间，语言要简洁明了，又不要过于生硬。例如，社区人员入户，敲开了门，居民问是干什么的，有的社区人员直接就说“保健合同，10 元一个，20 元两个”，类似于上门推销；还有的说“看你是不是有病”，结果刚刚打开的门又“砰”的一声被关上了。

6. 注意入户的时间

入户的时间不能太早，也不能太晚，要避开吃饭的时间，遇到家中有客人或亲朋欢聚时，应改日再访，否则会令居民反感，对以后建立持久的护患关系非常不利。

7. 把握好询问的深度

对居民家庭背景、婚姻状况、心理问题、经济收入等情况的了解要循序渐进，不要强求一次获得所有的资料。

8. 对卧床患者及现患患者要做简单检查

遇有卧床患者及现患患者，可对其进行心、肺听诊，以及测量血压、脉率等操作，通过简单的检查加强社区护患关系。注意在检查中多用关怀的语句，如问患者有无冰冷感、不舒服的感觉等，使患者感到亲切、温暖；切忌令患者感到不安和疑虑。

9. 调查与医疗活动要结合进行

如果入户是为了完成上级安排的调查任务，要注意将调查任务和医疗活动结合起来进行。例如，进行吸烟情况调查，问了很多问题，让居民填写了很多表格，医务人员达到了目的，而被调查的居民却没有从中得到任何好处，白白消耗了很长时间和精力，这种利益不对等的入户调查很难取得理想的效果。

10. 适时转移话题

为了保证工作效率，如无特殊情况，每户入户时间不要超过15分钟。入户调查最好站立进行，不宜喝水，更不宜食用主人家的糖和水果等。问问题时要开门见山，当居民滔滔不绝时，可用直接发问、婉转引导的方法转移话题，或告知他还约了其他住户，改时间再谈。交谈时，要善于察言观色，注意对方的反应，学会随机应变，主动控制话题和局面，适时告辞，不要等到对方不耐烦的时候再离开。

六、社区护患沟通中的障碍及处理

有些沟通方式可能会阻碍社区护患之间的交流，造成沟通的障碍。社区护士应该识别和避开使用这些沟通方式。

1. 不切实际的保证

不要给予患者不切实际的保证，如“一切都会好的”等之类的保证。没有人能预测或保证一种情况的具体结果，因为事物的发展有太多的变化，如果患者得到了与预期结果不符的反复保证，他们就会更加气馁，并且不再相信社区护士，使后期的沟通失去治疗意义。

2. 给予意见

给予意见是指告诉患者什么是应该做的，或应该如何去做。一些患者希望能从专业人员处得到行动的意见。同样，社区护士也常常觉得自身职责是提供带有判断性的意见，这种意见会增强患者的依赖感，并把责任留给护理人员。如果患者接受了护理人员的意见，结果并不理想，患者会反过来责备护理人员。社区护士应以适当的方式鼓励患者自己解决问题，如“一些人已经试着……”等。

3. 拒绝

拒绝表示不考虑患者的意见与要求，是对患者思想及行为的轻视，这将使患者因为害怕再次遭到拒绝而停止与社区护士的互动，如社区护士对患者说“让我们不要讨论……”或“我不想听到……”等。

4. 否定

当社区护士否定患者的看法或感受时，就人为地设立了与患者的共同讨论沟通的障碍。社区护士的否定会让患者体验到不被接受，阻碍了患者的情感表达。例如，患者说：“我觉得活着没有意思。”护理人员回答：“你怎么能说这种丧气的话呢?”这样就会使患者不愿意继续谈下去。

5. 过度发问或调查式的发问

过度发问或调查式的发问指对患者持续提问，对患者不愿意讨论的话题也要寻求答案，这会使患者感到被利用和不被尊重，从而产生抵触。因此，社区护士应避免对患者采用调查式的发问，如避免问“告诉我在你小时候，你妈妈是如何虐待你的”或“能否告诉我你妈妈去世以后，你是如何看待她的”等。

6. 指责性提问

社区护士应避免使用指责性提问，如“你为什么非吃这种药?”“你为什么要放弃工作?”等此类发问。患者会认为这是对他们的指责，很可能被激惹或激怒，并由此而产生敌对情绪，大大降低其依从性。遇到这样的问题时，社区护士不妨换一种提问的方式，如“能说说你选择这种药的理由吗?”或“您放弃工作是出于什么考虑?”

7. 转换主题

转换主题是社区护士主导了谈话的方向，常发生于社区护士想从与患者的讨论中得到某些信息，或避开不想谈论内容的时候。转换主题会使患者感到护理人员对其不感兴趣，从而中断与社区护士的交流。因此，社区护士应保持开放的态度来倾听患者的表述，不要随意转换谈话的主题。

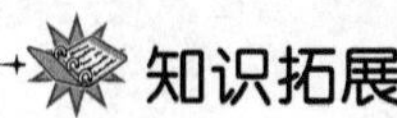

身体语言

著名的精神分析学家弗洛伊德曾发现有个患者在绘声绘色地讲述她的婚姻生活是多么幸福时，却下意识地将订婚戒指在手指上滑上滑下，于是根据她的身体语言耐心询问，患者终于讲出了自己生活中的苦闷和种种的不如意。很显然，行为暴露了这个患者无声的身体语言与有声语言之间的矛盾。心理学家认为，身体语言的产生源于大脑，当一个人的大脑进行某种思维活动时，大脑会支配身体的各个部位发出各种细微信号，这是人们无法控制而且难以意识到的。因此，身体语言大都发自内心深处，极难压抑和掩盖。

要点提示

广义的人际关系包含社会中人与人之间的所有关系，以及人与人之间关系的一切方面，不仅对个体的生存与发展具有重要影响，而且对社会发展有一定意义。

社区护患关系可分为熟悉期、工作期与结束期 3 个阶段，社区护患关系调控主要受社区护士、患者及患者家属的影响。

信息、沟通的触发体、信息发出者和信息接收者、传递途径、反馈、人际变量、环境是社区人际沟通的 7 个构成要素。

语言性沟通和非语言性沟通是社区人际沟通的两种方式。

倾听、同理他人、自我暴露是社区护士的沟通技巧。

思考题

(1)社区护患关系调控的因素有哪些?

(2)沟通包含哪些环节?

(3)沟通的技巧有哪些?

(4)影响人际沟通的障碍有哪些?

（李　英）

参考文献

[1] 燕铁斌，尹安春．康复护理学[M]. 北京：人民卫生出版社，2018.

[2] 陈肖敏，王元姣．康复护理临床路径[M]. 北京：人民卫生出版社，2019.

[3] 陈爱萍，谢家兴．实用康复护理学[M]. 北京：中国医药科技出版社，2018.

[4] 田惠光，张建宁．健康管理与慢病防控[M]. 北京：人民卫生出版社，2017.

[5] 李星明．社区慢性病健康管理多部门合作：理论、实证与模式[M]. 北京：中国协和医科大学出版社，2017.

[6] 储爱琴．社区老年照护实务[M]. 合肥：中国科学技术大学出版社，2020.

[7] 李春玉，姜丽萍．社区护理学[M]. 4版．北京：人民卫生出版社，2017.

[8] 邓红，朱秀敏，殷建营．社区护理[M]. 北京：中国科学技术出版社，2017.

[9] 姜新峰，王秀清．社区护理[M]. 北京：人民卫生出版社，2016.

[10] 封苏琴．社区护理[M]. 北京：人民卫生出版社，2016.

[11] 傅华．预防医学[M]. 北京：人民卫生出版社，2018.

[12] 张伟，于海红，宋艳杰．社区护理学[M]. 成都：四川大学出版社，2018.

[13] 李玉红．社区护理学[M]. 北京：中国医药科技出版社，2016.

[14] 李宁．社区护理学[M]. 上海：上海交通大学出版社，2016.

[15] 陈香娟．社区护理[M]. 北京：中国中医药出版社，2015.

[16] 张群，魏小庆，于红．社区护理学[M]. 成都：四川大学出版社，2015.

[17] CHILTON S，BAIN H. A textbook of community nursing[M]. 2nd ed. New York：Routledge Taylor and Francis Group，2018.

[18] 徐国辉．社区护理学[M]. 4版．北京：人民卫生出版社，2019.

[19] 李宁．社区护理学[J]. 护士进修杂志，2016，31(6)：481-483.

[20] 刘敏，谢德官，李伟，等．我国社区卫生服务中心卫生人力资源配置公平性分析[J]. 卫生软科学，2020，34(8)：56-62.